認知症患者の摂食・嚥下リハビリテーション

野原幹司　編

山脇正永・小谷泰子・山根由起子・石山寿子　著

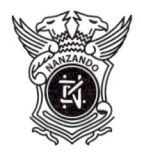

南山堂

執筆者一覧（執筆順）

編著者

野原　幹司　　大阪大学歯学部附属病院 顎口腔機能治療部 医長

執筆者

野原　幹司　　大阪大学歯学部附属病院 顎口腔機能治療部 医長

山脇　正永　　京都府立医科大学 総合医療・医学教育学 教授

小谷　泰子　　医療法人美和会 平成歯科クリニック 院長

山根由起子　　名古屋第二赤十字病院 神経センター

石山　寿子　　南多摩病院 リハビリテーション部

口　絵

口腔内・内視鏡画像

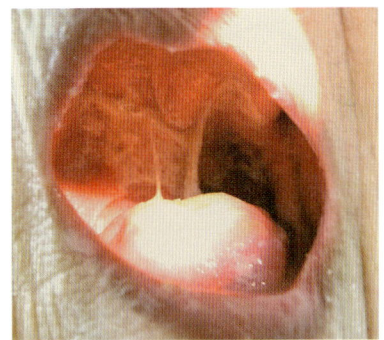

❶ 口蓋に痰の付着（p45 図3-15）

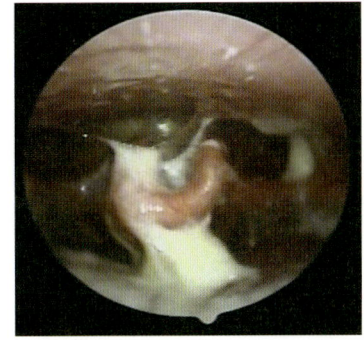

❷ 舌の力が弱い症例の嚥下後の内視鏡画像（p46 図3-17）

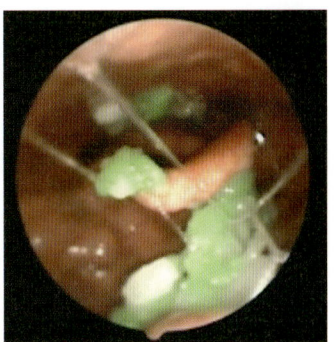

❸ 口腔乾燥症例の嚥下内視鏡画像（p51 図3-26）

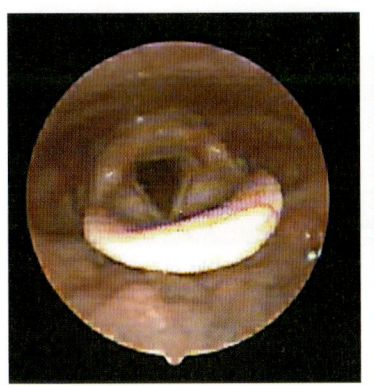

❹ 嚥下内視鏡の画像（p53 図3-28b）

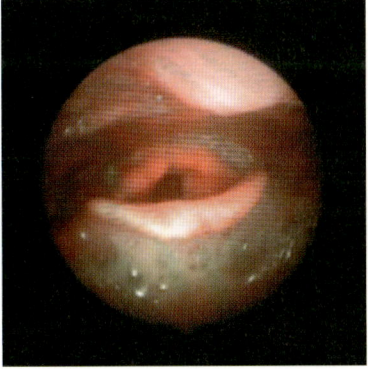

❺ 唾液の残留（p55 図3-32）

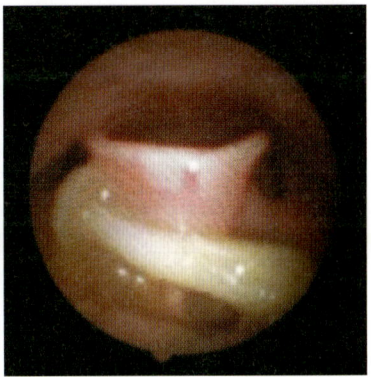

❻ 食塊形成不良（p55 図3-33）

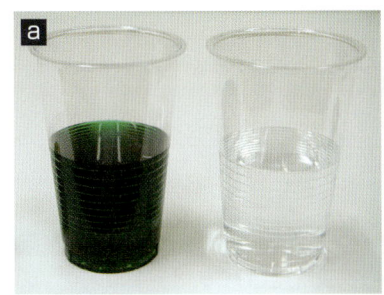

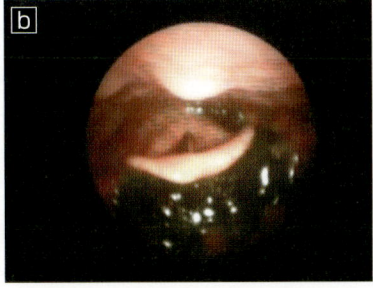

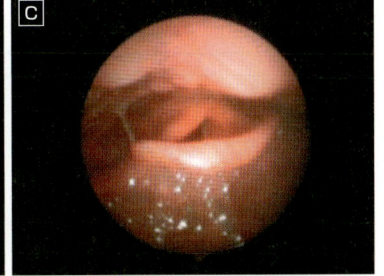

❼ 食用色素で着色した水と嚥下内視鏡所見（p55 図3-31）
　a：左が食用色素で着色した水，右が着色していない水．
　b：着色した水の内視鏡所見．
　c：bと同量の水が喉頭蓋谷に流れたところ．

iv 口絵

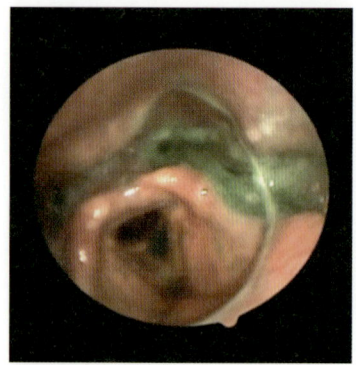

❽ 誤　嚥（p57 図3-36）

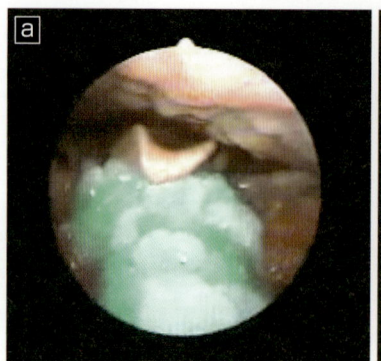

❾ 食塊形成の良否（p84 図5-20）
a：食塊形成良好．
b：食塊形成不良．

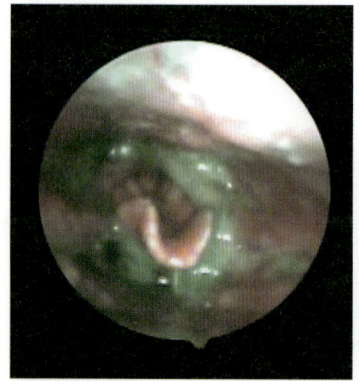

❿ とろみを付けすぎた時の内視鏡所見（p86 図5-23）

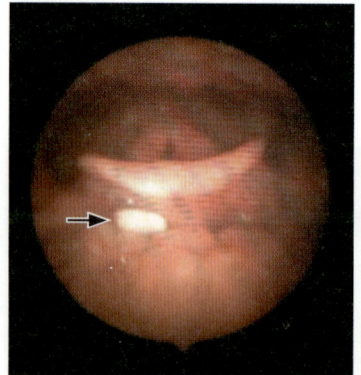

⓫ 薬の咽頭残留（p90 図5-27）

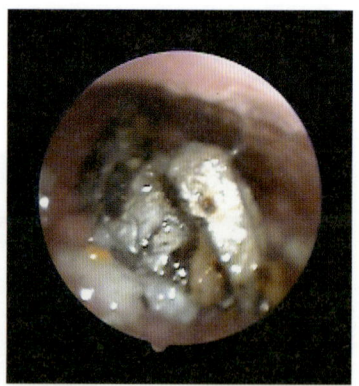

⓬ 咀嚼・粉砕能力が低下した症例の内視鏡所見（p102 図7-3）

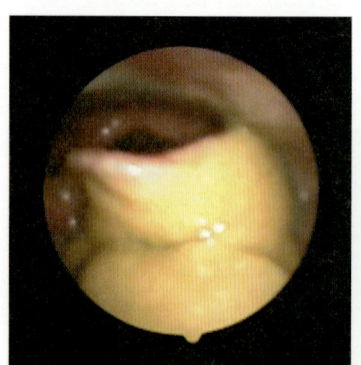

⓭ 増粘剤入りのペーストの咽頭残留（p104 図7-5）

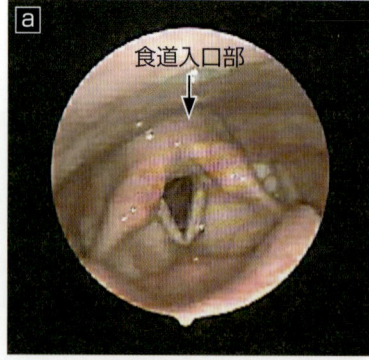

⓮ 胃食道（喉頭咽頭）逆流の内視鏡所見（p109 図7-13）
a：嚥下直後．
b：逆流．

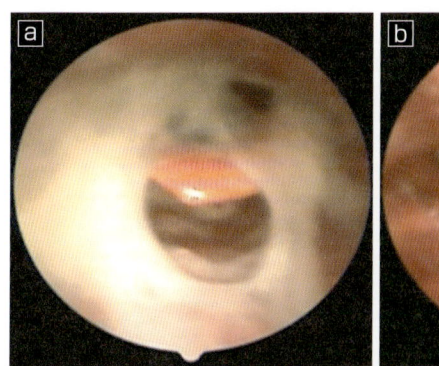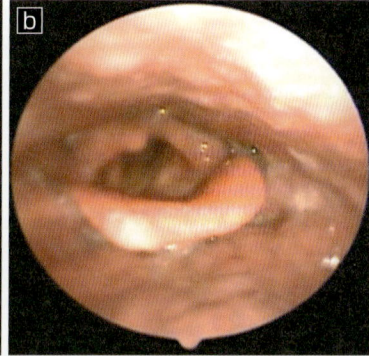

⓯ 終末期認知症例の内視鏡所見（p127 図9-1）
a：経口摂取禁止中．
b：経口摂取再開．

➕ 服　薬

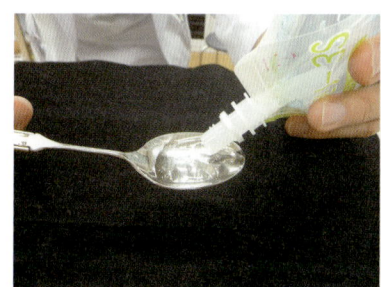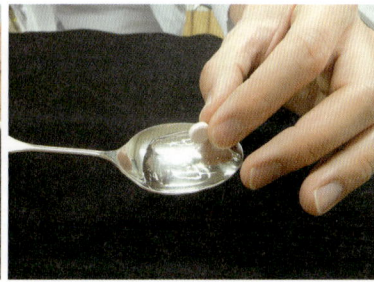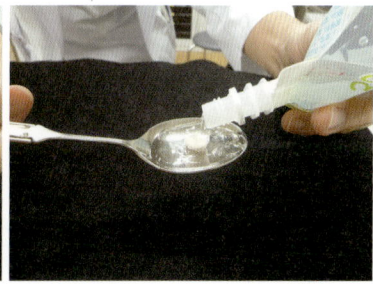

⓰ ゼリーを使った服薬（p91 図5-28）

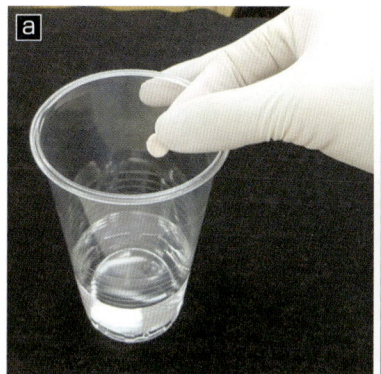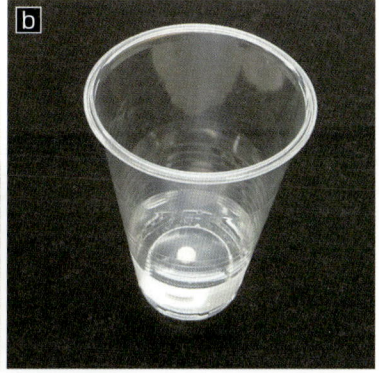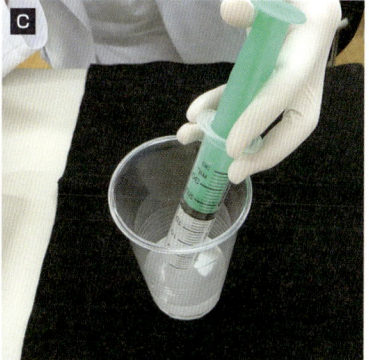

⓱ 簡易懸濁法による服薬（p120 図8-2）
a：約60℃の湯に薬剤投入．
b：薬剤の溶解．
c：シリンジに充填．

vi 口絵

➕ 食 事

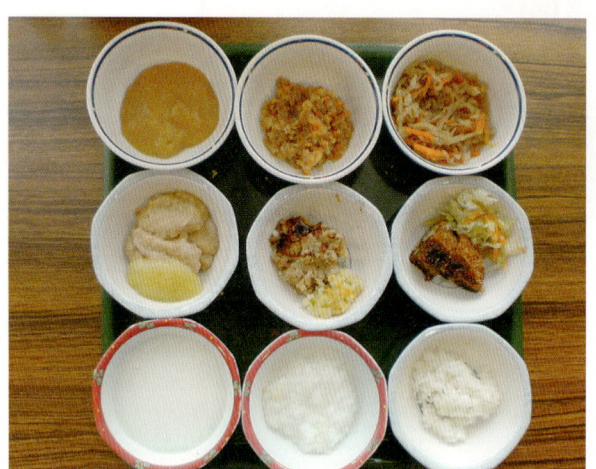

⓲ さまざまな段階の食事（p40 図3-6）

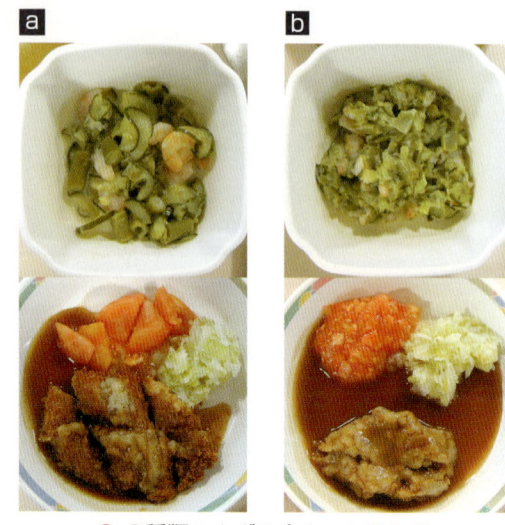

⓳ 2種類のきざみ食（p40 図3-7）
a：大きく刻まれたもの．
b：細かく刻まれたもの．

序

　この本を手に取られた読者は，医療・介護の現場で認知症の症例と真摯に向き合っておられる方であろう．認知症の臨床では摂食・嚥下の問題は避けては通れない．しかしながら，これまで認知症患者の嚥下リハビリテーションは参考となる成書が少なく，各人が不安を抱えながら取り組んでいたことと思う．そこで，図や写真を多く入れた「使える知識」満載の本書を企画した次第である．

　筆者自身も取り組み当初は戸惑うことが多かった．自分が学んだ診察法や訓練が，意思疎通困難な認知症例にはほとんど適用できなかったからである．まれに適用できることもあったが，症状が改善されるどころか悪化していくことも多く，医療者として無力感に苛まれたのを覚えている．あるとき，参考にしていた成書が，回復期の脳血管障害を対象にしていたことにふと気づいた．それから「認知症の嚥下リハ」を意識するようになり，認知症（の多く）は進行性，認知症に起因する障害は改善困難，訓練ではなく支援が重要，認知症はキュアできないからこそケアが必要，などの多くを症例から学んだ．

　本書では，それら筆者の経験と知識の集大成として，認知症の嚥下リハを体系づけたものである．認知症の嚥下リハは参考文献が少ない分，臨床から得たノウハウをふんだんに載せて実践的な内容とした．また，嚥下の書籍としてはめずらしく，改善しない嚥下障害，胃瘻，終末期についてもページを割いた．認知症になじみのない読者には違和感があるかもしれないが，嚥下を担う医療者には必須の内容である．

　筆者だけでは補いきれない知識や経験，感性は，第一線で活躍されている山脇先生（医師），山根先生（摂食・嚥下障害看護認定看護師），石山先生（言語聴覚士），小谷先生（歯科医師）にご執筆頂いた．本書の特徴である「実践編」では，山根・石山両先生に各職種の視点を活かした執筆をお願いした．

　認知症例にとって，「食べることは生きること」である．「口から食べる」という行為は，最後まで残る自発動作であり，「家族が作ったものを口から食べる」という行為は，最後まで残る家族とのコミュニケーションでもある．人生の最終章を迎えた認知症例の「食べる」という行為を，「医療者の安心のため」という怠慢や知識不足で奪ってはならない．本書を手にした読者が行動を起こし，嚥下難民といわれる認知症例が少しでも救われれば幸甚である．

　最後に，「認知症の嚥下リハ」の確立に向けて臨床で切磋琢磨し合った教室員各位，本書の写真撮影・整理を手伝ってくれた金子信子歯科衛生士に感謝の意を表します．みんながいなければこの本は完成しませんでした．ありがとう．また，本書が最高の本になるように，数々のアイデアを出しつつ筆者を叱咤激励してくれた南山堂の庄司豊隆氏に心より感謝いたします．

2011年10月

著者を代表して
野原幹司

CONTENTS

理論編 ― 嚥下臨床に必須の知識と技術 ―

1章 摂食・嚥下リハビリテーション　（野原幹司）

- Ⅰ キュアからケアへ ……………………………………………………………………… 2
- Ⅱ 回復期と慢性期の嚥下リハ …………………………………………………………… 3
- Ⅲ 認知症の嚥下リハ ― 訓練から支援へのパラダイムシフト ……………………… 4
- Ⅳ 最適な認知症の嚥下リハを行うために ……………………………………………… 4

2章 認知症総論　（山脇正永）

- Ⅰ 認知症とは ― 認知症の概念と定義 ………………………………………………… 6
- Ⅱ 認知症の疫学 …………………………………………………………………………… 8
  - 1 認知症の頻度 ………………………………………………………………………… 8
  - 2 認知症のリスクファクター ………………………………………………………… 9
- Ⅲ 認知症の種類 …………………………………………………………………………… 11
  - 1 アルツハイマー型認知症 …………………………………………………………… 11
  - 2 レビー小体型認知症 ………………………………………………………………… 12
  - 3 前頭側頭型認知症 …………………………………………………………………… 13
  - 4 軽度認知障害 ………………………………………………………………………… 14
- Ⅳ 中核症状と周辺症状 ― 認知症状の特徴と対応・ケア …………………………… 16
  - 1 中核症状 ……………………………………………………………………………… 17
    - A．記憶障害　17
    - B．見当識障害　17
    - C．理解・判断力の障害　17
    - D．実行機能障害　18
    - E．感情表現の変化　18
  - 2 周辺症状 ……………………………………………………………………………… 18
    - A．妄想　19
    - B．睡眠リズムの障害　19
    - C．せん妄，軽度の意識障害　20
    - D．徘徊・多動　21
    - E．食行動の異常　21
    - F．不潔行為　22
    - G．抑うつ　22
    - H．仮性作業（常同性強迫性）　23
    - I．攻撃的行動（介護への抵抗）　23
    - J．無気力・無関心・意欲低下　23
- Ⅴ 認知症のスクリーニング，重症度 …………………………………………………… 24
- Ⅵ 認知症患者の摂食・嚥下リハビリテーションへ …………………………………… 27

3章　嚥下機能評価のポイント　　　（小谷泰子）

Ⅰ 認知症と嚥下 ……………………………………………………………………… 28
1 認知症のタイプと嚥下 …………………………………………………………… 28
A．アルツハイマー型認知症　28　　　B．レビー小体型認知症　30
C．前頭側頭型認知症　30　　　　　　D．脳血管性認知症　31
2 認知症の症状進行と嚥下障害の関係 …………………………………………… 31
A．初　期　32　　　　　　　　　　　B．中　期　32
C．末　期　33
3 認知症とケア ……………………………………………………………………… 33

Ⅱ 問　診 ……………………………………………………………………………… 33
1 基本情報 …………………………………………………………………………… 33
A．主訴（誰の）　33　　　　　　　　 B．おもな介助者・キーパーソン　34
2 全身状態 …………………………………………………………………………… 35
A．生活自立度・要介護度・FAST　35　B．身長・体重・BMI　35
C．既往疾患（発症年齢・担当医）　36　D．服用薬剤　36
E．褥瘡の有無・部位・大きさ・深さ　37　F．発熱の既往　37
G．視　力　37　　　　　　　　　　　H．聴　力　37
3 食　事 ……………………………………………………………………………… 37
A．嗜好・食欲　37　　　　　　　　　B．栄養摂取方法　38
C．食事時の姿勢　38　　　　　　　　D．食事に要する時間　38
E．介助の有無　38　　　　　　　　　F．食事内容・摂取量　39
G．増粘剤の使用　40
4 嚥　下 ……………………………………………………………………………… 41
A．むせの有無　41　　　　　　　　　B．肺炎の既往　42
C．窒息の既往　42
D．以前に受けた嚥下機能検査・指導内容　42
5 問診でわからない情報の判断 …………………………………………………… 42

Ⅲ 身体所見採取 ……………………………………………………………………… 42
1 頸　部 ……………………………………………………………………………… 43
2 口唇，頬 …………………………………………………………………………… 44
3 口腔内 ……………………………………………………………………………… 45
A．衛生状態　45　　　　　　　　　　B．口腔乾燥　45
C．舌　45　　　　　　　　　　　　　D．咬合支持の有無　46
4 呼　吸 ……………………………………………………………………………… 47
5 身体所見の解釈 …………………………………………………………………… 47

Ⅳ 食事時の観察ポイント …………………………………………………………… 48
1 先行期 ……………………………………………………………………………… 48
A．食物の認知，食事への意欲（食べるのを嫌がる，食べてくれない）　48

B．口への運搬（食卓に座っているが動かない，こぼす）　48
　　　C．口での取り込み（口を開けない，開けたまま）　48
　　　D．一口量，ペース　48
　2 準備期 ··· 50
　　　A．咀嚼　50　　　　　　　　　　B．食べ物をまとめる　50
　3 口腔期 ··· 50
　　　A．口腔から咽頭への送り込み（なかなか飲み込まない，口に入れっぱなし）　50
　4 咽頭期 ··· 51
　　　A．喉頭挙上　51　　　　　　　　B．むせ　52
　5 食道期 ··· 52
　　　A．胃食道逆流　52
　6 食事観察時の心得 ·· 52

Ⅴ 嚥下内視鏡検査 ··· 53
　1 認知症の症例における嚥下内視鏡検査 ·· 53
　　　A．VEの長所と短所　54　　　　　B．VEの目的　55
　2 客観的判断の重要性 ··· 58

4章　嚥下訓練　　（野原幹司）

Ⅰ 間接訓練 ·· 59
　1 間接訓練とは ··· 59
　2 認知症における間接訓練 ··· 60
　　　A．マッサージ，ROM訓練　60　　B．アイスマッサージ　63

Ⅱ 呼吸理学療法 ··· 64
　1 嚥下と呼吸 ·· 64
　2 誤嚥性肺炎発症のバランス ·· 64
　3 口から食べ続けるための呼吸理学療法 ·· 65
　4 認知症における呼吸理学療法 ··· 66
　　　A．深呼吸　66　　　　　　　　　B．胸郭可動域訓練　66

5章　食事支援　　（野原幹司）

Ⅰ 直接訓練と食事支援 ·· 69
　　　A．「訓練」と「支援」の違い　69　　B．認知症例に適するのはどちらか　69

Ⅱ 認知症と食事 ··· 70
　1 食行動の障害へのアプローチ ··· 70
　　　A．声かけ　71　　　　　　　　　B．サーカディアンリズムの調整　73

C．ペーシング　73
　　E．食事環境のセッティング　75
　　G．食事の匂い，味付け　78
　　I．異食への対応　79
　　D．マッサージ，嚥下体操　75
　　F．食器の選択　77
　　H．全身状態の把握　79
　　J．介助者のこころがけ　80

2 嚥下障害へのアプローチ ·· 80
　　A．食事を摂る時間帯　80
　　C．食事内容の工夫　83
　　E．食事の介助　87
　　G．服薬の方法　90
　　B．食事時のポジショニング　81
　　D．一口量　86
　　F．歯科治療　88

Ⅲ 理想と現実のバランス ·· 91

6章　栄養へのアプローチ　　　　　　　　　　　　（野原幹司）

Ⅰ 認知症の発症と栄養 ·· 93

Ⅱ 高齢者の低栄養 ·· 94
　1 マラスムス型とクワシオコール型 ·· 94
　2 低栄養の原因　―飢餓，侵襲，悪液質 ··· 94
　3 高齢者の栄養状態 ··· 94

Ⅲ 低栄養による弊害 ··· 94

Ⅳ 栄養状態の評価 ·· 95
　1 体　重 ·· 95
　2 身体計測 ·· 95
　3 血液検査 ·· 96
　4 栄養摂取量 ··· 96

Ⅴ 低栄養に対するアプローチの実際 ··· 97
　1 食事摂取の時間帯の工夫 ·· 97
　2 間食の利用 ··· 98
　3 脂質の利用 ··· 98
　4 嗜好に合わせる ··· 98
　5 栄養剤（栄養補助食品）の利用 ·· 99

Ⅵ 柔軟な多方面からのアプローチ ·· 100

7章 リスク管理 （野原幹司）

I 窒息のリスク管理 101
1 高齢者と窒息 101
2 窒息のリスク 102
　A．ヒト側のリスク　102　　　B．食べ物側のリスク　103

3 窒息時の対応法 103
　A．窒息を発見したら　103　　　B．窒息物の確認　104

II 誤嚥のリスク管理 106
1 誤嚥とは 106
2 誤嚥と誤嚥性肺炎 ― 誤嚥性肺炎発症のバランス 106
　A．不顕性誤嚥　106　　　B．侵襲の軽減　108
　C．抵抗の向上　110

3 誤嚥時の対応法 111
4 誤嚥性肺炎のサイン 115
5 誤嚥性肺炎を疑うときの診査・検査 116
6 誤嚥性肺炎の早期発見の重要性 117

8章 胃瘻 （野原幹司）

I 認知症における胃瘻 118
1 胃瘻とは 118
2 胃瘻の長所 119
　A．栄養改善・確保　119　　　B．誤嚥・誤嚥性肺炎の予防　119
　C．脱水の予防　120　　　D．服薬　120
　E．介助負担の軽減　120

3 胃瘻の短所 120
　A．入院・手術が必要　121　　　B．嚥下機能の廃用症候群　121
　C．延命装置としての胃瘻　121

4 胃瘻にするかどうか 122
　A．決め手は症例とその家族　122
　B．認知症というファクターをどう捉えるか　123

5 胃瘻との付き合い方 ― 胃瘻症例における食事支援 123
　A．胃瘻と経口摂取　123　　　B．経口摂取の注意点　123

II 胃瘻の適応と実際 124

9章 終末期の対応　　（野原幹司）

- Ⅰ 認知症の終末期とは ……………………………………………… 126
- Ⅱ いつまで経口摂取を続けるか …………………………………… 126
- Ⅲ 認知症終末期における経口摂取の重要性 …………………… 127
    - 1 口腔・咽頭のケア …………………………………………… 128
    - 2 QOL の維持 …………………………………………………… 128
    - 3 コミュニケーション ………………………………………… 128
- Ⅳ ケアとしての嚥下リハ …………………………………………… 129
    - 1 「誤嚥させない」ではなく「誤嚥しても肺炎にならないように」 … 129
    - 2 「肺炎にさせない」ではなく「肺炎を予知する」 ………… 129
- Ⅴ 嚥下機能のソフトランディング ………………………………… 130

実践編

よくある症状とその対応　　（野原幹司，山根由起子，石山寿子）

1. 嚥下訓練をしてくれない …………… 134
2. 指示しても咳ができない …………… 135
3. 呼吸が浅い，指示しても深呼吸ができない …………… 136
4. 食事時に意識レベルが低い ………… 137
5. 食事を認識しない …………………… 138
6. 食べない ……………………………… 139
7. 食べるペースが早い ………………… 140
8. 食べこぼしが多い …………………… 141
9. 食べるのが遅い，食事に時間がかかる …………………………… 142
10. うまくスプーン，食器が持てない … 143
11. 食事中，食事後に呼吸が乱れる …… 144
12. 食べ物を飲み込まない，口にためたままになる …………… 145
13. 食事のとき口を開けない …………… 146
14. 食べ物を口から出す ………………… 147
15. 食事を残す …………………………… 148
16. 食事中にむせる ……………………… 149
17. とろみ剤，ペースト食を嫌がる …… 150
18. 咬まない，丸飲み …………………… 151
19. 義歯を嫌がって入れない，義歯を出してしまう …………… 152
20. 食後にのどがゴロゴロ鳴る ………… 153
21. 窒息した ……………………………… 154
22. （不顕性）誤嚥をしているといわれた …………………………… 155
23. 痩せてきた …………………………… 156
24. 好き嫌いが多い ……………………… 157
25. 原因不明の発熱がある，ときどき微熱がある ……………… 158
26. 異食がある …………………………… 159
27. 飲み込んだ食べ物，胃瘻から入れた食べ物が口に戻ってくる … 160
28. 胃瘻をしているが食べたい・食べさせたい ………………… 161
29. 肺炎をくり返す ……………………… 162
30. どうしても誤嚥してしまう ………… 163

索引 ……………………………………………………………………… 164

理論編
― 嚥下臨床に必須の知識と技術 ―

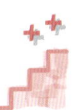

　理論編では，認知症の症例に対する摂食・嚥下リハビリテーション（嚥下リハ）について，実践で役立つように体系立ててまとめている．はじめから順番に読んでいけば，認知症の嚥下リハの考え方，具体的な診察方法・リハ内容，リスクマネジメント，終末期の対応などについて全体像が学べるようになっている．

　臨床で対応に困っている具体的な症状がある場合は，はじめに**実践編**を読み，さらに理解を深める必要がある場合は，それから**理論編**を読んでも良い．**実践編**には**理論編**を逆引きできるように，その症状と関連する箇所が記載してある．ただし認知症の嚥下障害の症状は多岐にわたるため，具体的な方法論よりも考え方を身に付けたほうが現場で応用が利く．最終的には**理論編**全部を通してご覧いただくことをお薦めする．

　なお，「摂食・嚥下」と「嚥下」は，とくに断りがない限り基本的に同義語として扱っている．「認知症」は「病名」ではなく，原則として認知症状の原因となる疾患が存在する「症状名」であるが，読みやすさを重視して病名としているところがある．

　本書は嚥下リハの書籍であるがゆえ，認知症自体の病態やケアの詳細は割愛してある．必要な場合は他専門書にて，さらに研鑽を積んで頂きたい．

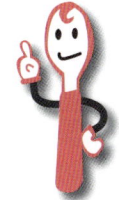

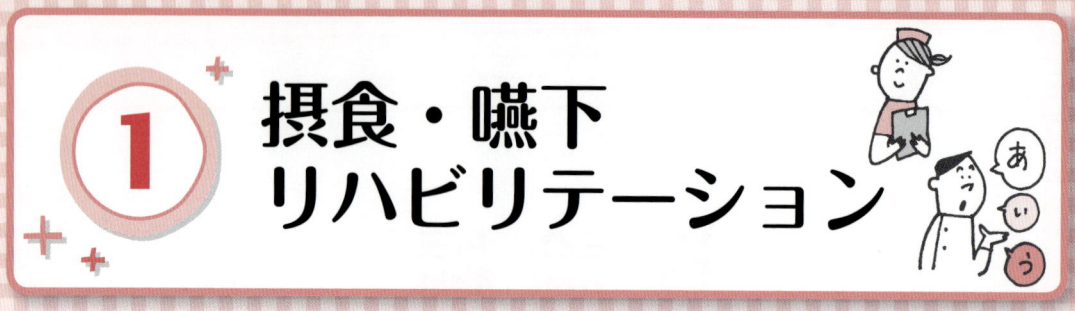

1 摂食・嚥下リハビリテーション

➕ はじめに

「リハビリテーション（以下リハ）」という名称は広く知られるようになったが，一般的にはまだ「機能訓練」とほぼ同義語として使われることも多い．たしかに，機能訓練も重要なリハの要素の一つである．しかしながら，リハの本来の意味は「心身に障害を持つ患者が，心理社会的に再適応されること」というように，リハ医学の臨床は，人が人らしく生きる権利の回復全般を網羅する知識と技術を提供することである[1]．したがって，機能を回復するだけでなく，**今ある機能を活かして生活を支援するのもリハである**．認知症の症例では，意思疎通が困難なことも多く，純粋な機能訓練の適応も少ないことから「今ある機能を活かすリハ」の比率が高いのが特徴である．

 キュアからケアへ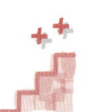

現在，医療では「キュアからケアへ」というパラダイムシフトが必要だといわれている[2]．正確には「キュア偏重の医療から，キュア・ケアバランスの取れた医療への転換」である．これまでは疾患治療医学がメインであったため，「キュア＝治療」に重きが置かれてきた．そして，疾患治療医学がすばらしい成果を上げてきたことは周知のとおりである．しかしながら，現在は「キュアされた後に残った障害」や「キュアできない疾患」を持った症例が急増しており，それらに対して必要なのは，キュアではなく「ケア＝支援・介助」である（図1-1）．**認知症は，現在の医学ではキュアできない（キュアできる要素が少ない）疾患である．キュアできないからこそ，ケアが必要であり，ケアで対応すべき病態である**[3]．

キュア	ケア
治　療	支　援
回　復	維　持
訓　練	介　助
疾患対象	障害対象
病　院	在宅・施設

図1-1　キュアとケア
厳密に分けられるものではないが，概念としては客観症状の改善がキュア，主観症状の受け入れがケアと考えられる．認知症で重要となるのはケアである．

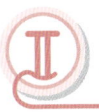

Ⅱ 回復期と慢性期の嚥下リハ

　これまで嚥下リハは，どちらかというと脳卒中の回復期の嚥下障害を中心にして発展してきた[4]．回復期の基本は，誤嚥性肺炎を起こすことなく，機能の廃用を防止し，全身の回復とともに嚥下機能の回復を待つという方針である．そこでは「訓練・機能回復」という考えが中心にあり，そこで多くのエビデンスが出され，嚥下リハのさまざまな知識や技術が生まれてきた．その結果，嚥下リハは目覚ましい進歩を遂げ，学問の基礎を確立したともいえる．

　一方，現在増えつつあるのは慢性期の症例である．慢性期は，その名のとおり慢性的な状態であり，一部機能回復が図れる部分もあるが，多くは回復が頭打ちであり，機能低下を防ぐことに重きが置かれる．したがって，慢性期においては，今ある機能を活かしたリハが提供され，食事内容の工夫など（代償的な嚥下方法と呼ばれる）がメインとなる（図1-2）．

　要するに，**回復期の嚥下リハは「キュア＝訓練で治す」**という治療戦略であるのに対し，**慢性期の嚥下リハは「ケア＝今の機能を最大限に活用できるよう支援する」**という発想の転換が必要になる．また，回復期は比較的安全を重視し，さまざまな制限がなされることが多く，たとえば嚥下でいうと「水分は禁止」，「咀嚼が必要なものは禁止」などである．病院入院下で管理できるときは，この方法は有効であり，症例や家族も納得して耐えることが可能である．しかし慢性期の症例は，在宅や施設で「生活」をしており，制限重視のリハは続かない．**いかに制限を解除できるか，いかに楽しみを増やせられるかが在宅や施設での慢性期のリハである**．認知症は回復期，慢性期などの病態のステージはないが，考え方としてはケア的な嚥下リハが重要となる．

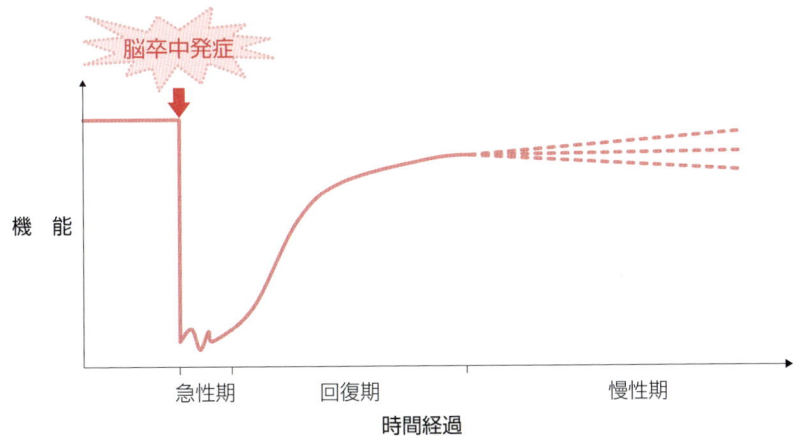

図1-2　脳卒中後の経過の概念図
慢性期では（多少の向上，低下はあるにせよ）機能維持と機能を活かした支援がポイントとなる．

Ⅲ 認知症の嚥下リハ
―訓練から支援へのパラダイムシフト

　意思疎通が困難であることが多い認知症例に対しては，訓練や機能回復という概念ではなかなか太刀打ちできない．機能回復を目指すと，症例本人だけでなく，介助者や医療者も消耗し，無力感を味わうことになる．そこでポイントとなるのは，やはり「キュアからケアへ」というパラダイムシフトである．すなわち**認知症例の嚥下リハは，「キュア＝治療」という考え方の「訓練・機能回復」ではなく，「ケア＝介助・支援」という考え方にシフトする必要がある**（図1-3）．多くの認知症は進行性であるがゆえ，（廃用による機能低下を除いて）嚥下機能が改善するということはない．嚥下機能を回復させることを目的にリハを行う（キュア）のではなく，現在の機能を最大限に引き出しつつ，安全に経口摂取できるように介助・支援する（ケア）ことが求められている．かつ，認知症の場合には，こちらの指示に従って患者自身が行うものではなく，家族や介助者が施す要素が多いのも特徴である．

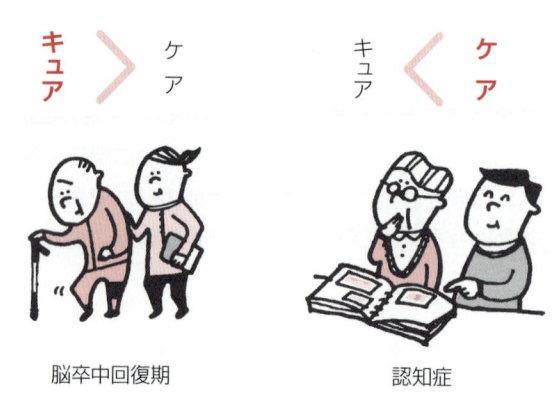

図1-3　脳卒中回復期と認知症の対比
脳卒中後の回復期のリハはキュアの比率が大きく，制限，苦痛も多い．認知症のリハは，慢性期と似ておりケアの比率が大きく，いかに制限解除や楽しみが提供できるかが重要となる．

Ⅳ 最適な認知症の嚥下リハを行うために

　嚥下リハのこれまでの歴史では，さまざまな方法論や技術論が展開され臨床でも応用されてきた．もちろん，方法論や技術論は必要不可欠なものであり，それらの発展なくして嚥下リハの発展は無かったと思われる．しかしながら，これまでの嚥下リハの臨床は，方法や技術偏重であった感は否めない．そのため，意思疎通が可能な脳卒中症例に対して有用性，有効性のあったスクリーニング検査や嚥下訓練を，意思疎通

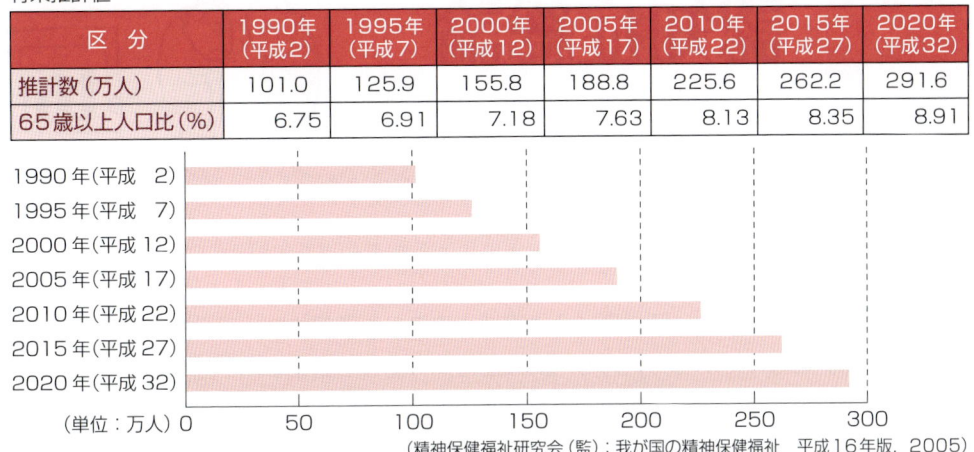

図1-4 日本における65歳以上の認知症高齢者数
1985年の認知症出現率と1992年9月の厚生省人口問題研究所の人口将来推計に基づく推計．認知症の高齢者は年々増加し，2015年には260万人を突破し，2020年には290万人を超えると予測されている．

ができない認知症の症例に適用しようとして現場が混乱するといったことも散見された．当然のこととして，病態が変われば，（一部共通する部分があるにせよ）それに適した方法や技術も変わる．

今後しばらくの間，認知症は爆発的に増加することが予測され（図1-4）[5,6]，その嚥下障害も増加していくと考えられている．**認知症の嚥下リハは，脳卒中に対する方法・技術論をそのまま適用するのではなく応用して，認知症という病態に応じたリハを提供していかなければならない**ということを常に頭において臨床に臨む必要がある．

参考文献

1) 上田 敏：リハビリテーション－新しい生き方を創る医学．講談社，東京，2004．
2) 中野一司：多職種連携で機能する地域連携ネットワーク型在宅医療．治療，91(5)：1430-1439，2009．
3) 山口晴保：認知症のリハビリテーションとケア．認知症テキストブック．日本認知症学会（編），中外医学社，東京，181-199，2008．
4) 藤島一郎：脳卒中の摂食・嚥下障害 第2版．医歯薬出版，東京，1998．
5)「我が国の精神保健福祉」平成16年度版．厚健出版，東京，2005．
6) Wakutani Y, Kusumi M, Wada K, et al.：Longitudinal changes in the prevalence of dementia in a Japanese rural area. Psychogeriatrics, 7(4)：150-154, 2007．

2 認知症総論

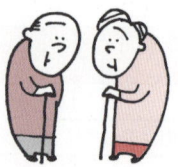

はじめに

　高齢化にともない認知症は今後著増することが予想され，その対策はわが国の喫緊の課題となっている．一方で，認知症は先行期から始まる嚥下活動のすべての局面に関連しており，認知症は嚥下障害の原因の上位に位置している．本章では嚥下障害の原因・背景としての認知症について，その概念と原因，日常生活での対応についてまとめた．

Ⅰ 認知症とは —認知症の概念と定義

　認知症は，後天的な脳の器質的障害により，いったん正常に発達した知能が低下した状態をいい，先天的な脳の器質的障害によるものと知能発達障害によるものとは区別される．**認知症という名称は病名としても使用されているが，もともとは病態，症状である**と考えると理解しやすい．認知症の狭義の意味としては「知能が後天的に低下した状態」のことを指すが，医学的には「知能」のほかに「記憶」，「見当識」を含む認知の障害や人格障害をともなった症候群として定義される．一般的に認知症の定義は個人生活を営むうえでの思考能力，知能の低下をいう．米国精神科学会のDSM IV-TR（表2-1）では記憶力の低下を必須としているが，後述する前頭側頭型認知症の初期には当てはまらないこともある．

　従来，非可逆的な疾患にのみ使用されていたが，近年，正常圧水頭症など治療により改善する疾患に対しても認知症の用語を用いることがある．単に老化にともなって

表2-1　DSM IV-TR

A　以下の2項目からなる認知障害が認められること 　1) 記憶障害（新しい情報を学習したり，以前に学習した情報を想起する能力の障害） 　2) 以下のうち1つ，または複数の認知障害が認められること 　　①失語（言語障害） 　　②失行（運動機能が損なわれていないにもかかわらず動作を遂行することができない） 　　③失認（感覚機能が損なわれていないにもかかわらず対象を認識または同定できない） 　　④実行機能（計画を立てる，組織化する，順序立てる，抽象化する）の障害 B　上記のA 1)，A 2)の記憶障害，認知障害により社会生活上あるいは職業上明らかに支障を来たしており，以前の水準からの著しく低下していること C　上記の記憶障害，認知障害はせん妄の経過中にのみ現れるものではないこと

物覚えが悪くなるといった誰にでも起きる現象は含まず，病的に能力が低下するもののみを指す．統合失調症などによる判断力の低下は，認知症には含まれない．また，頭部の外傷により知能が低下した場合などは高次脳機能障害とよばれる．

わが国ではかつては痴呆とよばれていた概念であるが，2004年に厚生労働省の用語検討会によって認知症への言い換えを求める報告がまとめられ，行政分野および高齢者介護分野において痴呆の語が廃止され認知症に置き換えられた．各医学会においても2007年頃までにほぼ言い換えがなされている．

認知症の原因として古くは「初老期」と「老年期」に分類されていたが，発症時点の特定が困難なことからこの分類は現在使われていない．**治療可能な認知症（treatable dementia）と治療不可能な認知症（untreatable dementia）で分類が用いられているが，この概念は重要である．**甲状腺機能低下症による認知症など基本的に治療により回復するものがtreatableの範疇で，アルツハイマー型認知症などの神経変性疾患について現状ではuntreatableと分類されている．遺伝性の有無での分類も現在ではそのボーダーが不明瞭となっている．現在では病理学的な機序による分類が提唱されている（表2-2〜4）．

表2-2　治癒の可能性のある認知症

- 甲状腺機能低下症
- ビタミンB₁欠乏症
- 副腎皮質ホルモン異常症
- 正常圧水頭症
- 慢性硬膜下血腫
- 脳腫瘍
- 肝性脳症
- 尿毒症
- 神経Behcet
- 全身性エリテマトーデス
- アルコール
- 薬物

表2-3　病理的機序による認知症の分類

神経変性疾患
・アルツハイマー型認知症
・レビー小体型認知症　DLB (dementia with Lewy bodies)　PDD (Parkinson disease dementia)
・前頭側頭型認知症　進行性核上性麻痺　皮質基底核変性症
・ハンチントン病
・クロイツフェルト・ヤコブ病
脳血管性認知症
・多発梗塞性認知症
・ビンスワンガー病
炎症性認知症
・多発性硬化症
・中枢神経系血管炎
感染性認知症
・神経梅毒
・ライム病
・HIV認知症
悪性腫瘍
・傍腫瘍症候群
・癌性髄膜炎
他
・水頭症
・甲状腺機能低下症

表2-4　タンパク病理による分類

βアミロイド	アルツハイマー型認知症
αシヌクレイン	レビー小体型認知症
タウタンパク	前頭側頭型認知症，ピック病，進行性核上性麻痺，大脳皮質基底核変性症（CBD）
TDP-43タンパク	前頭側頭型認知症（FTD-U），認知症を伴う筋萎縮性側索硬化症（ALS）
プリオンタンパク	クロイツフェルト・ヤコブ病，ゲルストマン・ストロイスラー・シャインカー病（GSS）

近年，認知症の前段階である軽度認知障害（MCI: mild cognitive impairment）が注目されている．これは，進行的に認知症にいたる，認知機能の変化からみれば正常な老化の過程と区別できる前駆的な期間と考えられている．広義には軽度に認知機能が低下したこの時期の状態である．正常な高齢者が認知的変化を生じて認知症に転化していく過程と考えられており，認知検査で正常の老化と区別しうる時点から認知症の診断がつくレベルまでの期間として5年から10年の期間がある．MCIは平均すると5年から7年で認知症に移行すると考えられており，MCIは年間に10～15％が認知症に移行していると考えられている．

II 認知症の疫学

1 認知症の頻度

わが国の高齢者（65歳以上）での有病率は報告により幅があるが，3.0～8.8％とされている．2025年には300万人を超え有病率が10％まで上昇するとの推計もある（図2-1）．年間発症率は65歳以上で1～2％である．年間発症率は75歳を超えると急に高まり，65～69歳では1％以下だが，80～84歳では8％にも上る．認知症罹患者は，わが国では現在200万人，世界では2,400万人と推定されている．2020年には4,000万人，2040年には8,000万人が世界で罹患すると推測され，毎年460万人が新たに発症している．

認知症の有病率や罹患率は加齢とともに著しく上昇する．加齢は最大のリスクファクターである．認知症のおもなものにアルツハイマー型認知症（AD：Alzheimer's disease），脳血管性認知症（VaD：vascular dementia），レビー小体型認知症（DLB：dementia with Lewy bodies）があるが，**最も頻度が高いのはADで認知症全体の40～60％を占める**（図2-2）．最近の調査によると，VaDの有病率や罹患率は治療法や予

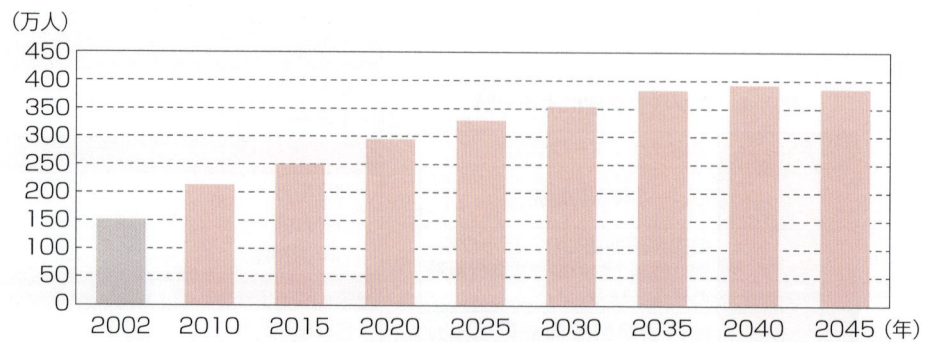

図2-1　認知症高齢者数の現状と将来推計
ここでいう「認知症高齢者」は，認知症自立度Ⅱ（日常生活に支障を来たすような症状・行動や意思疎通の困難さが多少みられても，誰かが注意していれば自立できる．）以上の者をいう．
（厚生労働省老健局「高齢者介護研究報告書『2015年の高齢者介護』(2003年6月)」）

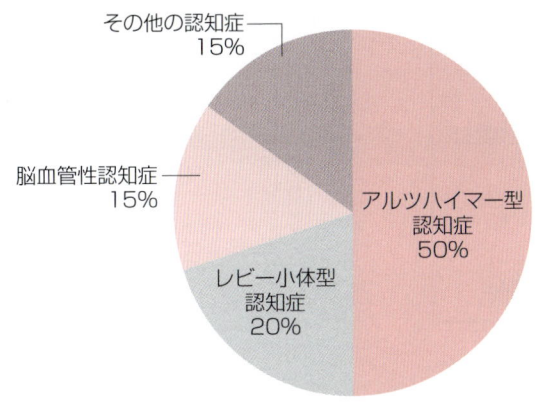

図2-2　病因内訳

防法などの進歩にともない年々減少する傾向にあるが，ADは確実に増加している．

従来のわが国における認知症の有病率は軽度例を含めて約4～6%，中等度以上に限ると約2～3%の範囲にある．欧米でのデータも中等度以上に限ればほかの報告とほぼ一致しており，欧米も約4～7%でわが国の結果と大差がないものと考えられた．しかし，近年認知症は著しく増加してきており，有病率が10%との報告もある．人口の高齢化にともない，わが国の認知症患者数は急激に増加をしているものと思われる．

病型別にみると，従来わが国ではVaDが多かったが，欧米と同様にADが有意に多くなってきている．

2 認知症のリスクファクター

ADの危険因子については多くの検討がされ，加齢，頭部外傷，ADの家族歴，アルミニウムの摂取，母親の高齢出産，ダウン症候群，アポリポ蛋白E4（アポE4）などが報告されている（表2-5）．年齢は最大の危険因子であることが知られている．複数の疫学研究を基にしたメタ分析では，年齢とともにADの発症率が指数関数的に上昇することが示された（図2-3）．また，75～85歳の高齢者の追跡調査した研究では，認知症全体の発症率が85歳まではゆっくり上昇し，85歳を越えると急激に上昇する，というデータが得られている（図2-4）．

ダウン症候群（DS：down syndrome）の脳には老人斑や神経原線維変化がみられ，40歳以上になるとAD様の認知症を生じることが知られている．DSと同様にADでも母親の高齢出産が多いことを報告し，ADの両親の出生時年齢は対照群の年齢の平均値と比較すると，全報告で高値を示していた．両親の高齢出産はADの危険因子の一つと考えられる．

家族歴については，片親が認知症の場合，本人が発症する危険は10～30%上昇する．とくに，片親が早期発症のADの場合，本人発症の危険はかなり高くなる（たとえば親の発症が50代前半なら，本人発症の危険は約20倍）．喫煙については，ShalatらがADの危険因子である可能性を最初に指摘した．その後EC（欧州共同体）

表2-5 認知症のリスクファクター

- 加　齢
- 頭部外傷
- アルツハイマー型認知症（認知症）の家族歴
- アルミニウムの摂取
- 母親の高齢出産
- ダウン症候群
- アポリポ蛋白 E4（アポ E4）

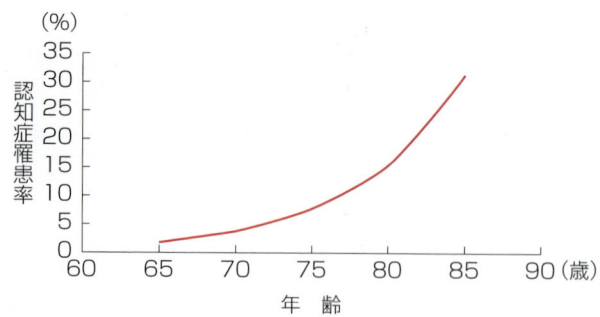

図2-3　加齢にともなう認知症の増加

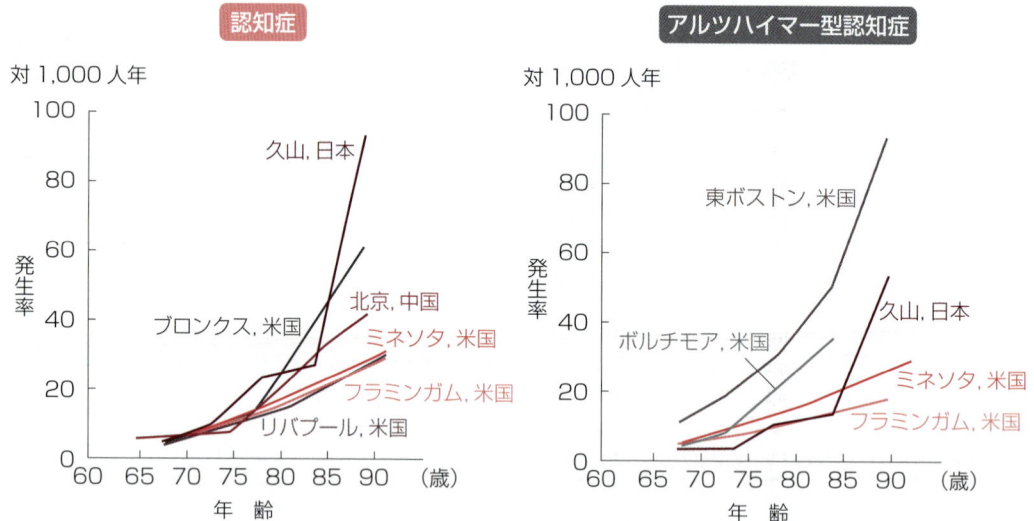

図2-4　年齢階級別認知症発症率の国際比較

（Yoshitake T et al：Neurology 45：1161-1168, 1995）

より，非喫煙者のほうがADに対して高い危険度があるとする報告がなされた．彼らは，喫煙量が増えるとADの相対危険度が減少し，ニコチンがAD発症に防御的に働いているのではないかと考えている．

　ADの発症・進展の防御因子として注目されているものに，エストロゲンと非ステロイド性抗炎症薬（NSAIDs）がある．エストロゲンの場合女性のみでの検討であるが，エストロゲンを使用している女性に比して使用していない女性では有意にADの有病率が高いことが示された．いくつかの追試研究によりエストロゲンのADの発症・進展抑制効果が指摘された．

　関節リウマチやハンセン病患者にはADが少ないとする疫学調査を受けて NSAIDsの使用の有無についての疫学調査がなされ，NSAIDs常用者にはADが少ないこと，中でも非アスピリン系のNSAIDsのみ統計的に有意な改善を示すことが報告された．

ほかに高血圧症の治療に使われる血圧降下薬により，脳内酸欠による脳細胞の減少により発症する可能性も報告されている．また，動脈硬化の危険因子である高血圧・糖尿病・喫煙・高コレステロール血症などが，VaDやADなどの危険因子となる．

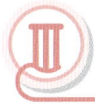 認知症の種類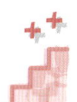

認知症の分類としては先に挙げた病理学的な機序からの分類が有用であるが，複数の原因が合併していることも多い．以下に認知症を呈する代表的な疾患についてその特徴を記載する．

アルツハイマー型認知症（AD：Alzheimer's disease）

ADは，神経細胞が通常の老化よりも病的に減少してしまうこと（変性）によって，正常な脳機能を果たせなくなり，認知症になっていく病態である．原因はいまだ解明されていないが，遺伝的な要因に加えて生活環境の影響が重なり発症すると考えられている．青年期以降広い年齢範囲で発病するが，65歳以上で激増する．男女比は1対2で女性に多い．認知症の患者は65歳以上で5％程度とされているが，このうち40〜60％がADで，近年徐々にADの割合が増加している．一方で，神経変性のなかではもっとも頻度の高い疾患となっている．

最初に現れる症状としては，人や物の名前がなかなか出てこないというもの忘れである．また何度も同じことを聞く，同じことをいう，大切なもの，たとえば財布などをなくす，しまった場所を忘れる，蛇口を閉め忘れる，トイレの水を流し忘れるなども，もの忘れを示唆するものである．性格的にも，今までと様子が異なり，漠然とした体調の不良を訴えたり，外へ出ることが面倒になったりすることがある．さらに重度になると，経験した内容だけでなく，経験したこと自体も忘れてしまう．さらに進行すると，普段の生活に不都合を生じてくる．

認知症では，新しいことが覚えられない，経験したことを思い出せないという記憶の障害を来たすだけでなく，思考や判断力の低下，言葉の異常，行動の異常が出現し，今まで営まれてきた仕事，日常生活が困難になっていく，などの社会的症状も出現してくる．ADでは，脳の変性に基づく中核症状とそれにともなって起きてくる周辺症状に分けて診療・ケアを行う．中核症状は，ADの患者に共通して出現する症状で，記憶力が低下する，時間や場所を認識することができなくなる，判断力が衰えることがある．周辺症状とは患者の個人差があり，脳の障害部位によってさまざまに出現する症状をいう．たとえば物を取られたという妄想を呈したり，混乱状態となったり，徘徊したり，攻撃したり，身なりにかまわなくなったりする．これらの周辺症状は，介護上の大きな問題となることが多い．

ADの診断は，認知症状の特徴，緩徐進行性の経過および画像検査から総合的に行う．ADでは，脳の神経細胞が減るために，脳の萎縮がみられる．とくに，記憶を司る海馬，側頭葉などが初期に萎縮することが多いため，頭部MRIの前額断で脳の萎縮の有無を検索する（図2-5）．しかし，初期にはそれらの変化が目立たないこともあり，脳

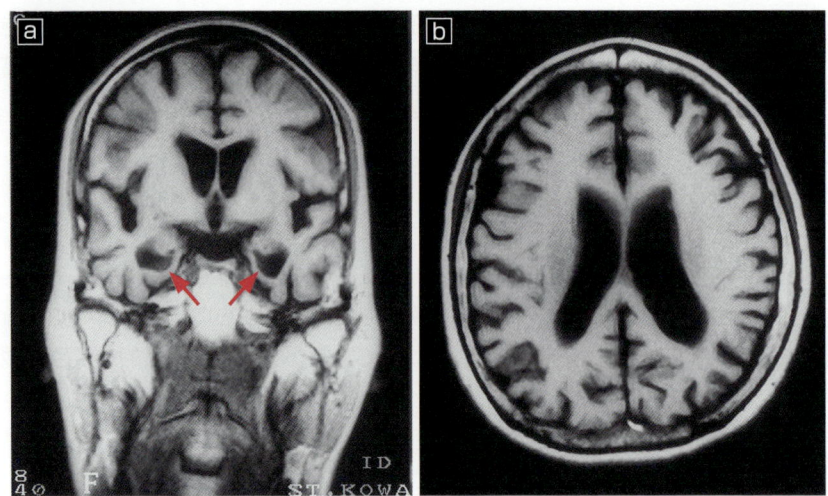

図 2-5　AD 症例の MRI 画像
大脳全体の萎縮を認め，とくに海馬（→）が著明である．

血流シンチグラフィ（SPECT）で，脳血流の評価を行う．AD では，後頭葉，頭頂葉，側頭葉などで血流の低下パターンを認めることが多い．

2 レビー小体型認知症（DLB：dementia with Lewy bodies）

　レビー小体型認知症は日本人研究者，小阪憲司が 1978 年，世界で最初に報告した神経変性疾患である．病理学的には，大脳皮質，辺縁系，脳幹にびまん性に神経細胞の変成した病変がみられる．変性した神経細胞中には，レビー小体というα-synuclein というタンパク質を主要成分とする物質が封入体が認められ，レビー小体型認知症（DLB：dementia with Lewy bodies）と命名された．レビー小体はもともとドイツの病理学者 Frederic Heinrich Lewy（1885～1950）が 1914 年に発見した病変で，パーキンソン病の際に黒質を含む，脳幹で認められており，パーキンソン病の病因に関連する病理変化として知られていた．

　臨床症状の特徴は，①認知症状が変動しやすい，②鮮明で具体的な幻視，③パーキンソン症状の 3 つが挙げられる（表 2-6）．また，②と同様，後頭葉の視覚系の異常のためか，夜間せん妄（レム睡眠行動障害）が効率に出現する．**現在では DLB は認知症全体の約 20% を占め，AD に次いで 2 番目に多い疾患である**．典型的な症状を呈する例では診断は早期に可能であるが，しばしば AD，パーキンソン病，うつ病などと紛らわしい症例も存在し，診断まで時間のかかることも多い．MRI や CT などの画像検査では AD でみられるような側頭葉内側の萎縮が比較的軽度である．SPECT や PET を用いた脳血流パターンは，後頭葉を中心とした大脳のびまん性の血流低下・糖代謝低下を認める．自律神経機能検査の一つである MIBG 心筋シンチグラフィーを行うと，パーキンソン病と同様に心筋への集積率の低下が認められる．

　DLB の治療は今のところ，AD の治療薬である塩酸ドネペジル（アリセプト®）や漢方薬の抑肝散を使用し，パーキンソン症状に対しては，l-dopa を含む抗パーキンソ

表2-6 レビー小体病の特徴

- 認知症状が変動しやすい
- 鮮明で具体的な幻視
- パーキンソン症状

ン病薬が奏功することがある．とくに本疾患では，幻覚，妄想とそれに基づく異常行動が出現することが多く，向精神薬などを処方することも多いが，向精神病薬は副作用としてパーキンソン症状を来たしやすく注意が必要である．最近開発された新しいタイプの向精神病薬はパーキンソン症状に対する悪影響が極めて少なくなっている．一方で，抗パーキンソン薬も副作用として精神症状発現の危険性がありその処方に注意が必要である．

3 前頭側頭型認知症（FTD：frontotemporal dementia）

　　FTDは大脳の前頭葉と側頭葉が特異的に萎縮する病気である．この代表的な疾患がピック病（Pick's disease）である．ピック病は1892年にプラハ大学のアーノルド・ピックが言語障害，記憶障害と意欲低下を示して，死後の解剖で左側頭葉に限局した萎縮を認めた71歳の男性症例を報告したことに始まる．その後アルツハイマーがピック病患者脳の病理学的な研究からピック嗜銀球とピック細胞という特殊な病理所見を発見して，一つの疾患群であることを明らかにした．ピック病は長らく45歳から65歳までの初老期に発症する病気と考えられて，AD，クロイツフェルド・ヤコブ病と合わせて三大初老期痴呆とされてきた．しかし，その後の研究によって必ずしも初老期だけに発症するわけではないこと，また，特徴の一つである嗜銀球という病理変化がないものもあることがわかってきた．現在は認知症のタイプとして，前頭葉と側頭葉が選択的に萎縮するという特徴から前頭側頭型認知症と分類するようになった．

　　AD，DLBおよびVaDの認知症の主症状，初期症状が記憶障害であるのに対して，**FTDの臨床症状は一般に人格障害が顕著**である．ADやVaDでは発症初期には人柄，人格の変化はなく，物覚えが悪くなったり，もの忘れが激しくなったりするということで気付かれるのに対して，FTDでは記憶力は保たれているのに人格，性格が極端に変わっていく．騒がしく，軽薄になったり，派手になってやたらに買い物をするようになったり，不潔な行為を平気でするようになったり，店においてある物を取ってその場で食べてしまったりといった非社会的な行動をとるようになって周囲を困らせることなどである．

　　すなわち，**人格障害・情緒障害などが初発症状で，病期前半にはADでよくみられる記憶障害・見当識障害はほとんどみられない**．進行にともない自制力低下（粗暴，短絡，相手の話は聞かずに一方的にしゃべる），感情鈍麻，異常行動（浪費，過食・異食，収集，窃盗，徘徊，他人の家に勝手にあがる）などがはっきりし，人格変化（無欲・無関心），感情の荒廃が高度になる．人を無視・馬鹿にした態度，診察に対して非協力・不真面目，ひねくれた態度など対人的態度の特異さが目立つ．また，意味も

表2-7　前頭側頭型認知症

初発症状	人格障害・情緒障害
病期前半	記憶障害・見当識障害はほとんどみられない
進行期	・自制力低下（粗暴，短絡，相手の話は聞かずに一方的にしゃべる） ・感情鈍麻，異常行動（浪費，過食・異食，収集，窃盗，徘徊，他人の家に勝手にあがる） ・人格変化（無欲・無関心），感情の荒廃が高度になる ・対人的態度の変化，人を無視・馬鹿にした態度，診察に対して非協力・不真面目，ひねくれた態度など ・滞続症状，意味もなく同じ内容の言葉を繰り返したり同じ行動を繰り返したりする ・進行性の失語症症状

なく同じ内容の言葉を繰り返したり同じ行動を繰り返したりする滞続症状がみられる．さらに，進行性の失語症症状がみられることもある．物はちゃんと使えるのに，その物の名前をしゃべることも意味することもわからなくなる語義性失語症がみられることがある．異常行動がみられるのにDLBのような幻覚はなく，病識もない．本症の鑑別としては，躁鬱病，統合失調症といった精神病が挙げられる．（表2-7）

検査所見としては，MRI上前頭葉と側頭葉に限局した脳の萎縮が認められ，SPECTやPETなどで同部位の血流低下を検出できる．

軽度認知障害（MCI：mild cognitive impairment）

正常老化過程で予想されるよりも認知機能が低下しているが，認知症とはいえない状態と定義される．認知症の前段階にあたるが，認知機能低下よりも記憶機能低下が主兆候となる．主観的・客観的に記憶障害を認めるが，一般的な認知機能・日常生活能力はほぼ保たれる．「認知症」の診断ができる程度に進行するまで，通常5〜10年，平均で6〜7年かかる（図2-6）．

医療機関を受診した軽度認知障害では，年間10〜15％が認知症に移行するとされる．さらに，単に軽度の記憶障害のみの例より，ほかの認知障害を合わせて持つ例のほうが，認知症への進行リスクははるかに高い（4年後の認知症への移行率は，記憶障害のみの場合は24％，言語・注意・視空間認知の障害のいずれかの合併例では77％であった）．

MCIと類似した概念として，1993年に国際老年精神医学会の検討委員会が提唱した加齢関連認知低下（AACD：aging-associated cognitive decline）（Levy R, 1994）がある．表2-8の診断基準に示すようにAACDの概念は，記憶・学習，注意，言語，視空間認知，思考の5つの多面的な認知領域の機能の低下を含んでいる．地域の高齢者を対象にした研究では，3年間の認知症への移行率は記憶障害のみで定義したMCIが11.1％であったのに対して，5つの認知領域のいずれか1つ以上に認知障害を持つAACDでは28.6％と，はるかに移行率が高いことが認められた．しかも，MCIの一般地域高齢者に占める割合は3.2％に過ぎず，これに対して，AACDは19.3％であったと報告されている（Ritchie Kら，2001）．MCIの診断基準としては2003年に国際老年精神医学会の専門委員会が提唱したものがある（Winblad Bら，

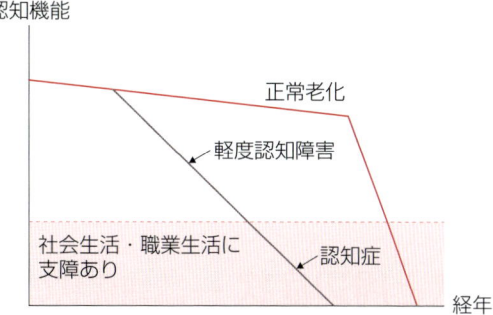

図 2-6　軽度認知障害の概念
（東京都老人総合研究所：認知予防・支援マニュアル）

表 2-8　AACD（加齢関連認知低下）の診断基準

1. 本人または信頼できる他者から認知的低下が報告されること
2. 始まりが緩徐で（急激でなく），6ヵ月以上継続していること
3. 認知障害が，以下のいずれかの領域での問題によって特徴づけられること
　　(a) 記憶・学習，(b) 注意・集中，(c) 思考（たとえば，問題解決能力），(d) 言語（たとえば，理解，単語検索），
　　(e) 視空間認知
4. 比較的健康な個人に対して適応可能な年齢と教育規準が作られている量的な認知評価（神経心理学的検査または精神状態評価）において異常があること．検査の成績が適切な集団の平均よりも少なくとも1SD（標準偏差）を下回ること
5. 除外規準
　　上にあげた異常のいずれもがMCIまたは認知症の診断に十分なほどの程度でないこと
　　身体的検査や神経学的検査や臨床検査から，脳の機能低下を引き起こすとされる脳の疾患，損傷，機能不全，または全身的な身体疾患を示す客観的な証拠がないこと
6. その他の除外規準
　　(a) 認知的障害を持っていると観察されがちなうつ病，不安症，その他の精神的な疾患
　　(b) 器質的な健忘症状
　　(c) せん妄
　　(d) 脳炎後症候群
　　(e) 脳震盪後症候群
　　(f) 向精神的
　　薬物の使用や中枢作用性薬物の効果による持続的な認知障害

表 2-9　MCI（軽度認知障害）の診断基準

1. 認知症または正常のいずれでもないこと
2. 客観的な認知障害があり，同時に客観的な認知機能の経時的低下，または，主観的な低下の自己報告あるいは情報提供者による報告があること
3. 日常生活能力は維持されており，かつ，複雑な手段的機能は正常か，障害があっても最小であること

（Winblad B et al，2004）

2004)（**表2-9**）．ここではMCIを，記憶障害型と非記憶障害型のサブタイプに大別し，それぞれに認知機能の低下領域として単一領域，複合領域を持つタイプを区別している．

今日，MCIは，単に認知症の前駆状態を表しているのではなく，認知症を引き起こすさまざまな疾患のごく軽微な状態として捉えられるようになってきている．

IV 中核症状と周辺症状 ―認知症状の特徴と対応・ケア

認知症のおもな症状（中核症状）は記憶障害と認知機能障害（失語・失認・失行・実行機能障害）からなる．**これらは神経細胞の脱落によって発生する症状であり，患者全員にみられ，病気の進行とともに徐々に増悪する．**

一方で，いわゆる周辺症状（BPSD：behavioral and psychological symptoms of dementia）といわれるものは，幻覚・妄想，徘徊，異常な食行動，睡眠障害，抑うつ，不安・焦燥，暴言・暴力（噛み付く），性的羞恥心の低下（異性に対する猥褻な発言の頻出など），時間感覚の失調，などが挙げられる．これらは患者をとりまく状況によって出現する残存神経細胞の異常反応であり，前述の**中核症状と違い一定の割合の患者にみられる**．出現状況は一般的に5～15年かけて現れるため，患者によっては周辺症状が現れず終末期を迎えるケースもある．その症状は上記のもの以外にも非常に多岐にわたり，多数の周辺症状が同時にみられることも珍しくない．BPSDの特徴としては，軽症から出現が始まるが中等症に進行するに従い頻繁に出現するようになり，患者は日常生活を行う能力を急速に喪失してゆくことにある．このため，概して周辺症状の発現と深刻化によって家族などの介護負担は増大の一途を辿る．（**図2-7**）

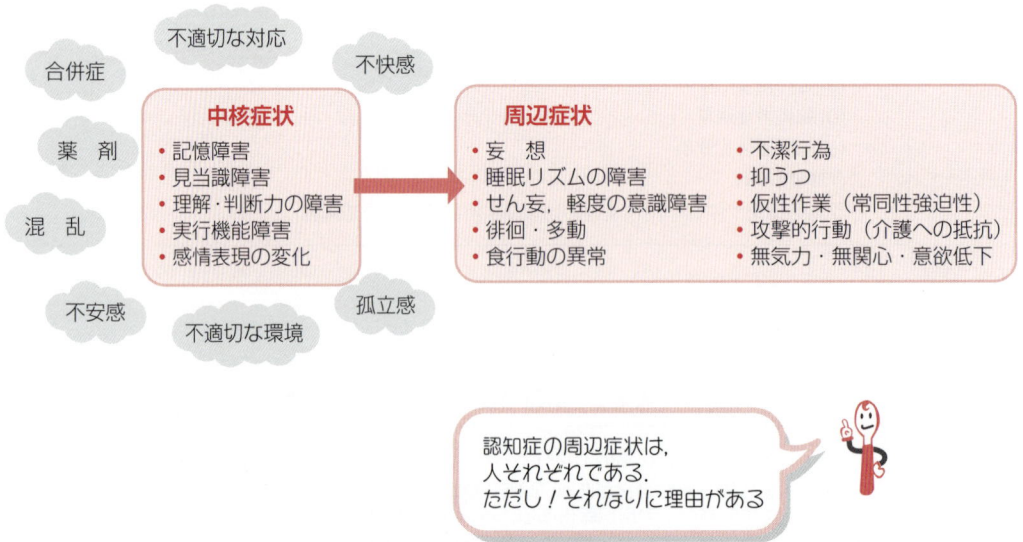

図2-7 中核症状と周辺症状
周辺症状はとりまく状況によって出現する．

1 中核症状

A. 記憶障害

　記憶には，目や耳が捕らえたたくさんの情報のなかから，関心のあるものを一時的に捕らえておく器官である海馬と，重要な情報を長期に保存する記憶の中枢がある．いったん記憶の中枢に入れば，必要なときに必要な情報を取り出すことができる．しかし，加齢により一度にたくさんの情報を捕まえておくことができなくなり，捕まえても，記憶中枢に移すことが困難になる．さらに記憶中枢から必要な情報を探し出すことも困難となってくる．年をとってもの覚えが悪くなったり，いわゆるど忘れが多くなるのはこのためである．この段階では，同じ情報を二度三度と繰り返し記憶しようとするうち，重要な情報は記憶中枢に保存される．認知症になると，海馬機能が低下してしまうため記憶中枢に納めることができなくなる．新しいことを記憶できずに，さきほど聞いたことさえ思い出せなくなるのはこのためである．さらに，病気が進行すれば，記憶中枢自体も機能低下を始め，覚えていたはずの記憶も失われてゆく．

B. 見当識障害

　見当識障害は，記憶障害と並んで早くから現われる障害である．まず，時間や季節感の感覚が薄れることから時間に関する見当識が薄らぐと，長時間待つとか，予定に合わせて準備することができなくなる．何回も念を押しておいた外出の時刻に準備ができなかったりする．さらに進むと，時間感覚だけでなく日付や季節，年次におよび，何回も今日は何日かと質問する，季節感のない服を着る，自分の年がわからないなどが起こる．進行すると，近所で迷子になったり，夜，自宅のトイレの場所がわからなくなるなどの症状が出現する．また，歩いて行けそうにない長距離を歩いて出かけようとする．

　人間関係の見当識はかなり進行してから出現し，自分の年齢や人の生死に関する記憶がなくなり周囲の人との関係がわからなくなる．80歳の人が，30歳代以降の記憶が薄れてしまい，50歳の娘に対し，姉さん，叔母さんと呼んでしまうことなどはこの例である．また，すでに亡くなった母親が心配しているからと，遠く離れた郷里の実家に歩いて帰ろうとすることもある．

C. 理解・判断力の障害

　認知症になると，ものを考えることにも障害が起こる．具体的な現象では次の変化が起こる．

　①考える速さが遅くなる

　　思考スピードが低下する．ただし，時間をかければ自分なりの結論に至ることができるので，急がせないことが大切である．

　②2つ以上のことが重なるとうまく処理できなくなる

　　一度に処理できる情報の量が減る．お湯を沸かしている間に別のことをしてしまうと，火を使っていることを忘れてしまうなどの例である．複雑な文脈の理

解も困難となり，長い説明で混乱する．必要な話はシンプルに表現することが重要である．
③些細な変化，通常と違うできごとで混乱を来たしやすくなる
日常生活の急激な変化，たとえば配偶者の離別や入院で混乱してしまったことをきっかけに認知症が発覚する場合がある．予想外のことが起こったとき，補い守ってくれる人がいれば日常生活は継続できる．
④観念的な事柄と，現実的，具体的な事柄が結びつかなくなる
糖尿病だから食べ過ぎはいけないということを頭ではわかっているのに，目の前のおまんじゅうをたくさん食べてしまうなどが例である．金銭感覚についても現実感がなくなり，商品詐欺などに巻き込まれるということが起こる．また，目に見えないメカニズムが理解できなくなるので，自動販売機や交通機関の自動改札，銀行のＡＴＭなどの機械操作が不得意になってくる．さらに進むと，家庭内の機器，全自動の洗濯機，電子レンジなどもうまく使えなくなる．

D. 実行機能障害

計画をうまく立てることができなくなる．たとえば，スーパーでパンをみて，冷蔵庫にあったバターを塗ってトーストを作ろうとするが，冷蔵庫のバターのことはすっかり忘れて，パンとバターを大量に買ってしまう．帰宅するとトーストを作ることをすっかり忘れて，冷蔵庫を開けて目に入った別の食材で食事を作り，冷蔵庫には使用しない食材が大量に入っているなどが例である．認知症の人にとっては，炊事は同時進行で行う作業であり，比較的初期から症状が現れてくる．

保たれている能力を活用する支援でも，認知症の人は献立を考えたり，料理を平行して進めたりすることはうまくできないが，誰かが全体に目を配りつつ，按配をすれば一つひとつの調理の作業は上手にできることが多い．このような援助は根気がいり疲れるが，認知症の人にとっては必要な支援である．こうした手助けをしてくれる人がいれば，その先は自分でできるということがたくさんある．

E. 感情表現の変化

認知症になるとその場の状況が読めない症状が出現する．健常では，自分の感情を表現した場合の周囲のリアクションは想像がつく．われわれが育ってきた文化や環境，周囲の個性を学習して記憶しているからである．さらに，相手が知人であれば，かなり確実に予測できる．認知症では，ときとして周囲の人が予測しない，思いがけない感情の反応を示す．これは認知症による記憶障害や，見当識障害，理解・判断の障害のため，周囲からの刺激や情報に対して正しい解釈ができなくなっているからである．

2 周辺症状（図2-10）

状況や環境によって中核症状から二次的に出現するさまざまな精神症状や行動異常で，随伴症状，行動異常，BPSD（認知症の行動・心理症状）と呼ばれることもある．個人の立ち振る舞いには，健康状態，個性や人生歴により修飾され，また，環境，心

理状態や取り巻く社会心理状態が影響される．したがって，個人の周辺症状を理解するためにはその人の健康状態，個性，人生歴，環境，心理状態や取り巻く社会心理状態を理解する必要がある．

A. 妄 想

　高齢者の妄想は脳の障害にともない出現する妄想や，環境因による妄想が多く，その内容は統合失調症にみられるように対象が漠然とした不安に満ちたものとは異なり，現実的で断片的な内容のものが多い．妄想は喪失感と攻撃性の2軸によって生まれると分析した精神科医もいる．物盗られ妄想（しまっておいたお金を嫁が盗んだといってきかない），罪業妄想（自分なんかいないほうが良い，最低の人間だと思ううつ状態），被害妄想（みんなが私の悪口をいっている），関係妄想（自分に関連した噂話をしている），心気妄想（自分は大変な病気にかかっている），コタール症候群（自分の内臓が溶けてなくなってしまった），血統妄想（自分は皇族の子孫），誇大妄想，幻覚（誰かが家にいる，子どもがたくさんいる，などの「幻の同居人」幻覚）などがある．

　認知症の初期には身近な人間に対して疑い深くなることがある．認知症特有の「物事を正しく判断する能力の欠如」により本人の欲求が満たされないことから短絡的に身近な人を攻撃することで解決しようとすると解釈できる．猜疑心や妄想は認知症の人の衰退していく自分の能力に対する自己防衛的感情である．もの忘れや判断力の障害により，さまざまな失敗が日常で展開され，周囲に注意されたり非難されたりすることに対する防衛であり，また嫉妬妄想は大切な人から見捨てられるのではないかといった不安を表現したものといえる．

　妄想においては薬物療法に比較的反応し，良い効果が得られる場合もある（向精神薬のブチロフェノン系薬物等）．物盗られ妄想にはリスパダール®やセロクエル®という統合失調症に使われる薬を少量使うことで介護負担が減少することもある．妄想のきっかけになる周囲の言動や態度にも注意を払う．

B. 睡眠リズムの障害

　睡眠覚醒のリズムが狂いそれらがせん妄や昼夜逆転へと発展し行動障害をともなうこととなる．午後から日没頃になると徘徊や興奮，攻撃，叫び声，介護抵抗など不穏な行動，とんとん叩くシーツをつかむ，体をひっかくなど奇妙な行動がみられる，施設入所した利用者の帰宅願望が強く毎日夕方になると暴力，暴言がみられるようになるなどの夕暮れ症候群，さらには夜間せん妄などがみられる．認知症の進行にともない睡眠覚醒リズムが狂い日中の居眠り，夜間の覚醒が頻繁にみられるようになる．初期症状としては，寝付けない，途中で何度も起きる，夜中に目が覚めてその後眠れない，朝早くに目が覚めるなどがある．

　生活リズムを乱す原因として一番多いのは日常生活の心の問題である．たとえば配偶者や友人との死別，定年退職に伴う社会的地位の喪失などの喪失体験，体力の低下や病気に対する不安などがリズムを乱す．これらが原因でうつ病や神経症に発展すると，睡眠障害や日常の活動性低下が著明となり，日中と夜間の活動性が逆転する．また，身体的な病気も生活のリズムを乱す．呼吸器疾患，心疾患，胃腸疾患などの症状

表2-10 生体のリズムを乱す薬剤

- 向精神薬
- 抗パーキンソン病薬
- 気管支拡張薬
- 降圧薬
- 抗不整脈薬
- ステロイド薬
- 抗生物質
- インターフェロン
- 鎮痛薬
- 利尿薬
- ヒスタミンなど

でみられる呼吸困難，咳，痰，胸痛，胸やけ，腹痛，前立腺肥大や尿路感染症のような排尿障害，皮膚の瘙痒感，などが睡眠を妨げ生活リズムを狂わせる．薬剤としては向精神薬，抗パーキンソン病薬，気管支拡張薬，降圧薬，抗不整脈薬などの心血管系作用薬，ステロイド薬，抗生物質，インターフェロンなどが生体のリズムを乱す薬剤として挙げられる（**表2-10**）．

　対応としては，規則正しい生活，適度な運動，ストレスをためない生活環境，社会活動や趣味などで日常の活動性を高め，疲労物質を十分に脳内にためない．不眠の原因を探り取り除く．専門医への相談は認知症高齢者の生活リズムの障害がせん妄によるものであれば，その原因を特定するために身体疾患や脳の機能障害を確認し，治療を施す．また激しい行動障害に対しては，精神安定薬や睡眠導入薬などの向精神薬が効果を得ることが多い．しかし，たとえば向精神薬の増量から過鎮静の状態となりますます昼夜逆転（日中の傾眠，夜間の不穏，不眠）が助長されては意味がない．

C. せん妄，軽度の意識障害

　意識の清明度の低下だけでなく興奮や幻覚などの多彩な症状をともなう．注意の障害，認知障害（記憶・見当識・思考・知覚〔幻視〕の障害），精神運動性障害，睡眠・覚醒周期の障害，感情の障害をともない，発症は急激で数時間から数日の経過を呈する．症状は日によって大きく異なり1日のうちでも変動する．興奮の起こる数時間前から徐々に落ち着きをなくし，焦燥感や不安感が生じ注意散漫，同じ話を繰り返し，話のまとまりがなくなっている．とくに夜間に起きるものは夜間せん妄といわれ，夜中に起き出してゴミ箱に向かって話し出すなどのおかしな行動がみられる．見当識がなくなり，おかしなことを話し出すが翌朝は覚えていない．

　認知症のほかの原因としては，脳血管障害，パーキンソン病，肺炎などの感染症，糖尿病などの代謝疾患，内分泌疾患（ホルモン異常），血液疾患，ビタミン欠乏症，手術，アルコール，薬剤性（総合感冒薬やうつ病の治療薬，抗パーキンソン薬，睡眠導入薬）が挙げられる．

　治療としては，身体的サイン（不安や心的ストレス）を見逃さず身体疾患の有無，あるいは治療中であれば服用している薬の副作用も考慮する．向精神病薬を使用する．

D. 徘徊・多動

　徘徊とは無目的に歩き回る行動であるが，実際は何らかの理由が存在することが多い．しかし本人がその目的を説明できなかったりあるいは歩き回っているうちに当初の目的を忘れてしまったりするために，周囲には歩き回る目的が理解されない．見当識障害による徘徊としては，自分の住んでいる場所がわからなくなると自分の家であるにもかかわらず自分の家を探したり，自分の家でもトイレがわからなくなったりして徘徊をしてしまう．見当識障害から徘徊している場合「昔の家はもうない」などと説明しても納得しない．頭ごなしに否定すると感情的になり徘徊を助長したり別の行動症状を呈したりすることもある．

　記憶障害によるものとしては，置いた物や物を置いた場所を忘れ探して歩き回る．記憶障害から自分の持ち物を探して徘徊が生じている場合は探し物をしている本人の気持ちを否定しない，本人と一緒に探してみるのも手である．財布をよく失くすのなら財布は預かっておいて，本人の見つけやすい場所にさりげなく置いておき一緒にみつける．

　徘徊は思考・判断力障害により周囲の状況が理解できず，どのように行動して良いか判断がつかないため歩き回ることにより生じる．また初めは目的があって行動を起こしたにもかかわらず実行機能障害のために手順がわからず混乱し徘徊する．焦らなくて良いことを説明し，周囲が「一緒に協力して」行う態度が大切である．混乱が収まると自分から行動を再開することも多い．失敗することがわかっても無理やり止めさせないでさりげなく手助けする．

　感情障害による徘徊は，周囲の状況の変化が刺激となり気分が高揚して生じる．不安・緊張感による徘徊の場合は，自分がしていることに失敗してもその理由がわからない，自分自身の状況について理解できない，身体疾患が生じていて身体的不快感が持続するなどが引き金となる．一人だとさらに不安が強まるので一緒にいてくれる人を求めて徘徊する．

　徘徊への対応としては，それ以上の環境の変化を避け，本人が安心を得られるような環境で穏やかに接する必要がある．言葉によって説明するよりも本人を取り巻く状況を穏やかなものにして時間を待つことが大切である．不安に対しても同様な対応を心がける．拘束や施錠は不安感を煽り，徘徊を強める．身体疾患に関してはしっかりと様子観察，必要があれば医師の診断を受ける．

E. 食行動の異常

　多食（1度に大量の食べ物を食べる），頻食（絶えず食べている，食べようとする），過食（多食と頻食を一括して行う），盗食（他人の食べ物を盗んで食べる），異食（食品でないものを口にする），不食（少量しか口にしない．あるいは食べたり食べなかったりする），拒食（食べまいとする）などがある．

　認知症の初期には，記憶力や判断力の低下にともなう炊事行為の異常や味覚や嗅覚の変化による好みの変化，食べたことを忘れ何度も食事しようとする行動や逆に拒食がみられる．中期には，食欲が亢進し過食，盗食がみられる．摂食行動もマナーが悪くなり周囲を汚し，また手掴みで食べることもある．進行期には，食べ物の認知が障

害され食物でないものを口にしたりする異食がみられたり食事を全く拒否することもある．

　健常者では食事により血糖濃度が増えると，それが脳の視床下部にある満腹中枢を刺激し，満腹感をもたらし食べることを止める．このように摂食に関する生理的制御作用が脳にあるが，ADなどの認知症に冒されるとこの機能が障害され満腹感がなくなり過食が起こる．過食はVaDよりADのほうが多い．エピソード記憶の障害から食べたことを忘れる．

　対応としては，おかずは大皿で盛る（他人のおかずに手をつけない），会話を増やし食事を楽しむ．食事が終わったのにまた食事を要求した場合「はいわかりました」と返事をし，しばらく様子をみる．たまに菓子などを少量皿に盛り「食事までこれを食べていて下さい」と差し出す．デイサービスや施設で盗食がある場合は，食事中は職員が傍にいて話しかけたり一緒に食事をとったりするようにする．頻食には，要求があればできるだけ話をそらし，要求が治まれば少し傍を離れ遠くから様子を観察する．

　ADの重度には異食，FTD（ピック病含む）には側頭葉の障害から口唇傾向（何でも口に入れる）がみられる．食欲低下への対応は，身体疾患の有無を確かめる．うつなどの心理環境的要因も考えられるので家族や介護者の共感，抗うつ薬の活用を行う．

F. 不潔行為

　トイレの場所がわからずウロウロ探している間に，間に合わずトイレでない場所で放尿してしまう，ほかの場所と勘違いをしてトイレと思い込み放尿してしまう，弄便（便を弄ぶ），認知力の低下により水洗トイレの使い方がわからず水で流せないので処理に困り持ち帰るなどがある．対応としては，排便習慣やトイレでの後始末に配慮することで弄便を防げる場合がある．また，トイレの使い方をわかりやすくする工夫をする（水洗レバーを目立たせるなど）．

　在宅から施設に移り住んできた高齢者などのように，場所についての見当識障害がある場合には，なかなかトイレの場所を覚えられず，それが失禁や放尿につながることがある．そのときはトイレ誘導，およびトイレの目印を明確にするなどの対応が必要となる．また夜間寝室にポータブルトイレを置き廊下の照明を明るくする対応が必要だが，できるだけ本人の排便排尿の行動をアセスメントし，行動パターンを明確にする必要もある．

G. 抑うつ

　高齢者の精神症状でもっとも多い訴えがうつ気分である．軽度のADにうつ症状の頻度が多い．うつ気分や活動性の低下がADの初期症状として出現することも多く，本人がそれを自覚し不安や焦りから余計にうつ気分や気力低下が強まる傾向がある．うつの4大症状としては，抑うつ気分，意欲の低下（抑制状態），不安・焦燥，自律神経症状（不眠）がある．

　趣味の手芸や庭の手入れを日課のように行っていたのにもかかわらず，それらに興味を示さない，部屋に閉じこもる，あるいは食事の支度や家事などに手をつけない，

など活動性の低下がみられる．またうつ気分は「体調が悪い」と訴え，いつも考え込み，浮かない表情をして気分も晴れず悲哀感や自責感を訴え，なにもせず気分が沈んでしまう状態である．

認知症の場合は，エピソード記憶の障害のために自分が述べたことを忘れてしまい，周囲から非難されたり自責の念にかられ自信を失くしたりすることがきっかけで閉じこもり，活動性が低下し，憂鬱な気分になることがある．

介護者の激励や叱責は逆効果で，かえってうつ病を悪化させ，最悪の場合は自殺に追いやることもある．それゆえ，家族は本人の状況を病気として理解し，共感することが重要であるが，まず専門医を受診することが望ましい．

H. 仮性作業（常同性強迫性）

一見，まとまりのない意味のない悪戯にも見える動作で，認知症が重度化するほど動作は単純になる．物の出し入れをし続けるなど，一見，意味のないような動作を繰り返す．前頭葉症状によって動作の繰り返しが起こることがあり，比較的重症化してから出現することが多い．自発性を維持し行動を起こすのが前頭葉の働きだが一度起こした行動を止めるのも前頭葉の働きである．無意味なことを繰り返しているという認識が本人にないため，注意しても効果がないばかりか，不当に非難されていると感じている．危険がなければ見守りして自由にさせる．あるいは（危険な場合）ほかのことに注意を向けさせ繰り返し動作を止める方法もある．強迫性など不安感や焦燥感，興奮などをともなっている場合は薬物療法（抗精神薬）も選択肢となる．

I. 攻撃的行動（介護への抵抗）

介護者への暴言，暴力として現れることが多い．環境的原因としては，着衣や入浴介助，型にはめられるのが不満，嫌なことをわかってもらえない，介護してもらう動作内容が予測できずに怖いなどがある．身体的原因として，痛いのだけれど訴えられない，便秘で不快感がある，感染症で具合が悪い，不眠，幻覚や妄想，うつなどの精神症状がある．

できないことや不得意なことに取り組ませ，不快感や劣等感を誘発させないようにする．衝動的，攻撃的になる場合は，状況に共通点がないかまず考える．ささいな事がきっかけになっていることもある．きっかけもない状態で攻撃的になる場合は性格の変化が考えられる．特定の人物に攻撃するのなら，その人との接点を減らすべきである．環境の変化がきっかけとなって改善する場合もあるので施設やデイサービスを利用するのも一つの方法である．拒否においては「何をされるかわからない」という恐怖感を持っている場合が多いので簡単な言葉でゆっくりと説明し，それでも不安な様子であったら段階的に試みる，タイミングをずらすなどの工夫をしてみる．

介護者，家族の負担が大きい場合は薬物療法（抗精神薬，抗うつ薬）が選択肢となる．

J. 無気力・無関心・意欲低下

判断力の低下が無気力にしたり意欲の低下を引き起こしたりすることが多い．認知症の進行とともに深刻になっていく．消極的な生活のまま放置するとその人の持って

いる能力も失われる．認知症軽度から中度の人に多く，気力が低下しやる気を失っている．悲観的な言動が多く，できることさえ手をつけようとしない．

対応としては，判断力の低下や失敗を責めないことである．可能な限り本人ができそうなことをみつけて導き，失敗を経験させないようにさりげなく助ける．簡単な家事などを家族や介護者が一緒に取り組む．気分の落ち込みが改善することなく数週間続くようなら薬物療法の適応が考えられる．

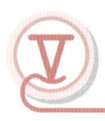

V 認知症のスクリーニング，重症度

認知症のスクリーニングおよび重症度の基準として認知機能障害については，改訂版長谷川式簡易知能評価スケール(HDS-R)（表2-11），ミニメンタルステート検査

表2-11 HDS-R

	質問内容		配点
1	お歳はいくつですか？（2年までの誤差は正解）		0 1
2	今日は何年の何月何日ですか？ 何曜日ですか？ （年，月，日，曜日の正解でそれぞれ1点ずつ）	年 月 日 曜日	0 1 0 1 0 1 0 1
3	私たちがいまいるところはどこですか？ （自発的にでれば2点，5秒おいて家ですか？ 病院ですか？ 施設ですか？ のなかから正しい選択をすれば1点）		0 1 2
4	これからいう3つの言葉をいってみてください．後でまた聞きますのでよく覚えておいてください．（以下の系列のいずれか1つで，採用した系列に○をつけておく） 1：a) 桜 b) 猫 c) 電車 2：a) 梅 b) 犬 c) 自動車		0 1 0 1 0 1
5	100から7を順番に引いてください．（100－7は？ それからまた7を引くと？ と質問する．最初の答えが不正解の場合，打ち切る）		0 1 0 1
6	私がこれからいう数字を逆からいってください． （6－8－2，3－5－2－9を逆にいってもらう．3桁逆唱に失敗したら，打ち切る）		0 1 0 1
7	さきほど覚えてもらった言葉をもう一度いってみてください．（自発的に回答があれば各2点，もし回答がない場合，以下のヒントを与え正解であれば1点） a) 植物 b) 動物 c) 乗り物		a：0 1 2 b：0 1 2 c：0 1 2
8	これから5つの品物を見せます．それを隠しますのでなにがあったかいってください． （時計，鍵，タバコ，ペン，硬貨など必ず相互に無関係なもの）		0 1 2 3 4 5
9	知っている野菜の名前をできるだけ多くいってください． （答えた野菜の名前を右欄に記入する．途中で詰まり，約10秒間待ってもでない場合にはそこで打ち切る） 0～5＝0点，6＝1点，7＝2点，8＝3点，9＝4点，10＝5点		0 1 2 3 4 5
		合計得点	

満点：30点
カットオフポイント：20点以下は認知症の疑いあり
非認知症群：24.45±3.60点   軽度認知症群：17.85±4.00点   中等度認知症群：14.10±2.83点
やや高度認知症群：9.23±4.46点   高度認知症群：4.75±2.95点

(加藤伸司ら：老年精神医学雑誌 2：1339-1347, 1991)

表2-12 MMSE

設問	質問内容	回答	得点
1 (5点)	今年は何年ですか 今の季節は何ですか 今日は何曜日ですか 今日は何月何日ですか	年 曜日 月 日	0 1 0 1 0 1 0 1 0 1
2 (5点)	ここの病院の名前は何ですか ここは何県ですか ここは何市ですか ここは何階ですか ここは何地方ですか	病院 県 市 階 地方	0 1 0 1 0 1 0 1 0 1
3 (5点)	物品名3個(桜,猫,電車) 《1秒間に1個ずついう.その後,被験者に繰り返させる.正答1個につき1点を与える.3個すべていうまで繰り返す(6回まで)》		0 1 2 3
4 (5点)	100から順に7を引く(5回まで)		0 1 2 3 4 5
5 (3点)	設問3で提示した物品名を再度復唱させる		0 1 2 3
6 (2点)	(時計を見せながら)これは何ですか (鉛筆を見せながら)これは何ですか		0 1 0 1
7 (1点)	次の文章を繰り返す 「みんなで,力を合わせて綱を引きます」		0 1
8 (3点)	(3段階の命令) 「右手にこの紙を持ってください」 「それを半分に折りたたんでください」 「それを私に渡してください」		0 1 0 1 0 1
9 (1点)	次の文章を読んで,その指示に従ってください 「右手をあげなさい」		0 1
10 (1点)	何か文章を書いてください		0 1
11 (1点)	右の図形を書いてください		0 1
		得点合計	

(Folstein MF, et al : J Psychiat Res 12 : 189, 1975)

(MMSE : mini mental state examination)(**表2-12**)などがある.患者がHDS-RあるいはMMSEの質問事項にうまく答えられない場合は,行動から判断するN式老年者用精神状態尺度(NMスケール)(**表2-13**)を用いることも有用である.

行動面による認知症高齢者の日常生活自立度,臨床認知症評価(CDR : clinical dementia rate)(**表2-14**),ADの機能的段階評価(FAST : functional assessment staging),アルツハイマー型認知症評価スケール(ADAS : Alzheimer's disease assessment scale),認知症行動障害スケール(dementia behaviour disturbance scale)などがあり,簡便なものとして三宅の分類がある.介護負担度を示す基準として,Zarit 介護負担尺度(ZBI : Zarit caregiver burden interview)も用いられ,日本語版も使用されている.

表2-13 NMスケール

	5項目を用いた場合	3項目を用いた場合
正常	50～48点	30～28点
境界	47～43点	27～25点
軽度	42～31点	24～19点
中等度	30～17点	18～10点
重度	16～0点	9～0点

	5項目				
				3項目	
	家事，身辺整理	関心，意欲，交流	会話	記銘，記憶	見当識
0点	不能	無関心，全く何もしない	呼びかけに無反応	不能	全くなし
1点	ほとんど不能 ・手の届く範囲物は取れる	周囲に多少関心ありぼんやりと無為に過ごすことが多い	呼びかけに一応反応するが，自らは話すことはない	新しいことは全く覚えられない古い記憶が稀にある ・名前がいえる	ほとんどなし人物の弁別困難 ・男女の区別はできる
3点	ごく簡単な家事，整理も不完全 ・おしぼりを渡せば顔を拭くことはできる	自らは何もしないが指示されれば簡単なことはしようとする ・手渡せば雑誌のグラビアなどをみる	ごく簡単な会話のみ可能辻つまの合わないことが多い ・有難う，ごちそうさま，おはようなどがいえる	最近の記憶はほとんどない，古い記憶が多少残存生年月日不確か出生地を覚えている	失見当識著明家族と他人は区別できるが誰であるかわからない ・自分の年齢をかけ離れた歳で答える
5点	簡単な買い物も不確か，ごく簡単な家事，整理のみ ・声がけにて，ベッド周辺の整理ができる	習慣的なことはある程度自らする，気が向けば人に話しかける ・話しかけられれば話がはずむ ・声がけにて行事に参加する	簡単な会話は可能であるが，辻つまが合わないことがある	最近の出来事の記憶困難，古い記憶の部分欠落 ・生年月日正答	失見当がかなりあり（日時，年齢場所など不確か道に迷う） ・看護師，医者，寮母の見分けができる
7点	簡単な買い物可能留守番，複雑な家事，整理は困難 ・食器が洗える ・エレベーターの操作が一人で可能	運動，家事，仕事，趣味など気が向けばする必要なことは自ら話しかける	話し方はなめらかではないが，簡単な会話は通じる ・相手の話が理解できる	最近の出来事をよく忘れる，古い記憶はほぼ正常 ・物をしまい忘れて騒ぐ ・服薬の自己管理が難しい	ときどき場所を間違えることあり ・目的の場所へ行こうとするが時に迷う
9点	やや不確実だが買い物，留守番家事などを一応まかせられる ・部屋のそうじ，自分の衣類の整理ができる	やや積極性の低下がみられるがほぼ正常 ・周囲の人と雑談ができる趣味を持っている ・家族や同室者の行動を知っている	日常会話はほぼ正常，複雑な会話がやや困難	最近の出来事をときどき忘れる ・一人で受診できるが診察日を時に忘れる	ときどき日時を間違えることあり
10点	正常				
評価					

表2-14　臨床認知症評定法－日本語版CDR

Translated and Adapted by Morihiro Sugishita (杉下守弘) and Katsutoshi Furukawa (古川勝敏) (2008) from the Clinical Dementia Rating (CDR) (1993). Reprinted wuth permission. The Clinical Dementia Rating (CDR) is a copyrighted instrument of the Alzheimer's Disease Research Center, Washington University, St. Louis, Missouri, USA, All rights reserved.

得点　ワークシート, 14ページを参照
Sum of Boxes　□□.□
包括的CDR　□.□

被験者ID　評価者イニシャル　評価日　年　月　日

※認知機能の損失によって生じた，以前の通常レベルからの衰退だけに得点を与える．認知機能の損失以外の要因（身体な障害等）によって生じた障害に得点を与えない．

得点	障害				
	なし 0	疑わしい 0.5	軽度 1	中等度 2	重度 3
記憶	・記憶障害なし，あるいは，軽度の断続的な物忘れ．	・軽度の物忘れが常に存在． ・出来事を部分的に思い出す． ・"良性"健忘．	・中等度の記憶障害． ・障害は最近の出来事について，より著しい．	・重度の記憶障害． ・十分に学習したことのみ保持． ・新しいことは急速に記憶から消失．	・重度の記憶障害． ・断片的なことのみ記憶に残存．
見当識	・十分に見当識がある．	・時間的前後関係に軽度の困難があることを除き，十分に見当識がある．	・時間的前後関係に中等度の困難がある． ・検査の場所についての見当識は正常． ・他の場所についての地理的見当識障害があるかもしれない．	・時間的前後関係に重度の困難がある． ・たいていの場合，時間的見当識は障害され，地理的見当識もしばしば障害されている．	・自分についての見当識のみが保たれている．
判断力と問題解決	・日常の問題を解決し，仕事上および金銭上の問題を十分処理できる． ・過去の実績と比較して，遜色のないすぐれた判断力．	・問題解決，類似点および相違点に軽度の障害がある．	・問題解決，類似点および相違点に中等度の困難がある． ・たいていの場合，社会的判断力は保持されている．	・問題解決，類似点および相違点に重度の障害がある． ・社会的判断力は障害されている．	・判断，あるいは問題解決ができない．
地域社会の活動	・仕事，買い物，ボランティア，社会集団において，通常のレベルでは自立して機能する．	・左記の活動に軽度の障害がある．	・左記の活動のいくつかに，まだずさわっているかもしれないが，自立して機能できない． ・通り一遍の検査だと正常そうにみえる．	家庭外において，自立して機能するようにはみえない． ・家庭外の会合に連れて行ってもらえるくらい健康そうにみえる．	・家庭外の会合に連れて行ってもらうには，具合が悪すぎるようにみえる．
家庭および趣味	・家庭生活，趣味および知的興味の十分な保持．	・家庭生活，趣味および知的興味は軽度に障害されている．	・家庭における機能は軽度だが明確に障害されている． ・より困難な家事はやめている． ・より複雑な趣味や興味の喪失．	・単純な家事のみ維持． ・非常に限られた興味が不十分に保持されている．	・家庭において，重要な機能が果たせない．
身の回りの世話	・自分の面倒は自分で十分みることができる．		・促すことが必要．	・着衣，衛生，身の回り品の保管などに手伝いが必要．	・身の回りの世話において，多くの助けが必要． ・頻繁に失禁がある．

　認知症の重症度という場合，認知症による認知機能障害や日常生活面での障害の重症度と，介護の困難さの重症度を指すことが多い．このふたつの重症度は必ずしも平行関係にはなく，介護の重症度は認知障害が軽度でも中程度でも重症でもそれぞれの困難さがある．

Ⅵ 認知症患者の摂食・嚥下リハビリテーションへ

　ひとことで「嚥下障害」といっても，その原因となる疾患・病態によって対応は大きく異なる．認知症患者の嚥下リハに取り組むためには，嚥下リハに詳しくなるのはもちろんのこと，認知症自体の病態や症状について知らなければならない．本章では最低限必要な，認知症の概念と原因，日常生活での対応について概説してきた．ここで得た知識をもとに，以降の章を読み進め，「認知症患者の嚥下リハ」を体得して頂きたい．

3 嚥下機能評価のポイント

❖ はじめに

　　認知症例において，経口摂取，嚥下障害の問題は，医療の面からだけでなく生活の面からもケアする必要がある．そのため，認知症例の嚥下機能を評価し対応方法を決定するためには，**生活の場における患者の状態を把握しなければならず，そのためには，問診や触診を行い，その後に実際に食事場面を観察することが望まれる**．嚥下機能検査としてよく用いられている嚥下造影検査は，検査室で造影剤を含む食物や飲み物を摂取する必要があるため，検査の意図が理解できない認知症例では，いざ検査場面で嚥下運動が始まらないなど適切な診断が困難なことが多い．

　　本章では，おもに認知症と嚥下の関係，初診時での問診，食事前と食事中の観察ポイント，内視鏡検査について説明する．認知症の嚥下障害に対する診療は慢性期であるため，急性期のような変化は認められないが，長い目でみると加齢や認知症の進行により，嚥下機能も変化する．したがって，診療の経過中でも，とくに，方針を変更するか継続するかの判断が必要なときなどはここで示した初診時と同様の問診，観察が必要となる．

I 認知症と嚥下

1 認知症のタイプと嚥下

　　ここでは代表的な認知症のタイプ（原因）別の嚥下の特徴について解説する*．認知症は同じタイプといっても異なる反応を示すことがあり，また**その個人の性格やこれまでの生活にも影響を受ける**ため，タイプ別の分類にとらわれ過ぎるのは危険である．しかしながら，ある程度の傾向を知っておくことは嚥下リハを行うにあたり非常に重要である．

A. アルツハイマー型認知症（表3-1）

　　アルツハイマー型認知症（AD：Alzheimer's disease）はもっとも多いタイプの認知症である．ADの初期には準備期（p50参照）以降の嚥下機能が障害されることはほぼ

---

*　認知症は症状名であり病名ではない．認知症状を呈する数多くの原因疾患（病名）が存在する（第2章参照）．本書では理解しやすくするために「認知症の原因となる4大疾患」により生じた認知症を，便宜上「認知症のタイプ」として分類して表記している．この章で示す4つのタイプ以外にも，認知症（すなわち「認知症状を呈する疾患」）は存在することを覚えておいて頂きたい．

表3-1 アルツハイマー型認知症の嚥下の特徴

- 嗜好・食欲の変化
  甘味を好む，食欲の低下（まれに増進）
- 見当識障害や実行機能の障害
  食事をはじめない，ほかのことに気を取られる，食器の使い方がわからない，他人の食事を食べる，異食，など
- まれに口腔期の障害
  咽頭に送り込まない

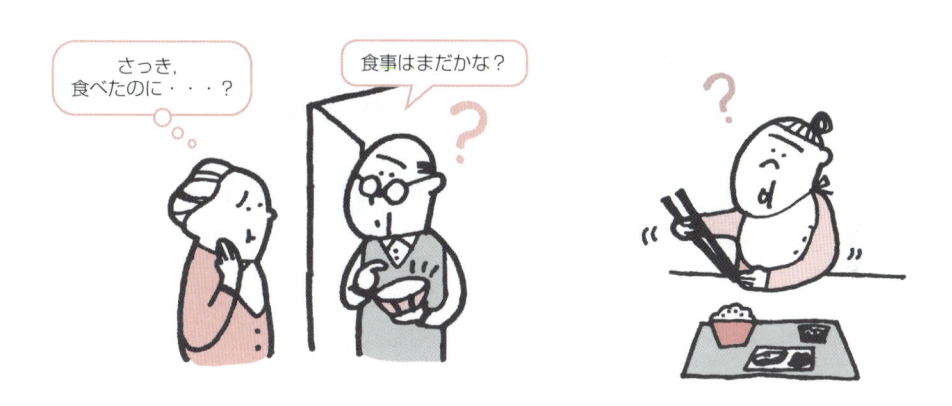

図3-1 アルツハイマー型認知症の嚥下障害
重症度によって，さまざまな嚥下障害を呈する．

無いといっても良い．軽度ADにみられる先行期（p48参照）の特徴は偏食の出現である．全例ではないが嗜好が甘味に偏るという報告もある[1]．また，空腹を感じないことや食べない，食べ過ぎるといった，食欲に関する障害が出るのも初期である．

食事に固有のものではないが，ADの中核症状である近時記憶や見当識障害，実行機能の障害が食事に影響を与えることがある．食事をした直後に「食事はまだ？」と症例が聞くのは有名なエピソードであるが，それは近時記憶の障害によるものである．少し症状が進むと見当識や実行機能の障害のため，声かけをしないと食事を始められない，声かけしても食事が中断する，お箸の使い方がわからない，食器の模様に気を取られる，食事介助を拒否する，他人の食事を食べる，異食という症状が出てくることもある（図3-1）．

ADがさらに進行すると徐々に先行期だけでなく準備期以降も障害される．重度ADの症例ではパーキンソン症状が出現することがあり[2]，口の食べ物を咽頭に送り込めない，誤嚥するといった症状が出てくる．反対に，偏食や食欲に関する障害は減少する．すべての認知症に共通する症状であるが，終末期では食事を拒否するかのように全く経口摂取をしなくなることも多い．

表3-2 レビー小体型認知症の嚥下の特徴

- パーキンソン症状
  食べこぼし，姿勢の傾き，送り込みの障害，誤嚥，など
- 日内，日差変動
  食欲の変動，嚥下動作の変動
- 薬の副作用の影響
  意識レベル低下，食欲低下

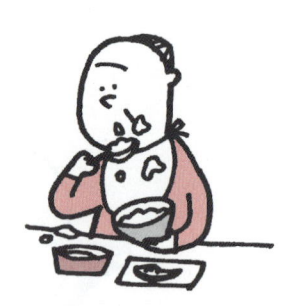

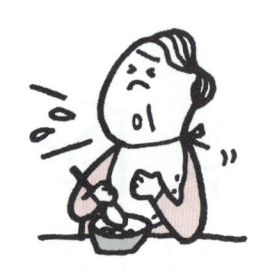

図3-2 レビー小体型認知症の嚥下障害
パーキンソン症状による影響が大きい．

B. レビー小体型認知症（表3-2）

　レビー小体型認知症（DLB：dementia with Lewy bodies）一番の特徴は，早期からパーキンソン症状が出る症例があることである．パーキンソン症状は姿勢の傾きや食事の口への取り込みが問題となるが，臨床上重要になるのはドーパミンの不足のために不顕性誤嚥も増える[3]可能性があるということである．パーキンソン症状が重度の場合は，誤嚥の有無の確認のためにも嚥下機能検査を受けることが望ましい．

　そのほか，全般的な特徴として，認知機能の変動がある，抗精神病薬に対して感受性が高い[4]，という点があるが，これも食事に反映されることがある．認知機能の変動にともなって食事をスムースに食べるときと食べないときがある．薬に対する感受性は時として非常に問題となることがあり，抗精神病薬の服用によるパーキンソン症状や認知症状の悪化，ドーパミンアゴニストによる傾眠などのため経口摂取量が激減することも臨床では経験される．幻視の出現もDLBの特徴とされるが，直接的に嚥下障害の原因となることは少ない．DLBの中心は抑うつ症状を呈する症例もあり，その場合は食思不振が問題となる（図3-2）．

　DLBの進行はADよりも早いといわれており，重度DLBになるとDLBの特徴は薄れ，活動性の低下が目立つようになる．終末期はほかのタイプと同様に経口摂取量が極端に減少する．

C. 前頭側頭型認知症（表3-3）

　前頭側頭型認知症（FTD：frontotemporal dementia）は，比較的若年齢で発症する

表3-3　前頭側頭型認知症の嚥下の特徴

- 食欲・嗜好の変化
  大食，偏食，食事へのこだわり，など
- 常同行動の影響
  食事中の立ち歩き，食事の場所のこだわり，など
- まれに口腔期の障害
  咽頭に送り込まない

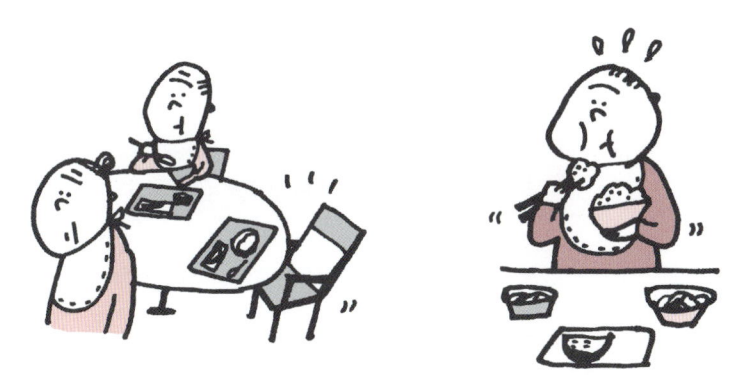

図3-3　前頭側頭型認知症の嚥下障害
食事も自己中心的行動，常同行動の影響を受ける．

ことが多く，自己中心的，短絡的な行動や意欲低下，常同行動などが特徴であり，それらが食事に影響を与えることがある．具体的な症状は，嗜好の変化による偏食（甘味が多い），大食，大量飲酒などである[5]．施設などでは，一通り決まった経路を歩いてからでないと食事を始めない，食事をするときの場所がいつも同じでないと落ち着かない・反発するといった症状がみられることも多い．まれであるが，食事をずっと咬んで飲み込まない，咽頭への送り込みができなくなる，といった症状を呈する症例もある（図3-3）．

D. 脳血管性認知症

脳血管性認知症（VaD：vascular dementia）に特徴的なのは脳血管障害のために，多くの症例で何らかの麻痺をともなうということである．したがって，比較的繊細な動きを必要とする，食事の口への取り込み，食塊の口腔内での保持，食塊形成などが困難となり，食べこぼしや誤嚥の原因となる．脳血管障害の部位によっては認知症が軽度であっても嚥下動作が障害され，誤嚥や肺炎のリスクが高い症例もある．ビンスワンガー病などの特殊な場合を除き，純粋な脳血管性認知症では認知機能は比較的保たれていることが多く，近時記憶や見当識障害，実行機能の障害は軽度であるとされる．

2 認知症の症状進行と嚥下障害の関係

ここでは認知症の症状進行と嚥下障害についておおまかな関係を述べる（図3-4）．

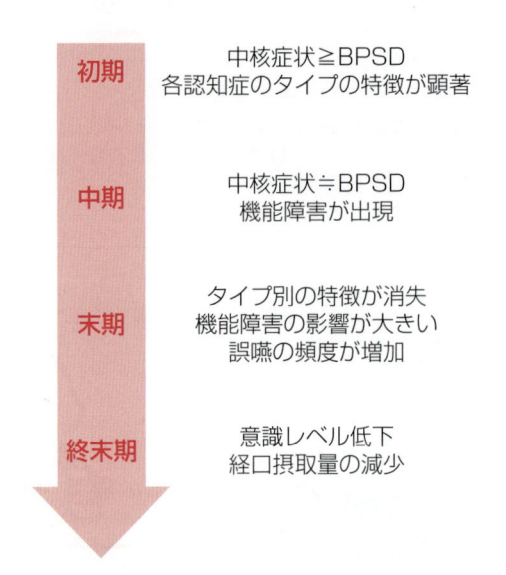

```
初期  →  中核症状≧BPSD
          各認知症のタイプの特徴が顕著

中期  →  中核症状≒BPSD
          機能障害が出現

末期  →  タイプ別の特徴が消失
          機能障害の影響が大きい
          誤嚥の頻度が増加

終末期 → 意識レベル低下
          経口摂取量の減少
```

図3-4　認知症の進行にともなう嚥下機能の低下
例外も多いが，嚥下機能のおおまかな流れをイメージしてケアに当たることが重要である．

A. 初　期

　一般には中核症状が主症状であり，BPSD (behavioral and psychological symptoms of dementia：認知症にともなう問題行動) はみられたとしてもまだ軽度である (BPSDが先行する例外もあり)．この段階では，**各認知症のタイプの特徴が大きく出る**．すなわち，ADでは記憶障害や見当識障害，実行機能障害がみられるため，食べたことを忘れる，食器の使い方がわからない，などである．DLBでは，幻視は嚥下に影響することは少ないが認知機能の日内変動は「食ベムラ」の原因になることがある．パーキンソン症状が出てきた症例では，食事の取り込みなどに障害が出ることがある．FTDでは，嗜好の変化や食事中の立ち去り，次々口に食べ物を入れるといった症状が認められる．BPSDとしては，抑うつ症状や妄想がみられることもあり，それが嚥下に与える影響としては，食事摂取量の一時的な低下や食事の拒否などといった症状となることがある．

B. 中　期

　初期の症状が徐々に進行するが，脳の萎縮も進行するため，**すべての認知症において失行や失認といった症状が出てくる**．嚥下に関しては，徐々に食事の介助が必要となり，食事が始められない，食事が途中で中断する，食べるペースが乱れる，手を使って食べる，といった症状が出る．はじめの介助は，声かけ，食器を持たせる，集中できる環境を提供する，などの工夫をすることにより自分で食事ができるが，食べこぼしも増えてくる．さらに進むと介助者が食事を口に入れるといった直接的な介助が必要となる．誤嚥も時折みられるようになる．

C. 末　期

　　認知症も末期になると脳の萎縮も重度になり嚥下機能自体が障害される．具体的には，食塊形成の障害，送り込み不良，誤嚥，窒息などである．このころになると，偏食や過食といった症状は無くなり，全身機能の低下もあいまって食事中の立ち去りや常同行動もみられなくなる．日常の生活リズムも乱れることがあり，意識レベルの低下や傾眠傾向といった症状も出現するため，それらが食事摂取量に影響することも多い．さらに進むと経口摂取量が極端に少なくなる症例があり，その場合には終末期に対する対応（第9章参照）が必要となる．

3 認知症とケア

　　以上，認知症のタイプ（原因），重症度に分けておおまかに述べたが，これらがぴたりと当てはまらない症例も多い．認知症のタイプの診断が困難なために，間違った病名が付いていくことも一つの理由である．しかしながら，しっかりと診断された認知症のタイプであっても典型的な症状を示さないこともある．それは，食事という行動には，認知症の影響だけでなく，それまでその症例が身に付けた習慣，嗜好，性格に大きく左右されるからである．おおまかな分類はもちろん必要であるが，そこにこだわり過ぎると適切なケアが提供できなくなる．**タイプ別，重症度別の特徴を頭におきつつ，その個人をケアするという姿勢が重要である**．

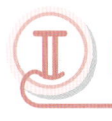

II 問　診

　　問診は，診察時の所見では得られない普段の症例の状態を把握するために，**嚥下診療では欠かせない**．認知機能の程度により，症例本人に聴取が不可能な場合は，介助者に問診をとる．AD症例本人への問診は，嚥下障害の症状があっても取り繕って話を合わせるため，注意が必要である．そのときは，症例のプライドを損なわないように配慮しつつ，介助者にも状態を確認しておくと良い．ここでは「問診用紙」の例（**表3-4**）に沿って解説する．

1 基本情報

A. 主訴（誰の）

　　診察の目標を設定するために必須の情報である．認知症の嚥下障害では，症例に主訴が無いことも多く，誰がどのような目的のために嚥下診察を依頼したのかを問診する．家族は多少危険をともなっても経口摂取を進めたいと希望されるものの，施設側は安全面を優先させたいなどの**訴えの相違がある場合は，すり合わせが必要となる**．認知症や全身状態，嚥下機能の変化だけでなく，介助者のマンパワー，経済状況などによって主訴は常に変化するものであるため，時々，変化がないかを確認する．

表 3-4 「問診用紙」の例

摂食嚥下機能　問診用紙

1. 基本情報
    A．主訴 (誰の) [　　　　　　　　　　　　　(　　)　]
    B．主な介助者・キーパーソン(　　　　　　　　　　　)
    C．年齢 (　　　　)

2. 全身状態
    A．生活自立度：(　　　) 要介護度：(　　　) FAST：(　　　)
    B．身長：(　) 体重：(　　　) BMI：(　　　)
    C．既往疾患：(発症年齢、担当医)
    　　(　　　　　　　　　　　　　　　　　　　　　　　　　)
    D．服用薬剤：(　　　　　　　　　　　　　　　　　　　　　)
    E．褥瘡の有無・部位・大きさ・深さ：(なし　あり　：　　　　　　)
    F．発熱の既往：　なし　あり　　平熱 (　　) ℃
    G．視力　：　良好　やや不良　不良
    H．聴力　：　良好　やや不良　不良

3. 食事
    A．嗜好：好きな食べ物：(　　　　　　　　　　　　　　　)
    　　食欲：　あり　どちらでもない　なし　経口摂取の進む時間：(　　　)
    B．栄養摂取：経口　経管　両方
    C．姿勢：座位 (椅子　車椅子　あぐら　座椅子)　リクライニング位 (　　　) 度
    　　適切な頸の角度：　可能 (　工夫なし　工夫あり (　　　　　))　不可
    D．食事に要する時間：(　　　　) 分
    E．介助の有無：　介助なし　部分介助　全介助
    F．食事内容・摂取量：普通食　軟食　きざみ食　ペーストミキサー食 (　　　　)
    　　　　　　主食 (　　%) 副食 (　　　%) 栄養量 (　　　kcal)
    G．増粘剤の使用：　なし　あり

4. 嚥下
    A．むせ：　なし　ときどきあり　あり
    　　いつ (　　　　　　　) どんなもので (　　　　　　)
    B．肺炎の既往：　いつ (　　　　　　　) 原因 (　　　　　　)
    C．窒息の既往：　なし　ときどきあり　あり
    　　　　　どんなもので (　　　　　　) 対応 (　　　　　)
    D．以前に受けた嚥下機能検査・指導内容
    　　(　　　　　　　　　　　　　　　　　　　　　　　　　)

B．おもな介助者・キーパーソン

　　嚥下障害の診療は介助者の協力無しでは進めていくことができない．とくに認知症では，症例本人に嚥下障害の理解を得ることが困難なことが多く，誰に診療の経過報告や相談をするのかを確認しておく．施設で介助されている場合は，介助者のなかでもキーパーソンとなる人物を聞いておくことで，指示系統を統一し，介助者全員に食事時の注意事項などの指示が伝わりやすくなる．**マンパワーも診療の方針を決定するうえで重要なポイントとなる**ので聞いておく．たとえば，施設入所の場合でも，家族

が毎日，施設に来ることができ，嚥下リハに参加できる場合は，比較的，積極的なメニューを指示できるなどである．

2 全身状態

A. 生活自立度・要介護度・FAST

これらの情報を診察前にあらかじめ聴取することで，**ある程度の嚥下リハにおけるゴール設定，治療内容（訓練の負荷や食事支援の方法など）の目安を立てる**ことが可能となる（表3-5）．たとえば，一般的にはFAST（第2章p.25参照）が6よりも軽度の場合は，嚥下機能は正常なことが多いので，食行動へのアプローチが必要となる場合が多い．7になれば，摂食障害，次に嚥下障害が出現することが多く，誤嚥や窒息のリスクが高くなるため，嚥下機能の評価や嚥下障害へのアプローチが必要となるなどである．

B. 身長・体重・BMI

体重の変化，とくに体重減少が認められていないかを確認する．経口摂取症例で体重減少が認められた場合は，経口摂取量の減少，嚥下機能の低下を疑う．

また，経口摂取再開など誤嚥のリスクがともなうような段階のときは，**体力，免疫力などが誤嚥性肺炎の予防のポイントとなる**が，体重減少が認められる場合は抵抗力が低下しているため，消極的にならざるを得ない．嚥下リハの負荷を決めるうえでも，体重の変化は指標の一つとなる．

体重は薬剤の服用量の決定に重要であるが，体重が減少していても減少前と服用量が変わらない場合，相対的に薬の量が増加することになる．**高齢者は薬剤の安全域が**

表3-5 認知症高齢者の日常生活自立度

ランク	判定基準	みられる症状・行動の例
I	何らかの認知症を有するが，日常生活は家庭内及び社会的にほぼ自立している	
IIa	家庭外で，日常生活に支障を来たすような症状・行動や意思疎通の困難さがみられても，誰かが注意していれば自立できる	たびたび道に迷うとか，買物や事務，金銭管理などそれまでできたことにミスが目立つなど
IIb	家庭内でも上記IIの状態がみられる	服薬管理ができない，電話の応答や訪問者との応答など一人で留守番ができないなど
IIIa	日中を中心として，日常生活に支障を来たすような症状・行動や意思疎通の困難さが時々みられ，介護を必要とする	着替え・食事・排泄が上手にできない，時間がかかる．やたらに物を口に入れる，物を拾い集める，徘徊，失禁，大声・奇声，火の不始末，不潔行為，性的異常行為など
IIIb	夜間を中心として，日常生活に支障を来たすような症状・行動や意思疎通の困難さが時々みられ，介護を必要とする	
IV	日常生活に支障を来たすような症状・行動や意思疎通の困難さが頻繁にみられ，常に介護を必要とする	
M	著しい精神症状や問題行動あるいは重篤な身体疾患（意思疎通が全くできない寝たきり状態）がみられ，専門医療を必要とする	せん妄，妄想，興奮，自傷・他害などの精神症状や，精神症状に起因する問題行動が継続する状態など

狭いため，体重が減少しているときは薬の効果，副作用に注意し，必要に応じて薬剤の減量を考慮しなければならない．

C. 既往疾患（発症年齢・担当医）

認知症高齢者ではほかの疾患を既往している場合も多く，嚥下機能に影響を与える疾患を合併している可能性も高い．**嚥下障害の原因が多ければ多いほど，症状も重く多岐にわたる**ようになり，対応も複雑になる．疾患に特徴的な嚥下障害の症状などの詳細は他書に譲るが，既往歴が不明な場合は，担当医に問い合わせをして把握をしておくことが望ましい．

D. 服用薬剤

認知症高齢者では，薬剤を服用している可能性が高く，加えて，多くの症例では複数の薬剤を服用している．この項目では，嚥下診察を行ううえで，とくに注意の必要な薬剤について述べる．

1) 嚥下機能を低下させる薬剤（表3-6）

薬剤による副作用で嚥下障害が出現する場合がある．認知症に起因する嚥下障害は一般に治癒（改善？）は困難であるが，認知症であっても**薬剤によって惹起された嚥下障害は改善できる可能性がある**．必要に応じて，薬剤の変更が可能かどうか検討する．とくに，抗ドーパミン作用を持つ薬剤は要注意であり[6]，嚥下障害の症状を主治医（処方医）にフィードバックし，過剰投与を予防する．

2) 嚥下障害に対する有効性が示されている薬剤（表3-7）

抗パーキンソン病薬（塩酸アマンタジン）[7]，ACE阻害薬（塩酸イミダプリル）[8]，半夏厚朴湯[9]など嚥下障害に対して有効であったと報告されている薬剤がある．認知症例に対する実際の効果の程度は不明な場合もあるが，認知症では，訓練などほかの対応方法が適応でないことも多いため，少しでも改善が期待できる場合は投薬追加，変更を検討するのもひとつの手である．

3) その他

リウマチや尿路感染などで常時，解熱鎮痛薬や抗生物質が処方されている場合は，

表3-6 嚥下機能を低下させる薬剤

薬剤	作用
トランキライザー（抗うつ薬，抗不安薬，睡眠薬）	錐体外路症状，咳・嚥下反射低下 意識・注意レベル低下，口腔乾燥
制吐薬・消化器潰瘍薬	錐体外路症状
抗コリン薬	口腔乾燥，食道圧低下
ステロイド薬	ステロイドミオパチー
筋弛緩薬	筋力低下，意欲低下
抗がん薬	口腔乾燥，味覚障害，食欲低下
抗ヒスタミン薬	口腔乾燥
利尿薬，抗不整脈薬	口腔乾燥

表3-7 嚥下障害に対する有効性が示されている薬剤

抗パーキンソン病薬	塩酸アマンタジン（シンメトレル®）
ACE阻害薬	塩酸イミダプリル（タナトリル®）
漢方薬	半夏厚朴湯®
抗血小板薬	シロスタゾール（プレタール®）

誤嚥による発熱がマスキングされてしまうことがあるので，より慎重に嚥下機能の評価，診療を進めなければならない．

　鎮咳薬は，咳反射の閾値を上昇させ不顕性誤嚥を生じやすくなるため，漫然と処方されていないか確認し，誤嚥性肺炎の危険性が高いときには投薬を中止する．

　嚥下障害のため，錠剤を服用することが困難な場合も多い．錠剤の誤嚥や咽頭残留は薬剤の効果がないだけでなく，粘膜の損傷などを引き起こす．薬剤の種類のみならず，形状も問診しておき，必要があれば口腔内崩壊錠（OD錠）などへの形状変更の依頼やゼリーを用いた服用方法を指導する．

E. 褥瘡の有無・部位・大きさ・深さ

　褥瘡の部位によっては，食事時の姿勢を長時間保つことが困難で食事を嫌がる，食事時の姿勢変更が制限される，などの問題が生じることがあるため問診段階でおおまかな褥瘡の状態を聞いておくと良い．褥瘡が大きく深い場合は，褥瘡の治療を目的とした栄養管理が必要となることがある．

F. 発熱の既往

　原因不明の発熱，明確な診断がついていない発熱の既往など，不顕性誤嚥を疑う所見がないかを問診する．問診で発熱の状況がわからないときは，施設では熱計表などの記録を確認することが望ましい．

G. 視　力

　高齢者では白内障などで視力が低下している場合が多い．食べるという行為では，視覚からの情報が大きく関与しており，視力が低下することで，食欲がわかず食が進まない，食べ残すなどが生じる．あらかじめ視力の状態を問診しておき，視力が低下している場合は介助方法に工夫が必要である．

H. 聴　力

　高齢者では聴力も低下している場合が多い．食事時の声かけが，食事介助として有用である場合もあり，せっかくの声かけも聞こえていなければ無駄になる．聴力レベルの高い側からアプローチするなど介助の参考にする．

3 食　事

A. 嗜好・食欲

　認知症で食事摂取量が少ない場合，**嚥下機能の問題なのか嗜好の問題なのかがわからず対応に困る**ことがある．これまでの嗜好や食事が進むメニューなど家族や介助者が気づいて知っている場合が多く，どんなものが好きなのかを問診しておき介助の参考にする．終末期では食欲はないけれど好きなものだけは食べることができるということも多い．一般的には，VaDでは抑うつ状態になり食欲が低下する，初期のADでは嗜好が甘味に偏る，初期のFTDは嗜好の変化，偏りが出現する傾向にある．

また，朝食，昼食，夕食のなかでどの食事摂取量が多いのかを問診しておき，経口摂取が進む時間帯に栄養摂取量を稼ぐことも考える．症例によって異なるが，一般的には，高齢者では朝，抗パーキンソン病薬を服用している場合は服用後に経口摂取が進む場合が多いとされている．

B. 栄養摂取方法

　栄養摂取方法と主訴は深くかかわっていることが多い．具体的には，全量経口摂取の場合は「食事段階のアップ」，「食が進まず痩せてきた」，部分的に経管栄養の場合は，「経口摂取の割合を増やしたい」，「○○が食べられるか診断してほしい」，全量経管栄養の場合は，「何か一口でも食べたい」などが挙げられる．そのため，栄養摂取方法は主訴と合わせて把握しておく．

　経管栄養法がある場合は，経管栄養法がいつ導入されたか，経管栄養に至った経緯，経口摂取禁止の指示の有無について問診し，過去の嚥下機能を推察する．

C. 食事時の姿勢

　食事時の姿勢は嚥下機能に大きく影響を及ぼすので，普段どのような姿勢で食事をしているかを問診し，その後必ず視診で確認する．姿勢の悪さが原因で誤嚥している場合もあり，訓練などの適応が困難な認知症の場合，姿勢を整えることが重要な対処法のひとつとなる．とくに頸の角度は嚥下機能に深く関与しており，緊張せずに軽く前屈位を取れることが望ましい．枕やクッションなどを用いた工夫の有無なども確認しておく．

　口腔から咽頭への送り込みの補助や誤嚥の予防のために，リクライニング位をとることがあるが，脳卒中の症例で誤嚥の予防に有効とされている30°[10]を認知症例にそのまま適応しても，かえって自食を妨げることや，誤嚥のリスクが高くなることもある．**リクライニングの適切な角度は各症例によりさまざまである．**

D. 食事に要する時間

　極端に短い場合は，一口量が多い，丸飲み，ペースが早いなどが推察される．これらは**これまでの習慣が反映されていることも多く，ただちに調整すれば良いというわけではない**．認知症例では，急な変化はかえって混乱を招くため，誤嚥，窒息，逆流，嘔吐などの**危険性がどの程度あるかで判断する**．重度の認知症では，食事が進まずに，食事時間が長くなる場合が多い．一般には食事に要する時間は約40分が目安とされているが，40分にこだわることなく，以前と比較して時間が長くなっていないかどうかを把握する．食事に要する時間が長くなることで，食事の後半になると疲労が原因でむせる，介助者の時間をとる，必要栄養量が取れないなどの問題点が生じている場合は対応を考慮する．

E. 介助の有無

1) 自　食

　自食ができる場合，介助を要する症例よりも，上肢の機能や食事に対する理解が良

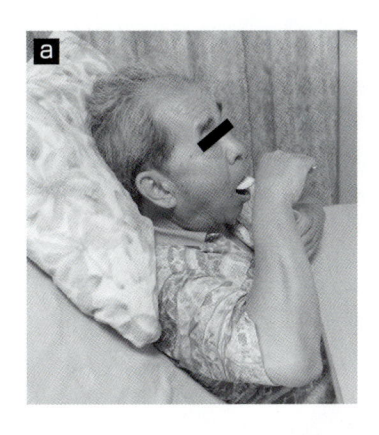

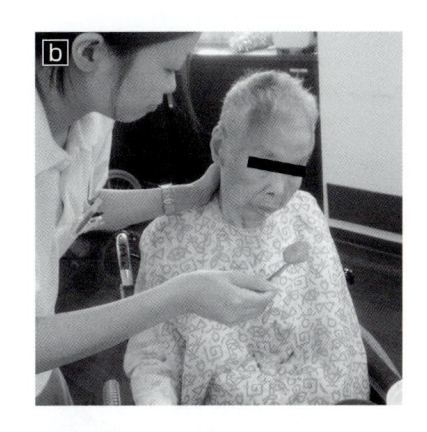

図3-5 自食と介助
a：自食では一口量やペースが症例に委ねられる．
　一口量やペースが原因で生じる誤嚥や窒息もあるので留意しておく．
b：施設などでは，介助者によって，食事摂取量やむせの頻度に差が出ることもあり，症例に適した介助を把握し，全介助者が適切な方法で介助できるようになることが望ましい．

いと推察できる．自食の場合は，一口量や食事を口に運ぶペース，口に運ぶ順番など症例に委ねられている．誤嚥や窒息のリスクが高い場合は見守りや声かけが必要となる（図3-5a）．

2）介　助

認知症の場合は，「こういう介助であれば食べやすい」という自分の意思が伝えられないため，食事を口に運ぶペースや順番，一口量など，食べやすさに影響を及ぼすところが介助者に委ねられる．今はどのような介助をいつしているのか（全介助，食事の後半のみ介助，姿勢の保持，食事の運搬，声かけなど）を把握し，今後の指導の参考にする．とくに施設では，介助者が変わると急に食べなくなったり，むせる回数が増えたりするなど，介助者によって差が出現する場合が多い．**この介助であれば食事がスムースに進むという介助方法があれば問診で聞いておく**（図3-5b）．

F. 食事内容・摂取量

食事内容が不適切であると，誤嚥や窒息だけでなく食事にかなりの時間を要する，食事を嫌がり必要な栄養量を摂取できないなど，さまざまな問題を生じる．食事内容の適切な変更は食事介助で重要であるため，現時点での内容を聞いておく（図3-6）．普通食，一口大食，きざみ食，極きざみ食，ペースト食，ムース食など食事にはさまざまな呼び方があるものの，同じ呼び方でも各施設で形態は異なっている（図3-7）．**施設では，実際に食事をみてどのような食事が提供されているかを確認しておくことが望ましい．**

提供された食事をどの程度摂取しているかを問診する．可能であれば主食・副食に分けた割合や摂取栄養量も把握する．栄養のバランスを考慮すると，主食よりも副食を摂取しているほうが望ましいが，実際は，副食の摂取量が少ないという症例も多い．主食と副食を摂取する割合は介助時に口に運ぶ順番で工夫できることもあるので確認しておく．

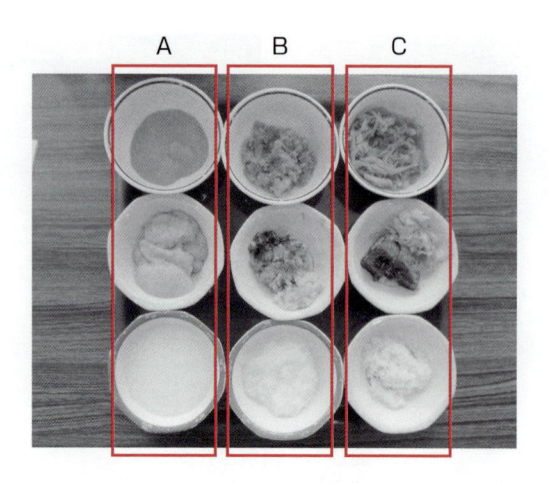

図3-6 さまざまな段階の食事（口絵18）
ある施設における食事．A：ペースト食，B：きざみ食，C：普通食．

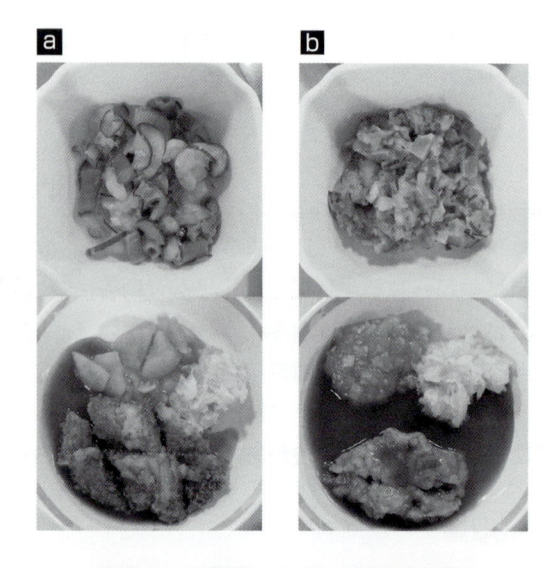

図3-7 2種類のきざみ食（口絵19）
呼び方は同じきざみ食でも大きく刻まれたもの（a）や細かく刻まれたもの（b），とろみが付いているもの，付いていないものなど施設によって内容が異なることがある．

G．増粘剤の使用

　液体は咽頭に流れる速度が速く誤嚥しやすい．そのため，増粘剤を使用せずに誤嚥なく水分摂取できている場合は，比較的，嚥下機能は良好と判断する．増粘剤が使用されている場合は，どの程度のとろみを付けているかを問診し，可能な場合は実際に摂っている液体のとろみのつき具合を確認する．嗜好の問題でとろみが付与されていない場合などもあるので，とろみのついた液体を嫌がらないかどうかなども聞き，必要があれば適切なとろみの付与を指示する（図3-8）．

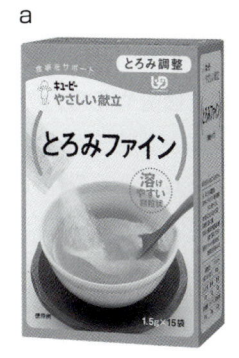

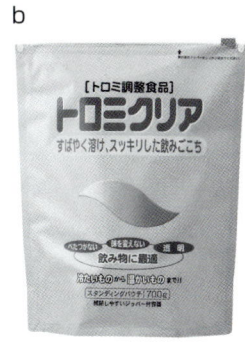

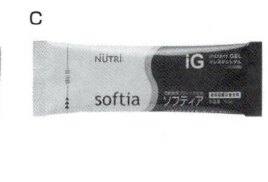

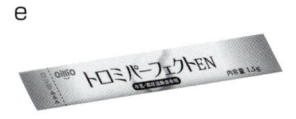

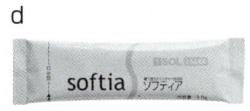

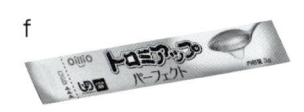

図3-8 増粘剤
とろみをつけることで咽頭への流入速度を遅くし，誤嚥を予防する．
通常の増粘剤ではとろみが付与しにくい経腸栄養剤や牛乳にも使用できるものや，ゼリー状になるものなどさまざまなタイプの増粘剤が市販されている．
(a. キユーピー株式会社　b. ヘルシーフード株式会社　c, d. ニュートリー株式会社
e, f. 日清オイリオグループ株式会社　提供)

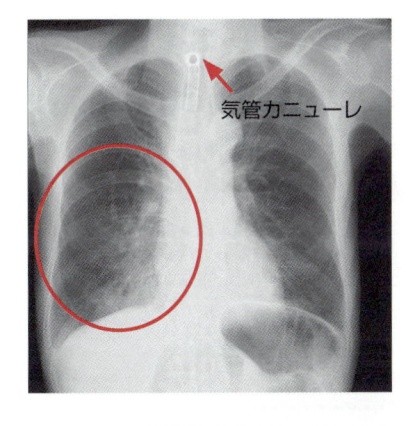

図3-9 誤嚥性肺炎（胸部X線写真）
右下葉に炎症像が認められる．

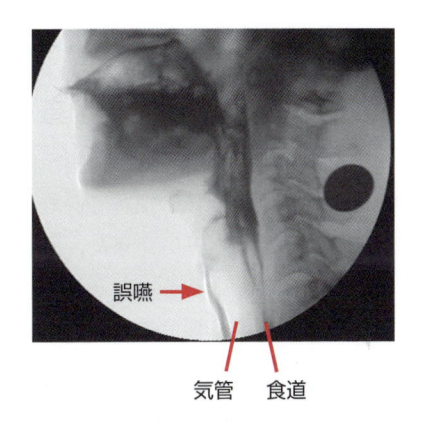

図3-10 不顕性誤嚥のVF
液体を誤嚥しているが，咳による喀出が認められないため，肺炎につながりやすい．

4 嚥下

A. むせの有無

1) むせがある場合

いつむせるか（食事の前半？　後半？），何でむせるかを問診し，そこからおおまかな嚥下の機能，状態を推察する．「むせる＝咳反射がある」と解釈できるため，安心できる一面もあるが，咳はしているものの咳の力が弱く喀出困難な場合は誤嚥性肺炎（図3-9）へとつながるので咳の強さも聞いておく．

2) むせがない場合

「むせない＝誤嚥なく摂取している場合」と「不顕性誤嚥をしている場合」がある（図3-10）．症例，介助者が気づいていない不顕性誤嚥は重度の誤嚥性肺炎につながりやすい．**発熱や痰の増加など誤嚥性肺炎の前駆症状を気にかけておく．**

B. 肺炎の既往

頻度やいつ罹患したか，肺炎の原因（誤嚥性の診断の有無）を把握する．とくに**くり返し誤嚥性肺炎を発症している場合は，誤嚥のリスクが高く，嚥下機能や免疫力の低下が推察される**ため，嚥下リハでも経口摂取の比率を軽くする，体温測定を徹底し早期発見に努めるなど誤嚥性肺炎の再発予防に注意が必要である．反対に全く既往がない場合は，油断は禁物であるものの，比較的，経口摂取の比率の高い嚥下リハを行うことが可能である．

C. 窒息の既往

窒息は生命の危機と直結するため，予防しなければならない．比較的嚥下機能が良好な症例ほど，食事を小さくする，見守りをするなどの食事介助をされておらず，大きなものを丸飲みして窒息する場合が多い．一方，嚥下機能が低下している場合はペースト食のようなどろどろとした形のないもので窒息や大量誤嚥をすることもある．既往がある場合，何で窒息したか，どのように対応したか（姿勢を変えた・救急車を呼んだ・自己喀出が可能であったなど）を問診し，今後の診療の参考とする．

D. 以前に受けた嚥下機能検査・指導内容

検査の時期，方法，診断，指示内容を確認する．認知機能や体力が低下していた入院中の検査や，手技の慣れていない施設で行われた場合には，実際の機能よりも低く評価されることも多い．また，同じ所見であっても安全を重視した場合には強い食事制限が出されていることもある．これらのことを念頭に置いたうえで今後の診療の参考にする．不明な場合は，問い合わせをすることが望ましい．

5 問診でわからない情報の判断

以上，問診項目について述べたが，介助者や症例が項目すべてを把握していることは少なく，わからないと答えられる場合も多い．不明な点については，次回の診察までに確認を指示したり，実際に診察を進めていきながら確認すると良い．

嚥下診療では，嚥下障害の「あり，なし」ではなく，どこに問題があるのか，どのようにすれば改善するかが診断となる．問診で得られた情報を整理して，**問題点，改善方法の探求の助けとなるように**，足りない部分を次の身体所見採取で補っていく．

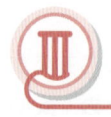

III 身体所見採取

問診で得た情報を考慮しながら，視診，触診を行い，身体所見を採取する（表3-8）．視診では，まず症例の全身状態を大きく把握することから始め，全体を把握してから細部に目を向ける．次に視診だけでは十分な所見が得られない可動域や筋肉の緊張などを把握することを目的に触診を行う．

嚥下に不利に働くところはないか，またうまく活用できるところはないかなど，今後どのようにすれば，嚥下障害が改善するかを想像しながら状態を把握することが重

表3-8 身体所見採取項目

1. 頸　部
   - 適度な緊張があるか，軽く前屈位をとれるか
   - 頭部の支持，姿勢変化で緊張が緩和するか
   - 喉頭が挙上するか
2. 口唇，頰
   - 口唇閉鎖が可能かどうか
   - 過緊張がないか
   - 左右差がないか
3. 口腔内
   A. 衛生状態：食物の残留や痰の付着がないか
   B. 口腔乾燥：過度の口腔乾燥がないか
   C. 舌：運動障害がないか，萎縮がないか，適度な弾力があるか
   D. 咬合支持の有無：臼歯が咬合しているか，義歯は安定しているか
4. 呼　吸
   - 努力性の呼吸でないか
   - 浅く頻呼吸になっていないか
   - 胸郭は動いているか
   - 深呼吸や咳はできるか

要である．とくに触診は，客観的な評価は困難であるが，小さな変化を把握するためには，主観でも良いので評価し続けることが必要である．

1 頸　部[11]

　嚥下に必要な喉頭挙上運動は頸部の筋が働くことによって達成されるため，**頸部の状態は嚥下機能に大きく影響を及ぼす**．頸部は適度な緊張があり，軽く前屈位をとれるのが理想である．まず，左右に傾斜していないか，極端な前屈位や後屈位になっていないかを確認する（図3-11）．次に指示が通る場合は，自発的に動かしてもらい，可動域やスムースに動いているかどうかをみるが，それが困難な場合は，触診を行い頸部の筋肉，とくに後頸部の筋肉が過緊張になっていないかを触診する（図3-12）．過緊張になっている場合は，姿勢保持のために頸部が緊張していることもあるため，頭部を支えたり，姿勢を変更したりすることで緊張が緩和するかどうかを確認する．次にゆっくりと力を加え可動域を確認する．とくに，前屈位をとることができるかどうかを確認する．

　パーキンソン病では，嚥下障害はパーキンソン病の重症度よりも頸部の固縮の程度が嚥下機能に影響を及ぼす[12]といわれており，DLBなどパーキンソニズムを有する症例では，とくに頸部の固さを把握することが重要である．

　指示が通る場合は，唾液嚥下を指示して喉頭が挙上するかどうかを触診し（図3-13），主観で良いので，喉頭挙上の強さを把握する．

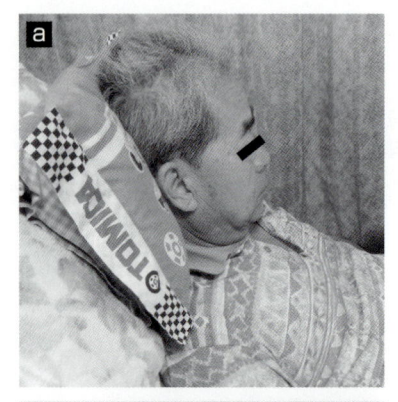

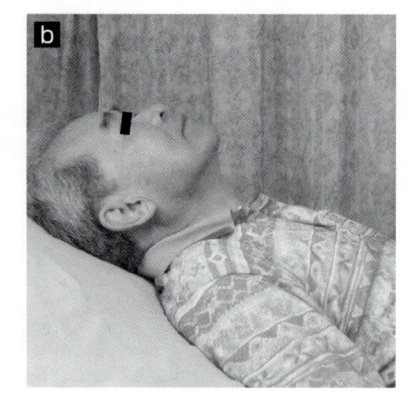

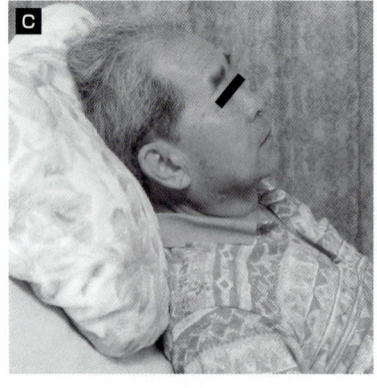

図3-11 頸部の角度
極端な前屈位（a）や後屈位（b）は嚥下に不利に働く．適度な緊張のある軽い前屈位（c）が望ましい．

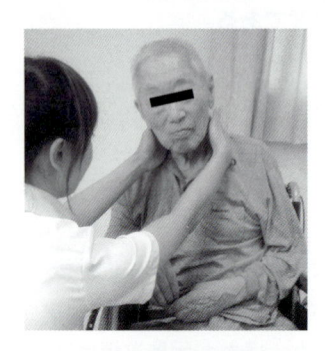

図3-12 触診（頸部）
頸部の筋肉に過緊張が無いかどうか，姿勢の変化で緊張が緩和するかどうかを確認する．

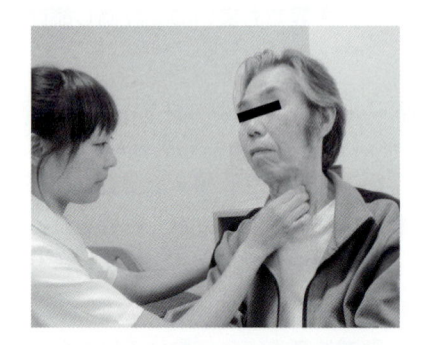

図3-13 触診（喉頭挙上）
視診と触診で喉頭挙上を確認する．

2 口唇，頬

　口唇や頬が適切に動かなければ，食物の取り込み，保持，食塊形成することができない．口唇や頬は会話や表情を作る際によく動くが，認知症で，会話をすることも無く無表情に経過すると日常生活で使われなくなるため廃用萎縮を生じることがある．
　まず，口唇閉鎖が可能かどうか，過緊張が無いかどうかを視診にて確認する

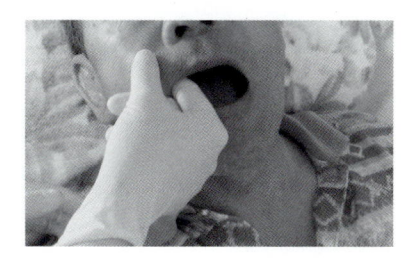

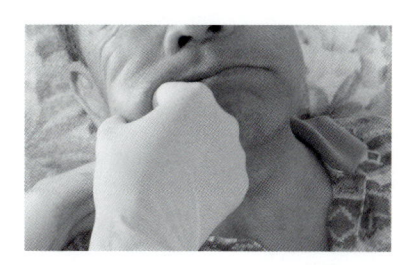

図3-14　触診（口唇・頬）
口唇や頬の過緊張の有無を示指と母指を使って確認する．

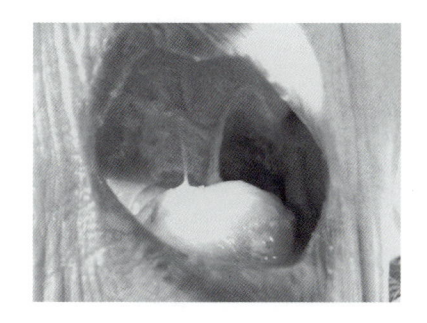

図3-15　口蓋に痰の付着（口絵1）
軟口蓋に痰の貯留が認められる場合は舌の筋力低下を疑う．

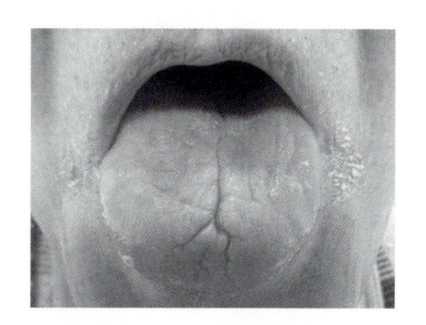

図3-16　口腔乾燥
口腔乾燥のため，舌乳頭が萎縮している．食物は唾液と混ざらないと嚥下が不可能であるため，口腔乾燥は嚥下障害の原因となる．

（図3-14）．視診だけではよくわからない場合は，口腔前庭や頬粘膜を口腔内から外側に向かって動かしながら，筋の緊張を確認する．VaDでは，脳血管障害による麻痺のための左右差の出現に留意する．

3 口腔内

A．衛生状態

食物の残留や痰の付着などが無いかを視診にて確認する．とくに口蓋に痰の付着や食物の残留が認められる場合は舌の筋力低下に起因する場合が多く，嚥下障害を疑う（図3-15）．

B．口腔乾燥

水分を含む量が少ない食べ物は唾液と混ざらないと嚥下が不可能であるため，口腔乾燥は嚥下障害の原因となる（図3-16）．常に開口している症例では重度の口腔乾燥が出現することが多い．安静時の口腔乾燥への対応は保湿剤の使用などが有効であるが，食事介助では，水分の多い食事を提供する，交互嚥下などで対応することが多い．

C．舌

舌は食塊形成，口腔から咽頭への送り込みに大きくかかわる．また，咽頭の前壁を

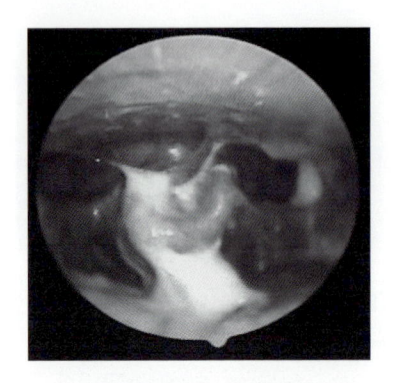

図3-17 舌の力が弱い症例の嚥下後の内視鏡画像（口絵2）
咽頭圧が弱く喉頭蓋谷,咽頭後壁に残留を認める.

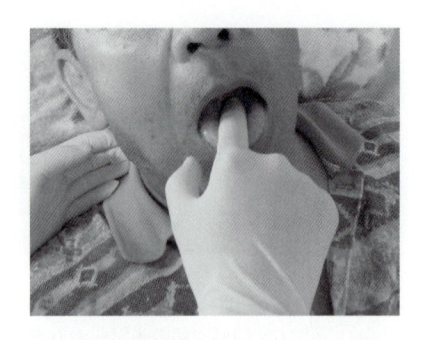

図3-18 触診（舌）
舌の過緊張の有無を確認する．舌を指で押してみた際に，適度な弾力のある押し返しが認められるのが望ましい．

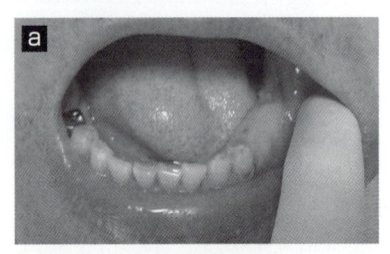

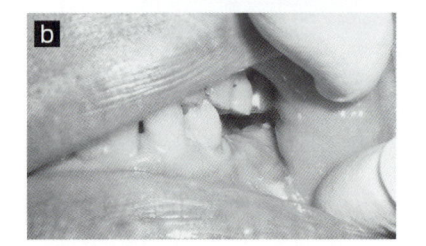

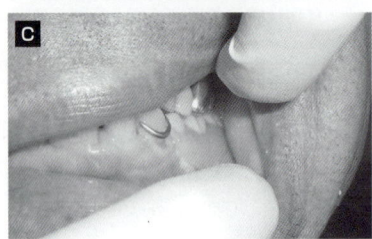

図3-19 咬合支持の有無
a,b：右下の臼歯が欠損している．c：義歯装着．

構成しているのも舌であるため，嚥下時の咽頭圧形成にも重要である．咽頭圧が低下した場合，咽頭残留量の増加や誤嚥の可能性が高まる（図3-17）．運動障害や萎縮の有無を視診で確認する．意思疎通が困難な場合は触診で確認する．触診では，舌を指で押してみた際に，適度な弾力のある押し返しが認められるのが望ましい（図3-18）．

D. 咬合支持の有無

　食物を効率よくすりつぶすためには上下の臼歯が咬合する必要がある．臼歯の咬合があると（義歯でも良い），普通食を摂取している比率が高く，普通食を摂取していると栄養状態は良好であるとされており[13]，歯牙の有無だけでなく咬合の有無も確認する（図3-19）．義歯を装着している症例では，義歯の不適合が原因で，開口しない，痛い，飲み込まないなど嚥下障害を誘発することがあるため，必要あれば歯科の受診を薦める．

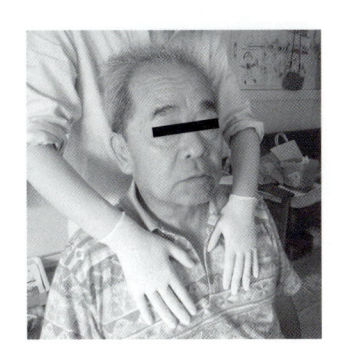

図3-20 触診（呼吸）
胸郭の動き，呼吸のリズム，深さを触診で確認する．

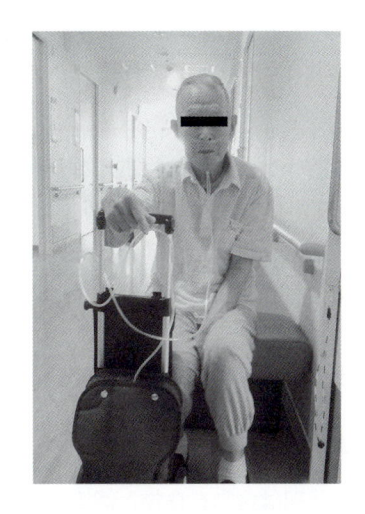

図3-21 COPD
痩せ型の男性に多い．咳による喀出力が弱くなるため，誤嚥した場合，急性増悪を示すことが多い．

4 呼 吸

　肺活量が低下した高齢者では呼吸と嚥下のタイミングがずれてしまい誤嚥することが知られている．また，誤嚥をしたとしても呼吸機能が良好であり，咳により誤嚥したものを勢いよく喀出できれば誤嚥性肺炎にはなりにくい．このように**嚥下と呼吸は密接に関与しているため，呼吸機能を把握しておくことが重要**である．

　意思疎通が可能な場合は深呼吸や咳を指示して実際に行ってもらうが，認知症の場合は，これまでの項目と同様，指示が通らないことが多いため，視診，触診で呼吸機能を推察する．まず，視診では，肩で息をしているなど努力性の呼吸でないかを確認する．次に胸郭を掌で触知し，呼吸数や呼吸のリズム，深さ，胸郭の運動を確認する（図3-20）．その際，COPD（慢性閉塞肺疾患 chronic obstructive pulmonary disease）や結核など呼吸器系疾患の既往の有無や痰の有無なども頭に入れながら診察する（図3-21）．

5 身体所見の解釈

　身体所見採取では，視診，触診を駆使して症例の情報をできるだけ正確に多く採取することが望ましい．しかしながら，認知症例では，指示が通らないことも多く，**得られる所見にはある程度限界があることも頭に置きつつ診察を進めていく**ことも必要である．

　とくに触診は慣れるまでに少し時間を要するかもしれないが，触れないとわからない所見も多い．触診は主観的ではあるものの，続けることで，その症例の変化がわかってくるようになる．**触診を身に付けると臨床の幅は確実に広がる**．

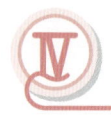

Ⅳ 食事時の観察ポイント

問診や身体所見の採取で得られた情報を念頭に入れながら実際の食事を観察していく（表3-9）．摂食・嚥下運動は一連の流れであり，分割することは困難であるが，ここでは，理解しやすくするために，先行期，準備期，口腔期，咽頭期，食道期の5期に分け説明する．前述のように，嚥下は生活のなかでくり返し行われることであるため，診察は，車椅子で食事をしている場合は，車椅子に乗った状態を確認するなど，**できるだけ通常食事をとっている環境を再現し，確認する**ことが望ましい．

1 先行期

先行期は食物を食物と認識して口に運ぶまでの過程で，認知期と呼ばれることもある．認知症では初期の段階から障害されていることが多く，アプローチ法もさまざまであり，とくに重要となる．

A. 食物の認知，食事への意欲（食べるのを嫌がる，食べてくれない）

認知症では，認知障害や記憶障害のため，食物を「食べる物」として認知していない，「食事をするとき」と理解できていない場合がある（図3-22）．**「なぜ食べないのか」を認知症の世界を共有することで理解しようと努める**ことがポイントとなる．加えて，覚醒しているか，食べ物を追視するか，どうすれば食べ物に注意を引くことが可能かを考えながら観察する．

B. 口への運搬（食卓に座っているが動かない，こぼす）

失行のため，箸やフォークなどカトラリーの使い方がわからない，遊んでしまう，姿勢がとれずにこぼしてしまう，カトラリーで口まで運べず姿勢が崩れるなどさまざまな原因で口への運搬が障害される（図3-23）．漠然と食器から口へ運ぶことができないとみるのではなく，**認知，感覚，運動のどこに問題があるのかを分析的に診る**ことで適切な介助が指示できる．

C. 口での取り込み（口を開けない，開けたまま）

口を開けない，開けたままというのは食事時間として認識していない見当識障害，食物を認知していない，食事を嫌がり拒絶しているなど食欲・意志の問題と，口腔周囲の神経や筋の問題が考えられる．食事前に採取した口腔周囲の所見と合わせて分析する．

D. 一口量，ペース

自食されている認知症の場合は，一口量が多く口に入れるペースも極端に早い，もしくは食器をうまく用いることができずに一口量が少なくペースも遅いなど，嚥下機能と一口量，ペースの不均衡が生じている場合が多い．認知症の場合，口腔咽頭感覚の低下のために量が少ないと嚥下できないことも多いことから，一概に，一口量が少

表3-9 食事時の観察項目

先行期	A.	食物の認知，食事への意欲 食物を認知しているか，覚醒しているか 食べ物を追視するか，どうすれば食べ物に注意を引くことができるか
	B.	口への運搬 カトラリーをうまく使えているか，食事で遊んでいないか カトラリーで口まで運べず姿勢が崩れていないか 認知，感覚，運動のどこに問題があるのか
	C.	口での取り込み 食物が口の近くまで運ばれると口を開けてくれるか，食物が口に入れば口を閉じるか 認知，感覚，運動のどこに問題があるのか
	D.	一口量，ペース 一口量が多いか，少ないか，ペースが早いか，遅いか 一口量やペースが危険かどうか
準備期	A.	咀嚼 口を閉じて噛んでいるか，丸呑みしていないか 食物が粉砕されているか
	B.	食べ物をまとめる 嚥下前：食物が口全体に広がっていないか 嚥下後：残留していないか
口腔期	A.	口腔から咽頭への送り込み 口にとりこんだまま，動作が止まっていないか 嚥下せず，口を動かし続けていないか 姿勢が変わらないか 食形態や姿勢の変化などで改善されるか
咽頭期	A.	喉頭挙上 複数回嚥下していないか 食物を入れてからどのくらい後に嚥下するか，何口入れると嚥下するか
	B.	むせ 何でむせているか，力強く出せているか，いつむせるか 発声や呼吸の乱れがないか
食道期	A.	胃食道逆流 口から栄養剤の臭いがしないか，栄養剤が上がってきていないか

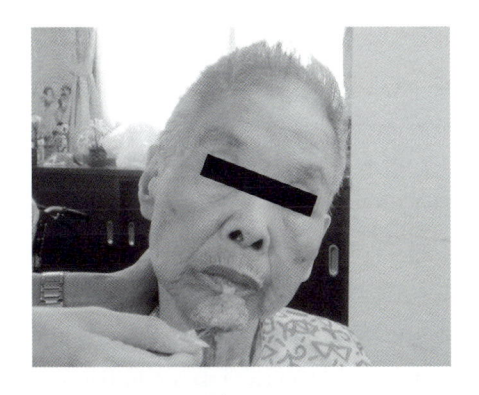

図3-22 食物の認知が障害されている症例
食物の認知障害，記憶障害などのために，今は食事をするときという認識がなく，食べ物を近づけても開口しない．

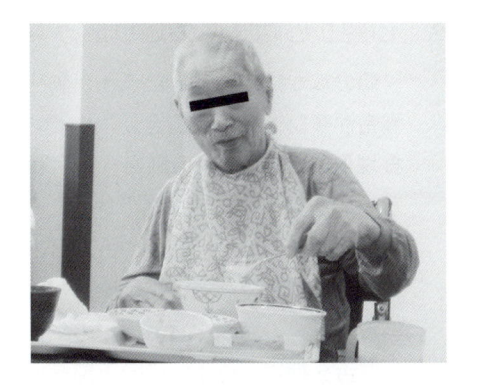

図3-23 口への運搬が障害されている症例
カトラリーをうまく使えないため，食事をすくう，口に運ぶなどの行動がスムースに行われず，食事に時間がかかる．

ないほうが良いとは言い切れない．また，認知症では，脳卒中の症例とは異なり，一口量やペースを変えるとかえって混乱する症例も多いなど，これまでの習慣も大きく関与するため，「**その一口量やペースで誤嚥や窒息を起こさないかどうか**」がポイントとなる．窒息の既往の有無や食事に要する時間などの問診項目と合わせて診断する．

2 準備期

準備期では取り込んだ食べ物を咀嚼して小さくし，唾液と混ぜ合わせながらまとめて飲み込みやすい形にする（＝食塊形成）過程である（図3-24）．

A. 咀嚼

大きな食物を飲み込むためには，噛んで食物をある程度まで小さく粉砕することが必要である．食物がこぼれないように口を閉じて，顎と舌が別々に動くというように咀嚼はかなり複雑な動きで難しい．そのため，認知症では大きな食物でも噛まずにまる飲みし，窒息のリスクが高くなる場合が多い．食物を口腔内に取り入れてから，**下顎が単純な上下運動ではなく食物をすりつぶすような動きがあるかどうか**，可能であれば嚥下する前に開口してもらい（図3-25），食物が粉砕されているかも確認し，適切な食事内容の決定に活かす．

B. 食べ物をまとめる

食物が小さく粉砕されていても，乾燥してまとまっていない（パサパサでばらばら）と嚥下が困難となる．食べ物をまとめるためには，舌や口唇の動き，唾液分泌が重要である（図3-26）．嚥下前や後に口腔内を確認し，食物が口全体にばらついていないかなどを確認する．VaDでは舌や頬の運動，感覚に障害があり左右どちらか片側に残留することがある．

3 口腔期

口から咽頭へ食塊を送り込むという過程である．

A. 口腔から咽頭への送り込み（なかなか飲み込まない，口に入れっぱなし）

口のなかにとり込んだまま，動作が止まってしまう場合は，認知機能の問題である場合が多い．ずっと口を動かしているが飲み込まないのは，固形物では，準備期での食塊形成が困難（舌の動き，咬合状態など口腔機能と食事の形態とが乖離している）が考えられる．まず，どういったもので症状が出現するかを把握する．ADでは空間把握が困難となり，咽頭や舌はどのように動くかなどのボディイメージができなくなるために，水分などの指示嚥下が困難となっている症例が多いように思われる．

食塊形成の容易な食形態への変更や口腔から咽頭への送り込みを促すためにスプーンで舌を押す，徒手的に顎下部を押す，リクライニング位にするなどの介助で改善する場合もある．

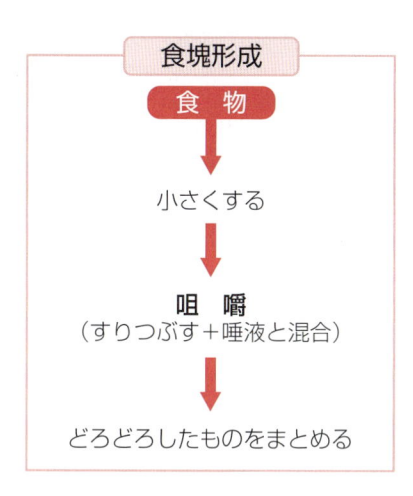

嚥下機能評価のポイント 51

図3-24 食塊形成の概念図

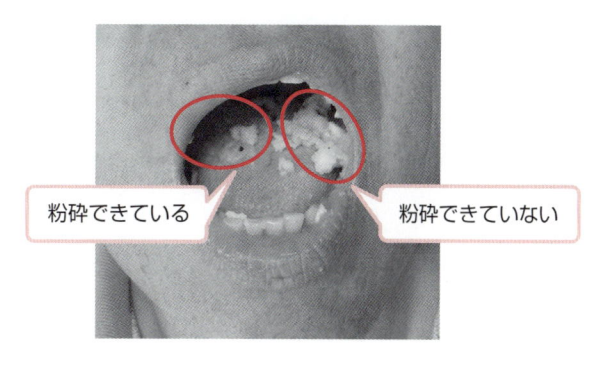

食塊形成
食物
↓
小さくする
↓
咀嚼
（すりつぶす＋唾液と混合）
↓
どろどろしたものをまとめる

図3-25 咀嚼後の食塊
一部は粉砕できているが，粉砕できていない部分も残っておりまとまっていない．可能であれば，嚥下前に開口してもらい食事が粉砕されているか，まとまっているかなどを確認する．

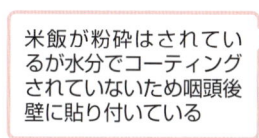

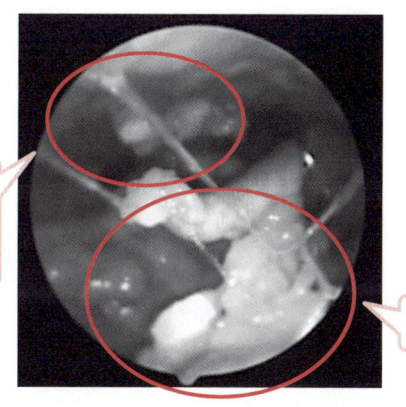

粉砕できている　　粉砕できていない

図3-26 口腔乾燥症例の嚥下内視鏡画像（口絵3）
食物のまとまりが不十分である場合の嚥下内視鏡画像．口腔乾燥症例で，水分の少ない食物を摂取した場合，食物がまとまらず，咽頭や喉頭蓋谷に貼り付き，嚥下障害の原因となる．

米飯が粉砕はされているが水分でコーティングされていないため咽頭後壁に貼り付いている

喉頭蓋谷に残留

4 咽頭期

咽頭から食道へ食塊を送り込む過程であり反射運動である．

A. 喉頭挙上

　嚥下時には喉頭が挙上する必要があり，食事時に喉頭を触診し喉頭挙上を確認する．一口の食事を何回も何回も嚥下（複数回嚥下）するのは，咽頭に残留していることが推察される．介助の場合，嚥下を確認してから次の食事を入れるのが望ましい．認知症では嚥下して食べ物が口腔内に無くなってからでないと口を開けない場合と嚥下をしていなくても次の食事のために口を開ける場合がある．前者のほうが安全であり，口に食物を入れるペースを作りやすい．口に食物を入れてからどのくらい後に嚥下するか，何口入れると嚥下するかなどをみて食事介助時のペース，一口量の参考にする．

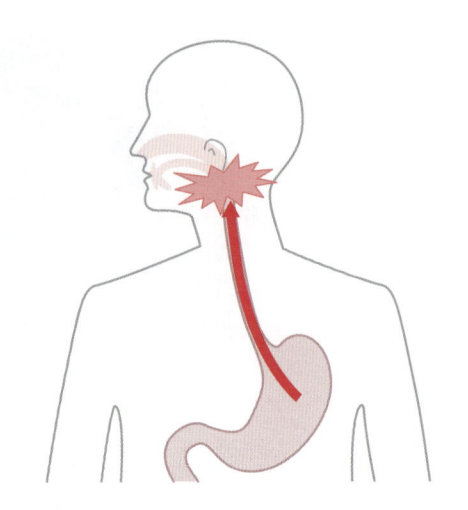

図3-27 胃食道逆流・咽頭喉頭逆流の概念図
一度胃に入った逆流物を誤嚥すると侵襲が大きく誤嚥性肺炎に罹患しやすい．

B．むせ

問診の項目でもあったように，むせるということは誤嚥しているということである．何でむせているか，いつむせるか（食事の前半か後半か？ 嚥下前か嚥下後か？），力強く出せているかどうかを確認する．むせることができずに，声を出すことで誤嚥物を排出しようとする場合もあるので，発声や呼吸の乱れの有無も診る．

5 食道期

食塊を食道から胃へ送り込む過程である．

A．胃食道逆流[14]

胃食道逆流は高齢者や経管栄養で絶食の症例に多い．胃に入ったものが逆流し，誤嚥されると侵襲が強く，誤嚥性肺炎などを誘発しやすい（図3-27）．注入後，口から栄養剤の臭いがしないか，栄養剤が上がってきていないかなど確認する必要がある．

6 食事観察時の心得

嚥下診察を行ううえで食事観察は欠かせない．漫然と観察するのではなく，問診や身体所見を念頭に入れながら，どこに問題があるのか，どこを変更すれば改善するかを考慮しながら観察を行う．

認知症例の嚥下障害への対応は振れ幅なく理想だけを追求すると症例だけでなく，医療者，介護者も消耗する．嚥下は日常であり，継続できなければ無意味であるため，負担の少ないリハ・支援方法（治療方針）が立てられるよう食事観察を行う．

V 嚥下内視鏡検査

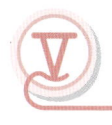

　認知症も中期から末期になると，嚥下機能自体が障害される．すなわち，誤嚥や窒息のリスクが生じてくる．そのリスクを回避するには，適切な嚥下機能の評価が必要となる．病院では，嚥下機能検査のgold standardといわれる嚥下造影検査（VF：videofluorography examination of swallowing）を施行すること可能であるが，在宅や施設では，設備や機器，マンパワーが限られるため不可能である．VFが必要となれば，わざわざ設備の調った病院まで行かなければならず，症例や介護者にとって多大な負荷となる．一方，嚥下内視鏡検査（VE：video endoscopic evaluation of swallowing）は大きな設備を必要とせず，**在宅・施設で十分施行可能**な嚥下機能検査であり，検査に介護者・治療者が立ち会えるという点も大きな利点となる．以上の理由から，**今後，認知症に対するVEはさらに増えると考えられる**．ここでは，認知症の症例におけるVEのポイントを解説する．

1 認知症の症例における嚥下内視鏡検査

　VEは，経鼻的に内視鏡を挿入し，安静時，嚥下時の咽頭・喉頭を観察する嚥下機能検査である（**図3-28**）．最近その有用性が知られるようになり，訪問診療の嚥下治療において急激に広まりつつある[15, 16]．検査時には不快感をともなうことがあるため，検査に同意できる意思疎通が可能な症例に対して多く行われてきたが，最近は認知症の症例に対しても行われるようになった．なかには検査時に身体抑制が必要な症例もあるが，抑制下に行った場合でも得られる所見は多い．嚥下治療で大きなポイントとなる誤嚥の有無の診断に関しても，VEは習熟した術者が行えばVFと同等の検出率があるとされている[17, 18]．

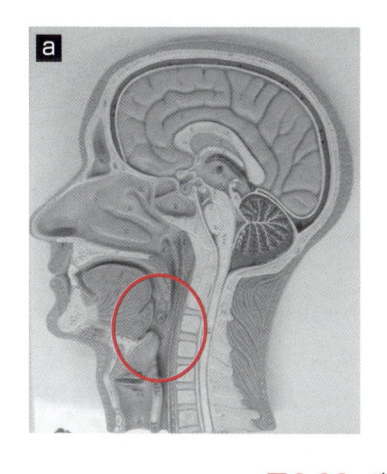

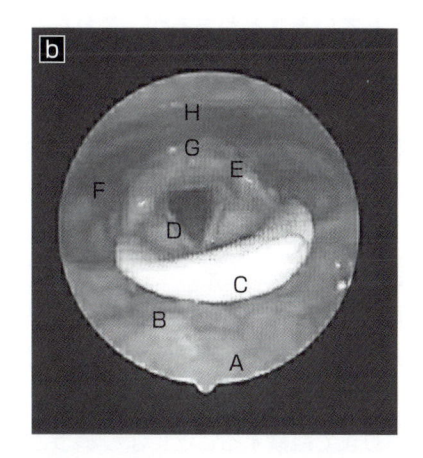

図3-28　嚥下内視鏡の画像
a：内視鏡を経鼻的に挿入して図中の円の部位を見下ろす．
b：内視鏡の画像（**口絵4**）．図中の上が背側，下が腹側．A：舌，B：喉頭蓋谷，C：喉頭蓋，D：声帯，E：披裂部，F：梨状窩，G：食道入口部，H：咽頭後壁．

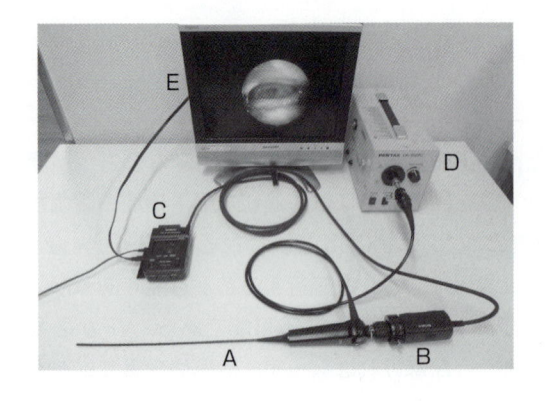

図3-29　嚥下内視鏡のユニット
A：内視鏡本体，B：カメラヘッド，C：カメラ本体，D：光源，E：モニター．
これらの機器があれば所見の記録，再生まで可能である．

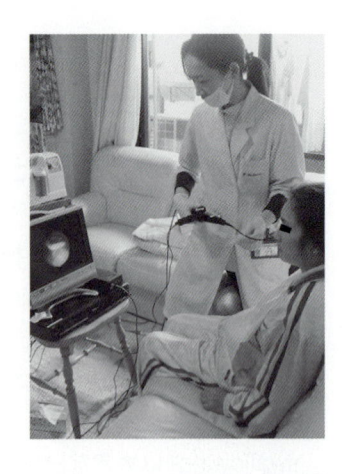

図3-30　在宅での嚥下内視鏡検査
検査時にスペースを取らず，在宅や施設でも施行可能である．

A．VEの長所と短所

1) 長所

① 検査機器ユニットが小規模（図3-29）：在宅や施設で検査を行うには絶対的な長所である．携帯型の内視鏡ユニットは，一人でも持ち運びが可能であり，検査スペースも2 m²程度あれば施行可能である（図3-30）．

② 普段の食事摂取の評価が可能：普段摂取している食品そのままを被検食にすることが可能である．光透過性が高いときは，やや観察が困難であるが，食用色素などで色を付けることにより性状をほぼ変えることなく観察することが可能となる（図3-31）．食事時の姿勢についても，ほぼ日常生活での姿勢のまま検査が可能である．認知症の症例では，**生活場面での嚥下の評価が重要であり，普段の食事摂取を評価できることは非常に有益である**．

③ 唾液や喀痰の観察が可能：嚥下障害の症例では，**唾液や喀痰が咽頭や気管に貯留していることがあるが，これらを観察するのにVEは最適である**（図3-32）．気管内に唾液が観察されたときは，唾液の不顕性誤嚥を疑う．この所見は抑制していても観察可能である．

④ 症例や介護者の説明に有用：**検査結果をその場で画像で示せるのが大きな利点である**．現在の状態を画像で説明することができるため，食事メニューを決めるときや誤嚥があることを説明するときに非常に有効となる．

2) 短所

① 嚥下動作の瞬間が見えない：嚥下動作の瞬間は一般には内視鏡の対物レンズに粘膜が接触するため，何も見えなくなる瞬間がある．そのため，誤嚥や喉頭侵入を見落とすことがあるといわれる．この欠点は，嚥下される食品を嚥下動作ぎりぎりまで観察することにより補うことができる．

② 準備期がみえない：VEは経鼻で咽頭を観察するため，準備期の評価には適さないといわれている．しかしながら，準備期は機器を用いなくとも口腔内・外からある程度観察可能であり，また**咽頭に流れてくる食塊をみることで，準備期の食塊**

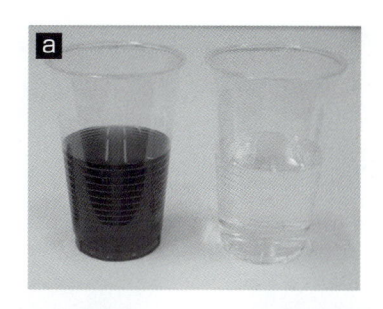

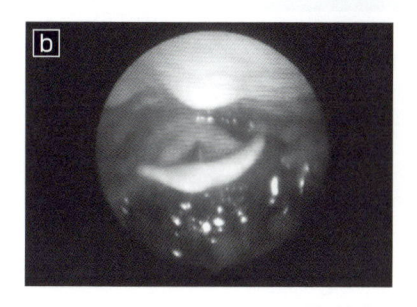

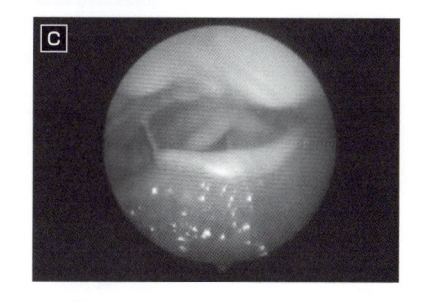

図3-31 食用色素で着色した水と嚥下内視鏡所見（口絵7）
a：左が食用色素で着色した水，右が着色していない水．
b：着色した水の内視鏡所見．喉頭蓋谷にあるのがわかる．
c：bと同量の水が喉頭蓋谷に流れたところ．着色していない水は内視鏡で視認することは困難である．

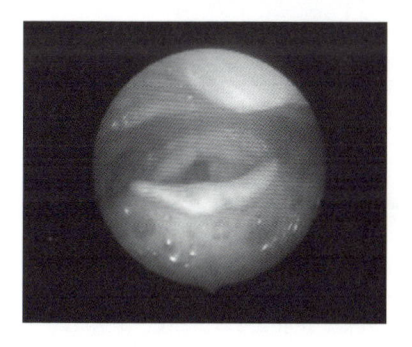

図3-32 唾液の残留（口絵5）
喉頭蓋谷に唾液の残留を認める．
唾液を観察できるのは内視鏡の長所である．

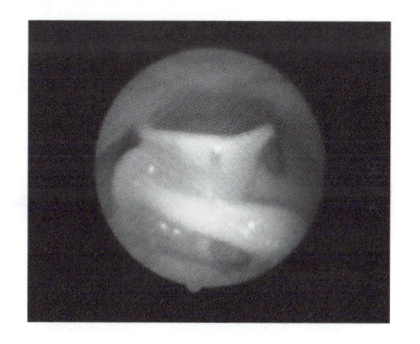

図3-33 食塊形成不良（口絵6）
キノコが咀嚼されずに，提供されたまま
の状態で喉頭蓋谷に送られている．

形成機能を知ることができる（図3-33）．
③内視鏡を鼻腔から通すため不快感がある：全く不快感無く内視鏡を挿入することは困難であるが，術者が手技に習熟することで不快感はかなり軽減する．認知症の症例では，できるかぎり不快感を少なく挿入することがスムースに検査を行うために重要である．

B．VEの目的

VEの目的は誤嚥の有無の評価だけではない．臨床所見をもとに目的を設定してVEを行う．

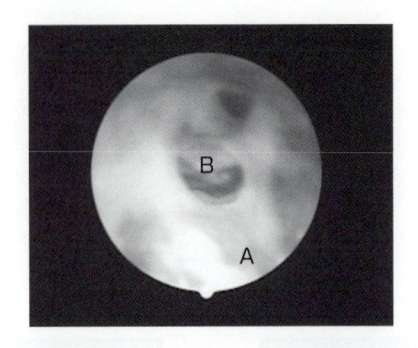

図3-34 痰が張り付いた咽頭
A：舌根，B：喉頭蓋．痰で気道が閉塞しかけている．認知症の症例は，このような咽頭になっていても訴えられないことがある．

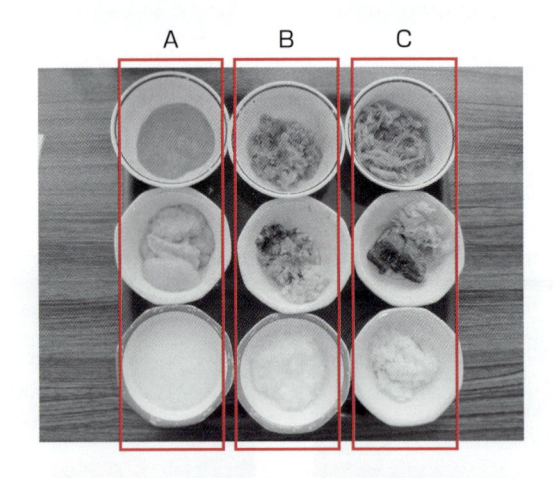

図3-35 嚥下内視鏡のときの検査食の一例
適切な食事段階を決定するために，いくつかの段階の被検食が準備できていると良い．内視鏡観察下にさまざまな段階の食事を摂取させることで，最適な食事段階が決定できる．A：ペースト食，B：極きざみ食，C：一口大食．

① 咽頭衛生状態の確認：ほとんど，もしくは全く経口摂取をしていない症例では，咽頭が非常に不潔になっていることがある．とくに重度認知症の症例では不快感の訴えもないため，痰や胃からの逆流物が咽頭に付着していることがある（図3-34）．このような症例ではVEで咽頭の状態を確認し，不潔になっている場合は口腔ケアや咽頭のケアを指導する必要がある．
② 食事メニューの決定：経口摂取開始のとき，食事内容を上げるときといったように，嚥下段階を上げるときにVEの所見は非常に有効になる（図3-35）．VEで誤嚥無く摂取できている食品は，比較的安全に摂取できると判断する．そのときは誤嚥の有無だけでなく，残留の有無や嚥下反射が起こるタイミング，食塊形成の状態[19,20]なども食事メニュー決定の有用な所見になる．

表3-10　Best swallowとWorst swallowの使い分け

Best swallowを観察するとき
- 訓練方法の決定のため
- 医療者管理下での嚥下が指示できる
- 意思疎通が良好

Worst swallowを観察するとき
- 食事の安全性（危険性）の確認のため
- 在宅や施設の症例
- 意思疎通が困難

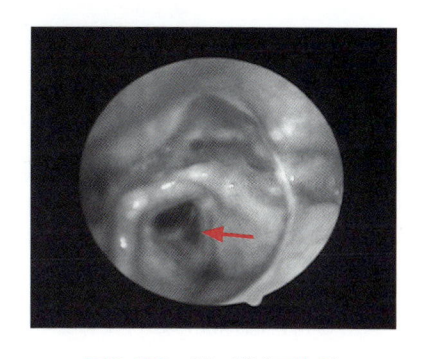

図3-36　誤　嚥（口絵8）
気管内にゼリーの侵入（誤嚥）を認める（→）．一部梨状窩にも残留を認める．

③食事支援・介助方法の決定：どうすれば安全に経口摂取できるようになるかを見定めることは非常に重要である．**VEで確認しながら，誤嚥せずに摂取できる姿勢，食事内容を探り，誤嚥しない状況が作り出せれば，それを食事支援・介助に取り入れる**．

④Best swallow と worst swallow の確認：上手に誤嚥無く飲み込める摂取方法（best swallow）だけでなく，嚥下しにくいと思われる摂取方法（worst swallow）もVEで確認しておくと良い（**表3-10**）．身体抑制をして行ったVE所見は，どちらかというとworst swallowに近くなるが，その状態で誤嚥なく嚥下できたのであれば，嚥下機能は比較的良好と考えられる．とくに認知症の症例ではbest swallowを日常で再現することは難しく，「条件を限ってbest swallowしたときは誤嚥しない」という症例は，裏を返せば「**条件を限らなければ誤嚥する**」ということである．在宅や施設の認知症例では後者の考えが重要であり，その意味からも**worst swallowを知っておくことが重要**である．

⑤誤嚥の有無：VEは誤嚥の有無を診断するのにも有効である（**図3-36**）．しかしながら，**VEでの誤嚥＝誤嚥性肺炎ではない**．VEで誤嚥を認めなくても誤嚥性肺炎を呈することもあり，VEで誤嚥があっても発熱や肺炎に罹患することなく経口摂取を続けられる症例も多い．たとえば全量を経口摂取している症例であっても，VEをすると不顕性誤嚥を呈していることがある．このような症例では，経口摂取を禁止し胃瘻を造設するのもひとつの治療方針であるが，「**誤嚥性肺炎予備軍**」と**して介護者や医療職が心づもりをしたうえで，経口摂取を継続しつつ慎重に経過観察を続けていく**のもまたひとつの治療方針であろう．

⑥喀出の有無：誤嚥を認めた場合には，誤嚥されたものを，どうすれば気管内から出すことができるかを観察する．自発的に咳で喀出できる症例もあるが，不可能な症例（不顕性誤嚥）には意識的に咳をするように指示する．咳ができない症例では，気管圧迫法（第7章p114参照）や内視鏡先端で喉頭を刺激して咳を促すのもひとつの手であるが，不快感・危険をともなうため慣れていない場合は行わないほうが良い．

2 客観的判断の重要性

　認知症の症例のケアは，症状が症例によりさまざまに異なり，経験的に得られた知識と技術で対応する部分が多い．もちろん認知症では，経験則や臨床経験に基づくケアは非常に重要である．しかしながら，経験則一辺倒だけではなく，客観的な検査や所見に基づくケアも重要であることに異論はないであろう．嚥下においては，VEが非常に有用な客観所見となる．

　また，認知症は進行性の脳の障害であるが，家族や介護者にはそのことが理解されず，障害の認知・許容が困難となることがある．その結果，嚥下障害を実際よりも軽症と思いこむことや，口頭で嚥下障害があることを説明しても理解されないことがある．そういうときに**VEは非常に強力な患者家族へのプレゼンテーションツールとなる**．今後，さらに認知症の嚥下臨床では広まる検査であろう．

参考文献

1) Mungas D, Cooper JK, Weiler PG, et al：Dietary preference for sweet foods in patients with Dementia. Journal of The American Geriatrics Society, 38：999-1007, 1990.
2) Scarmeas N, Hadjigeorgiou GM, Papadimitriou A, et al：Motor signs during the course of Alzheimer disease. Neurology, 63(6)：975-982, 2004.
3) Yamaya M, Yanai M, Ohrui T, et al：Interventions to prevent pneumonia among older adults. J Am Geriatr Soc, 49：85-90, 2001.
4) Ballard C, Grace J, McKeith I, et al：Neuroleptic sensitivity in dementia with Lewy bodies and Alzheimer's disease. Lancet, 351：1032-3, 1998.
5) Ikeda M, Brown J, Holland AJ, et al：Changes in appetite, food preference, and eating habits in frontotemporal dementia and Alzheimer's disease. J Neurol Neurosurg Phychiatry, 73：371-376, 2002.
6) Wada H, et al：Risk factors of aspiration pneumonia in Alzheimer's disease patients. Gerontology, 47(5)：271-276, 2001.
7) Nakagawa T, et al：Amantadine and pneumonia. Lancet, 353：1157, 1999.
8) Sekizawa K, et al：ACE inhibitors and pneumonia. Lancet, 352：1069, 1998.
9) Iwasaki K, et al：The traditional Chinese medicine banxia houpo tang improves swallowing reflex. Phytomedicine, 6(2)：103-106, 1999.
10) 藤島一郎：摂食・嚥下障害のリハビリテーションアプローチ．脳卒中の嚥下障害 第2版，医歯薬出版，東京，87-135，1998.
11) 太田清人：頸部・体幹・姿勢のコントロール．MB Med Reha, 57：26-33,2005.
12) 今田吉彦，他：パーキンソン病に伴う食へのアプローチ．食べることの障害とアプローチ 作業療法ルネッサンス ひとと生活障害1，山根 寛，加藤寿宏（編）：90-104，2002.
13) 菊谷 武，児玉実穂，西脇恵子，他：要介護高齢者の栄養状態と口腔機能，身体・精神機能との関連について．老年歯学, 18(1)：10-16, 2003.
14) 稲田晴生：リスクマネージメント基礎知識 胃食道逆流．MB Med Reha, 57：172-178,2005.
15) 戸原玄，武原格，野原幹司：摂食・嚥下障害検査のための内視鏡の使い方 DVD&ブックレット．医歯薬出版，東京，2010.
16) 野原幹司：訪問で行う摂食・嚥下障害の検査．訪問で行う摂食・嚥下リハビリテーションのチームアプローチ，戸原 玄（編），全日本病院出版会, 28-35, 2007.
17) Langmore SE, Schatz K, Olson N：Fiberoptic endoscopic evaluation of swallowing safety：a new procedure. Dysphagia, 2：216-219, 1988.
18) Madden C, Fenton J, Hughes J, Timon C：Comparison between videofluoroscopy and milk-swallow endoscopy in the assessment of swallowing function. Clin Otolaryngol Allied Sci, 25：504-506, 2000.
19) 佐々生康宏，野原幹司，小谷泰子，他：内視鏡による食塊形成機能の評価－健常有歯顎者を対象として－．老年歯科医学, 23(1)：42-49，2008.
20) 深津ひかり，野原 幹司，佐々生 康宏，他：内視鏡を用いた嚥下直前の食塊の観察．日本摂食嚥下リハビリテーション学会誌, 14(1)：27-32, 2010.

4 嚥下訓練

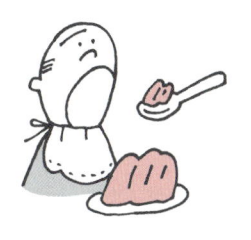

✚ はじめに

　嚥下障害がある症例においては，機能改善のための訓練が有効なことがある．その訓練を嚥下訓練といい，食べ物を用いない訓練のことを間接訓練という．一方，食べ物を用いて実際にそれを飲み込む訓練を直接訓練という．

　これまでの嚥下訓練は，どちらかというと脳卒中後に意思疎通が可能で食べる意欲がある症例に対して行われてきた．そのため，複雑な手技もあり，症例の協力が無くてはできない訓練が多い．**認知症例が訓練を行うとき，もっとも特徴的なことは，症例自身が訓練の意義を理解することが難しいということである**．軽度認知症のときは理解もある程度可能であるが，本格的に訓練を適応したいときには，認知症も進行していることが多く症例に協力を得ることは困難である．本章では，認知症例に適応可能な訓練を解説する．

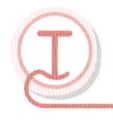

Ⅰ 間接訓練

1 間接訓練とは

　間接訓練とは，食べ物を用いない訓練であり，イメージとしてはスポーツでいう筋肉トレーニングや柔軟体操に匹敵する．その目的は機能改善や機能維持，なかには食事前の準備運動であり，経口摂取している症例もしていない症例も対象となる．

　この訓練の良いところは，食べ物を使わないために比較的安全に行えるところであり，医療職だけでなく介護職や家族もできるものが多い．そのため訓練自体の効果ももちろんであるが，家族や介護職に「訓練に参加している」という当事者意識が芽生えてくるので，そのおかげで日常のケアも充実されるという副次的な効果もある．

　一方，みるみる効果が出るものではなく，数ヵ月経過しないとその効果のほどがわからない．数ヵ月して改善ありとなる場合や，数ヵ月して改善はないが機能低下がないので効果ありといった場合もある．そのため，**しっかりと目的を持って，長い目で経過観察し再評価を行うことが重要である**．再評価を行うことで訓練の有効性を判断し，訓練メニューの再考を行う．この再評価は，**客観だけでなく主観評価でもよく**「むせが減った気がする」，「食事がスムースになった」という現場で感じる印象で臨床的には十分である．また，評価のない訓練はやりがいが無い．とくに間接訓練は食べ物を用いないため，モチベーションの低下につながりやすい．訓練継続のモチベーションを保つためにも評価は重要である．

> **間接訓練の特徴**
> - 食べ物を用いない嚥下訓練
> - 筋力トレーニングや柔軟体操のイメージ
> - 比較的安全 → 介護職，家族が取り組める
> - 訓練効果の出現に時間がかかる → 評価が必要
> - モチベーションが低下しやすい → 評価が必要

2 認知症における間接訓練

　ここでは意思疎通が難しい認知症の症例にも適応可能な間接訓練を紹介する．考え方としては，自然と自発的にできる訓練，症例自身の協力なくても介助者が施せる訓練である．

A．マッサージ，ROM訓練

　マッサージとROM（関節可動域 range of motion）訓練は，協力が必要なこともあるが，基本的には介助者が施せる訓練である．その目的は，拘縮を予防してスムースに嚥下動作ができるように保っておくことが主になる．また，副次的な目的としては，覚醒作用や食事の準備運動，唾液分泌の促進などがある．認知症のため自発的な会話や動作が減った症例おいては，日常の動きが極端に減少するため，傾眠傾向になったり，唾液分泌量が減っていたり，食事のときが最大の強度の運動になったりすることもある．そのような症例に対しては，マッサージやROM訓練は非常に有効である（図4-1）．

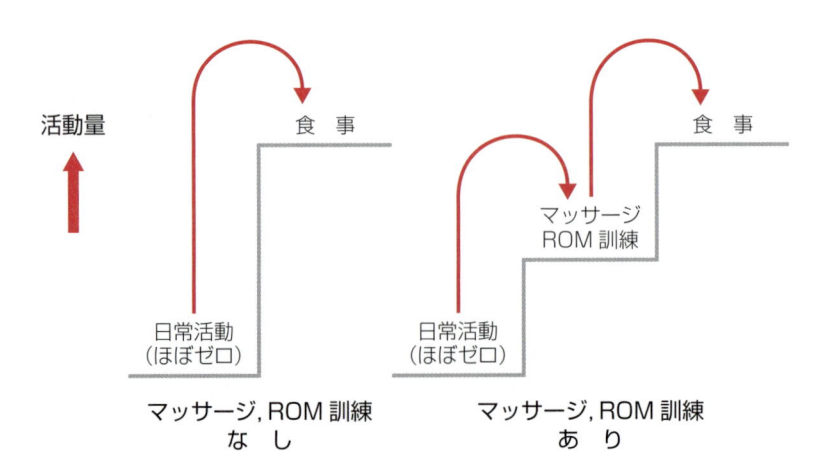

図4-1　マッサージ，ROM訓練の考え方
活動ゼロの状態からだと，食事は非常に大きな負荷になるが，マッサージ，ROM訓練を行うことで，食事の負荷が相対的に低くなる．

1) 口唇，頬

　口唇や頬は，食物の取り込み，保持，食塊形成において重要な役割を果たす．会話なく無表情に経過すると，口唇や頬は日常動作で使わなくなるため拘縮を生じることがある．その結果，いざ食事になったときに口唇閉鎖ができなかったり，頬側に食物残渣が溜まったりすることになる．実際に触ってみて固い感覚があれば，それをほぐし，伸ばすようにマッサージ，ROM訓練をすると良い．これら訓練は，指で行うのが刺激強度などからも理想的である（図4-2）．

　口腔への刺激は脳を活性化されるともいわれており[1]（図4-3），**意識レベルが低い，傾眠傾向がある症例においては，食事前に行うと覚醒作用や準備運動としての効果も期待できる**．また口腔内を刺激することで唾液分泌が促されるため[2]，口腔乾燥症の症例においても食事前に行うと効果的である．

2) 舌

　舌は食塊形成，食物輸送に重要である．また，咽頭の前壁も舌であり，嚥下時の咽頭圧形成にも重要な役割を担う．舌も口唇や頬と同様に，日常動作で使われなくなると拘縮を生じるため，会話など舌を使う頻度が低下した症例ではマッサージやROM訓練が有効である（図4-4）．マッサージのときのポイントは，舌は筋肉の塊である

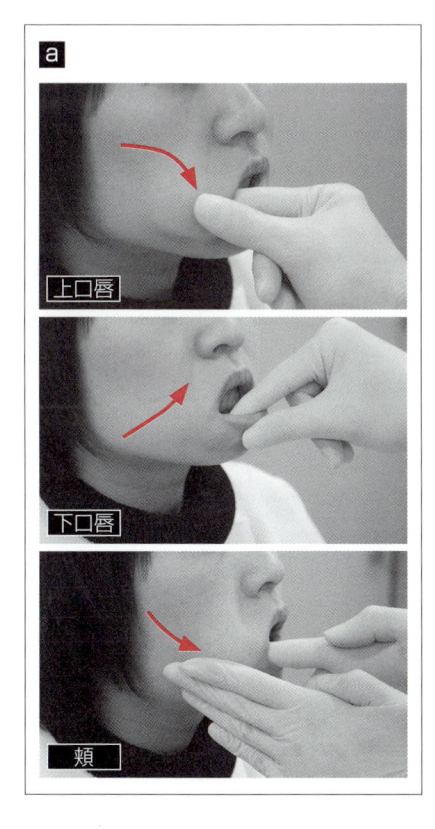

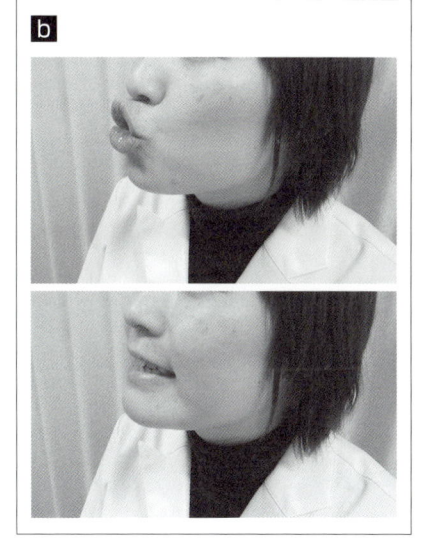

図4-2　口唇・頬のマッサージとROM訓練
a：マッサージ．矢印の方向でマッサージを行う．マッサージがROM訓練も兼ねている．
b：自発的な口唇のROM訓練．意思疎通が可能なときは行うとよい．

ため，舌の形を変えるように刺激を加えると良い．刺激は強度の面からも指で行うのが良いが，開口量が少なかったり，指を咬まれたりする場合はスポンジブラシや歯ブラシを用いた刺激でも良い．ROM訓練は，舌の突出や左右運動になるが，意思疎通ができない症例では難しい．舌への刺激は，口唇や頬のときと同様に，覚醒作用や準備運動，唾液分泌促進の効果が期待できる．

3）頸（図4-5）

嚥下の筋肉は，頸の筋肉でもあり，頸のしなやかさは嚥下機能に大きく影響する[3]．

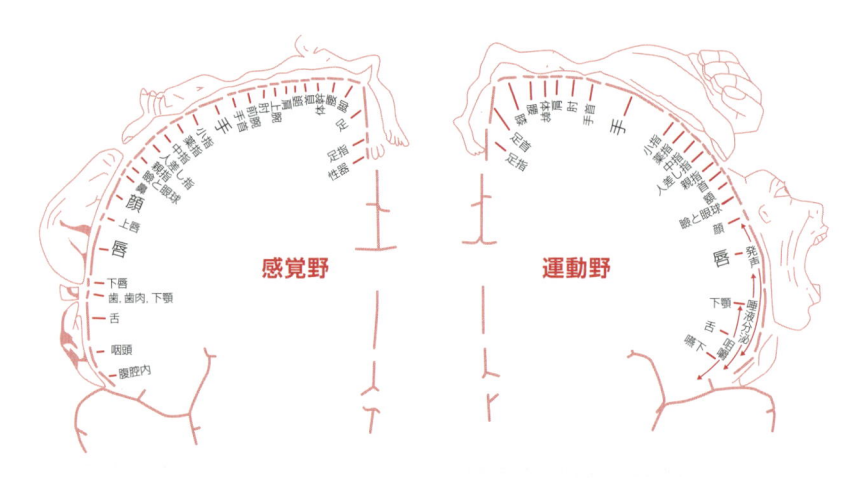

図4-3　Penfieldの図（大脳皮質の感覚野と運動野）
身体の各器官が脳に占める面積の割合を示す．
感覚も運動も口腔が広い面積を占める．

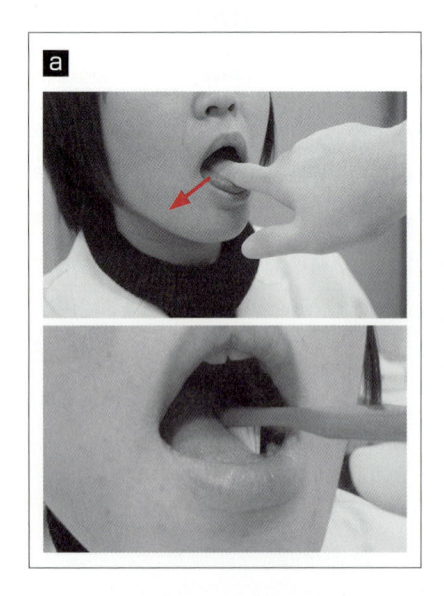

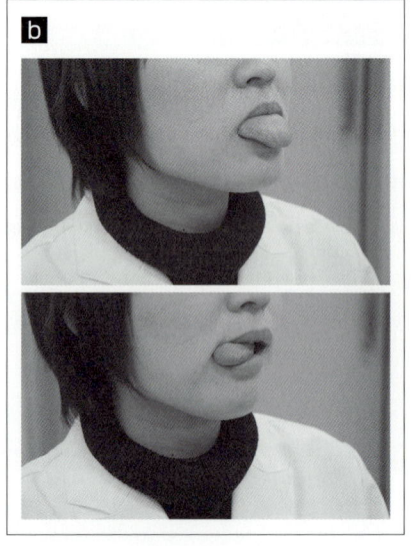

図4-4　舌のマッサージとROM訓練
a：舌のマッサージ．上：指にて，下：歯ブラシにて．
b：舌のROM訓練．ROM訓練は意思疎通ができないと困難である．

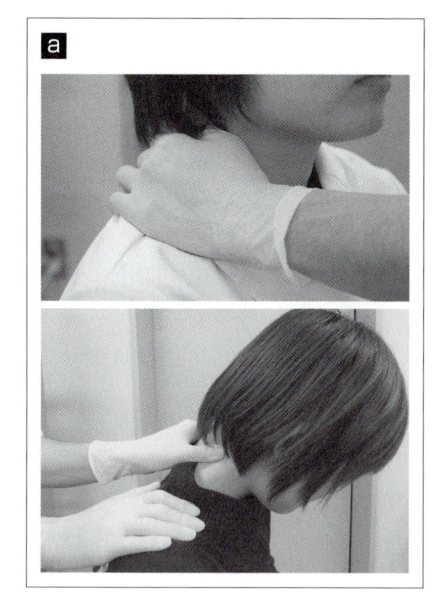

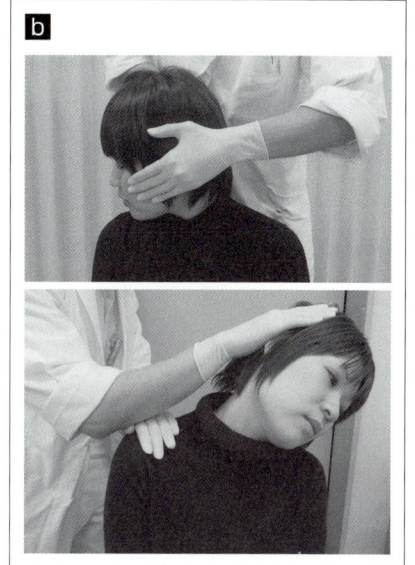

図4-5 頸のマッサージとROM訓練
a：頸のマッサージ．頸から肩にかけて，背側のマッサージが効果的である．
b：頸のROM訓練．上：回旋．下：側屈．

頸は適度な緊張があり，軽く前屈位を取ることができるのが理想である．

　認知症も末期となると自発動作が著しく減少するため，全身の拘縮が生じることがある．そのような場合は，頸の可動域も著しく減少しており，前屈だけでなく回旋も難しくなる．また，パーキンソン病や進行性核上性麻痺（PSP：progressive supranuclear palsy）の症例では，その疾患の特徴として筋の拘縮が生じ，頸にも症状がでる．こういった症例に対しては，肩を含めた頸部のマッサージ，ROM訓練が重要である．

　もちろん，**拘縮が生じてから対応するよりも，予防的に対応しておくと良い**．とくにパーキンソン病では，病態の重症度よりも頸部の可動域のほうが嚥下機能に影響を与えると考えられており[4]，嚥下機能低下を予防するために頸部のマッサージやROM訓練は必須である．

　マッサージの方法としては，肩こりや頸のこりを取るときの要領で良いが，入浴後や温罨法の併用も効果があると考えられる．ROM訓練は，介助者の両手のひらを症例の頰骨弓に当てて，ゆっくりと徒手的に頸部回旋させる方法が簡便である．前後左右の屈曲も可能であれば取り入れると良い．

B. アイスマッサージ

　Thermal tactile stimulationと区別することもあるが，ここでは同義として扱う．アイスマッサージは，嚥下反射を改善する手技として用いられることが多かった（図4-6）．しかしながら，刺激部位と嚥下反射が生じる部位が異なるという理由から，嚥下反射を改善するという効果は疑問視されている[5]．また，もともとアイスマッサージが行われていたのは，脳血管障害後の回復期の嚥下障害に対してである．その

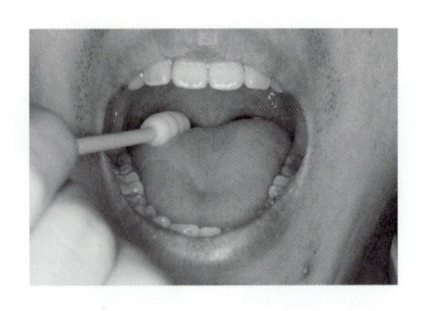

図4-6 アイスマッサージ
冷やした綿棒などを用いて咽頭を刺激する．目的，適応をよく考え，咽頭絞扼反射を生じない程度に行う．意識レベルの改善には有効と考えられる．

方法が，そのまま認知症でも有効かどうかの十分な検討はなされていない．

臨床では，たしかにアイスマッサージにより嚥下機能が改善したように思われる認知症の症例も経験される．そのときは嚥下反射が改善したというよりも，むしろ咽頭への冷刺激によって意識レベルが改善し，その結果として嚥下機能が改善したのかもしれない．

アイスマッサージは，意思疎通困難でも適応しやすい訓練であるが，**認知症の症例においては効果を過信せず，口腔・咽頭への刺激の一つであり意識レベルの改善，食事前の準備運動として用いるのが良いであろう**．

II 呼吸理学療法

1 嚥下と呼吸

嚥下と呼吸が全く同時に起こることはなく，嚥下動作の瞬間は気道が閉鎖され嚥下性の無呼吸が起こる．ここで「無呼吸＝気道の閉鎖」が起こらなければ，嚥下した物が気管に入り誤嚥となる．この嚥下運動の瞬間の無呼吸は，もっとも強い呼吸抑制の反射といわれており誤嚥防止に一役買っている．また，**一般に成人では嚥下は呼気相で起こることが明らかになっている**[6]．すなわち，吸気相から呼気相に転換したあとに嚥下動作は起こり，嚥下のあとにも呼気が出る（**図4-7**）．この現象も誤嚥防止に役立っており，嚥下時に気管に入りかけた物があったとしても，嚥下後に呼気が出ることにより気管から排出される．したがって，肺活量が低下した高齢者では呼吸の頻度が高くなり，嚥下をするタイミングがズレてしまい誤嚥することが知られている．誤嚥予防のためには，少しでも肺活量を大きく保っておくことが必要である．

2 誤嚥性肺炎発症のバランス

すべての誤嚥が肺炎につながるわけではない．誤嚥に引き続き肺炎が生じるかどうかは，侵襲と抵抗のバランスで決まる．**侵襲が大きくなるか，もしくは抵抗が小さくなったときに誤嚥が肺炎へとつながる**（**図4-8**）．侵襲とは，誤嚥されたものの量，

性質（気管・肺への為害性）であり，抵抗とは，呼吸・喀出機能，免疫力である．誤嚥されたものが清潔で為害性がなければ（滅菌した生理食塩水など）肺炎は生じない．また，誤嚥をしても，喀出が可能で免疫力があれば肺炎を生じることなく経過する．とくに呼吸・喀出機能の影響は大きく，**実際に検査で誤嚥を認めたとしても，呼吸機能が良好で喀出も可能であれば肺炎を生じることなく経口摂取を続けられる場合が多い．反対に，喀出力が弱い症例では，少量の誤嚥であっても肺炎になりやすい．**

このように嚥下にとって呼吸は切っても切れない関係にある．誤嚥しないため，誤嚥しても肺炎にならないために，呼吸理学療法はきわめて重要である．

3 口から食べ続けるための呼吸理学療法

認知症の高齢者ではどうしても誤嚥が避けられない症例が存在する．このような症例においては，胃瘻をはじめとする経管栄養にして経口摂取を禁止することが肺疾患

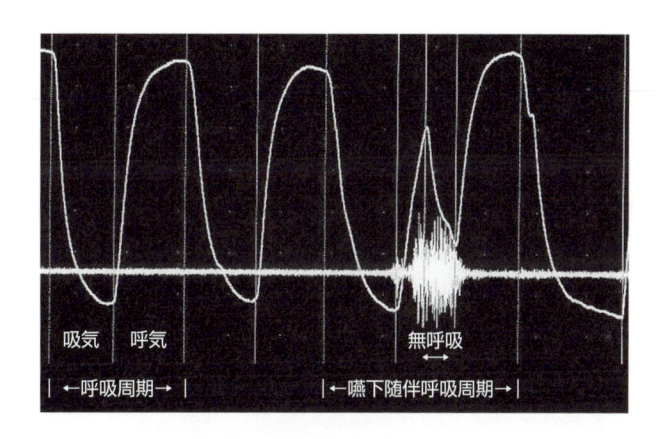

図4-7 呼吸中の嚥下のタイミング
（鎌倉やよい，他：日本摂食・嚥下リハ会誌，1998）
成人では呼気相開始直後に嚥下動作が起こり，嚥下動作後も呼気が続くというパターンが多い．

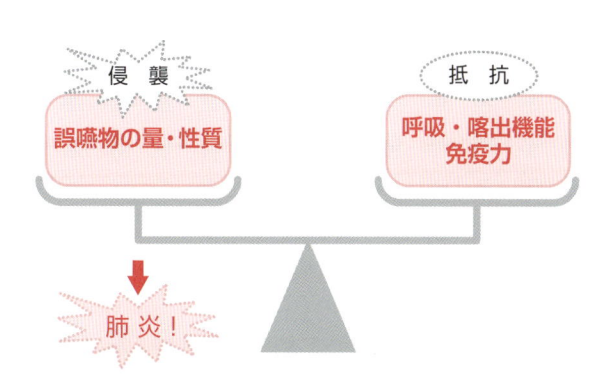

図4-8 誤嚥性肺炎発症のバランス
すべての誤嚥が肺炎につながるわけではない．侵襲と抵抗のバランスが侵襲に傾くと肺炎になる．

の予防には有効であると考えられるものの，予後やQOL，症例本人や家族の希望を考慮すると，一概に経管栄養にすることが最善の医療ではないことも多い．そういう症例が経口摂取を続ける場合は，「誤嚥しても食べ続ける」ということになり，そこで有効になるのが呼吸理学療法からのアプローチである．**「誤嚥が避けられないから手が無い」，「誤嚥が避けられないから経口摂取禁止」ではなく，誤嚥をしても肺疾患にならないように呼吸理学療法を提供できることが必要である．**「誤嚥していても食べ続けるための呼吸理学療法」という考え方[7]である．

> **認知症における誤嚥時の対応**
> ✕ 誤嚥 → 経口摂取禁止　　〇 誤嚥 → 肺炎予防の呼吸理学療法

4 認知症における呼吸理学療法

呼吸理学療法は，これまでどちらかというとCOPD（慢性閉塞性肺疾患 chronic obstructive pulmonary disease）などの意思疎通ができる症例を対象にして行われてきた．その内容は，症例に指導・指示し，症例自ら行う能動的なものが多くある．嚥下障害を呈した認知症の症例においても呼吸理学療法は有効である．しかし，**認知症の症例では，指示が通りにくいことが多いため，能動的な呼吸理学療法よりも受動的なものがメインとなる．**

A．深呼吸

簡単な指示が通る症例においては，深呼吸はもっとも適用しやすい呼吸理学療法である．リラクセーションや胸郭可動域の維持，気道分泌物・誤嚥物の排出促進，咳嗽機能改善などの効果が期待できる．鼻呼吸でゆっくりと深吸気を行い，ゆっくりと呼気を行う．指示が難しいときは鼻呼吸や呼吸スピードにこだわらず症例がやりやすい方法で良い．胸郭可動域の維持には，深呼吸がポイントである．とくに脳血管性認知症（VaD：vascular dementia）や神経筋疾患を併発している症例では，拘縮や廃用のため胸郭の可動性が低下していることが多いため（図4-9），胸式呼吸による深呼吸は有効である．上肢の可動に問題が無い場合は，吸気時に両上肢を挙上して呼気時に下げる（シルベスター法）と，胸郭の可動域が広がるのでさらに効果的である．

可能であれば，呼吸のコントロールや咳嗽訓練も併用すると効果的であるが，認知症の症例では，適応できることが少ない．

B．胸郭可動域訓練

意思疎通ができない認知症の症例では，深呼吸などの指示も通らないことが多い．そういう場合には，呼吸以外の動作で胸郭の可動域をあげる訓練が有効である．

1）シルベスター法（変法）

シルベスター法は呼吸と同期させるのが効果的であるが，同期させなくても上肢を挙上させると胸郭が広がる方向に力がかかるため，上肢を挙上することが胸郭可動域

訓練になる．活動性が低下した症例では，肩関節の可動域が著しく狭くなっていることがあるので，痛みをともなわないように柔軟体操の要領でゆっくりと動かすのがポイントである（図4-10）．

2）**体軸の捻転**

上半身（胸椎）を動かす動作は，胸椎とつながる肋骨を動かす作用があるため，胸郭可動域訓練として有効である．胸椎の前屈，側屈，捻転などが自動，他動問わず行えると良い．寝たきりの症例では，背臥位の状態で膝を屈曲させ，その膝を左右に倒すと間接的に胸椎を捻転させることができ，胸郭可動域訓練となる（図4-11）．

3）**肋骨の捻転**

徒手的に胸郭をマッサージする要領で行う．肋骨の走行に合わせて呼気時に頭側の

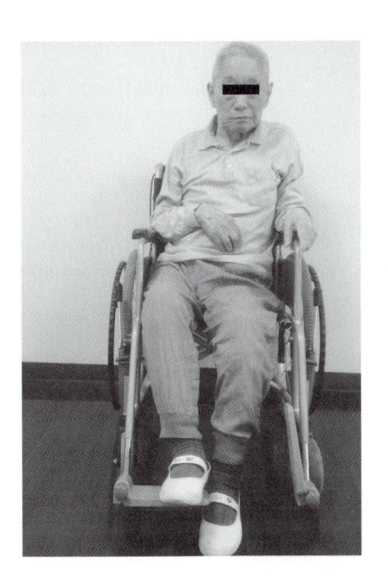

図4-9 右片麻痺のVaDの症例
麻痺側の上肢の可動域が障害され，麻痺側の胸郭の動きも悪い．

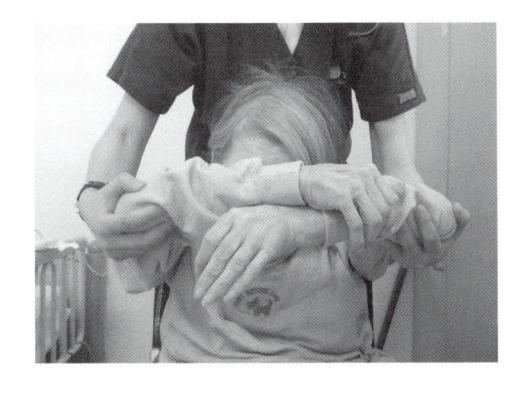

図4-10 シルベスター法
深呼吸と併用すると最も効果的であるが，意思疎通が難しい場合は上肢を上下させるだけでも効果がある．

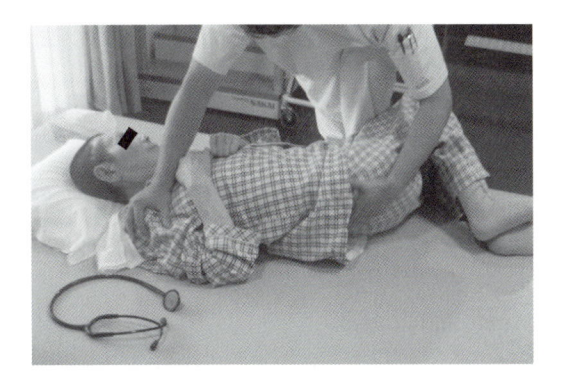

図4-11 体軸の捻転
膝を倒した方向と反対の胸郭側面を伸展させるように行う．

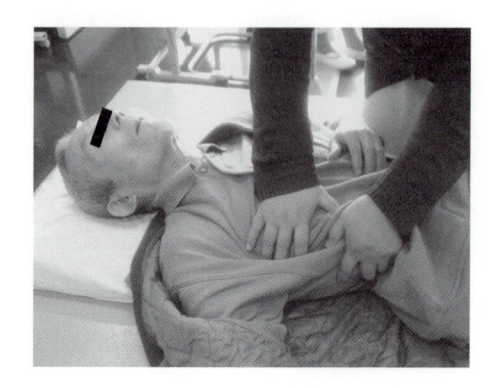

図4-12 肋骨の捻転
肋骨を一つずつほぐすようにマッサージする．

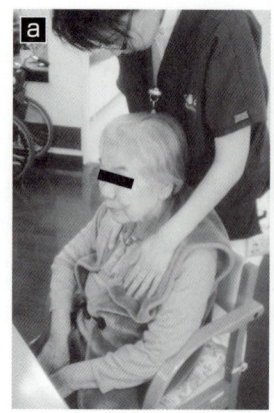

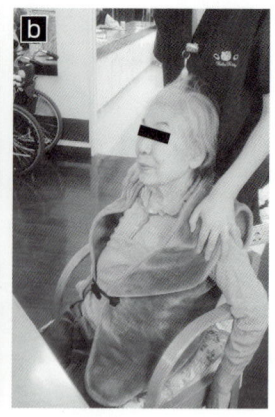

図4-13 肩甲骨の内転
症例の後ろにまわって，自分の腰や胸を支点にして肩を開くようにする．
a：安静位，b：肩甲骨内転．

手を押し下げ，腹側の手を脊柱から引き上げる．少し手技的に難しいため，この方法に捕らわれることなく，胸郭が固くなっている症例に対しては胸郭を少しでも動くようにマッサージをすると良い（図4-12）．

4）肩甲骨の内転

円背になっていると，肩も前方に落ち込むため胸郭が動きにくくなる．そういう場合は，呼吸理学療法の一つとして胸を張るような姿勢を取らせると良い（図4-13）．症例の真後ろに立って，術者を支点にして両肩を開く要領で行う．こうすることで肩甲骨も内転し，胸郭の可動域が少し広くなる．

これら訓練の実施時間は1回当たり3〜5分程度とし，1日3，4回以上の実施を目標とするとされるが，もちろん症例によりけりである．また，全く行っていないよりは，1日1回でも，3日に1回でも行うほうが良いということは自明である．継続できる範囲で過負荷にならないメニューを指示することが重要である．

📖 参考文献

1) Oomura Y, Sasaki K, Li AJ：Memory facilitation educed by food intake. Physiol Behav, 54：493-498, 1993.
2) Hakuta C, Mori C, Ueno M, et al：Evaluation of an oral function promotion programme for the independent elderly in Japan. Gerodontology, 26（4）：250-258, 2009.
3) 太田清人：B．訓練 頸部・体幹・姿勢のコントロール．MB Med Reha, 57：26-33, 2005.
4) Lieberman AM, Horwitz L, Redmond P, et al：Dysphagia in Perkinson's disease. Am J Gastroenterol, 74：157-160, 1980.
5) Rosenbek JC, et al：Thermal application reduces the duration of stage transition in dysphagia after stroke. Dysphagia, 11：225-33, 1996.
6) 鎌倉やよい，杉本助男，深田順子：加齢に伴う嚥下時の呼吸の変化．日本摂食・嚥下リハビリテーション学会誌，2（1）：13-22, 1998.
7) 野原幹司：誤嚥時の対応．言語聴覚士のための呼吸ケアとリハビリテーション，石川 朗（編），中山書店，東京，121-135, 2010.

5 食事支援

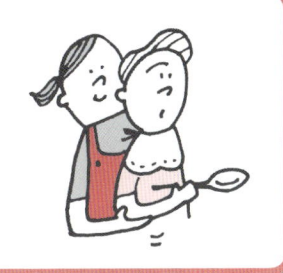

はじめに

　　認知症で嚥下障害を呈する症例は，多くは慢性期であり機能改善もあまり期待できず，訓練指示も通らないことがほとんどである．だからといって，嚥下のリハビリテーションが無効という訳ではない．認知症の症例に対しては，今ある機能を最大限に利用して，できる限り安全に食事ができるように支援すること，すなわち「食事支援」が重要となる．「食事支援」は訓練ではないが，広い意味の嚥下のリハビリテーションである．本章では，食行動の障害と嚥下障害に分けて，食事支援の具体的な方法を解説する．

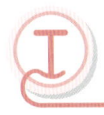

I 直接訓練と食事支援

A．「訓練」と「支援」の違い

　　直接訓練は「食物を用いた嚥下訓練」であり，ここでいう食事支援は「安全かつ効率的に食事をする（させる）手技」である．両者はともに「経口腔的に食物を摂取する（させる）」という点で共通しており，そのとき用いる手技も共通するものが多く完全に区別することが困難な場合もある．しかしながら，**直接訓練は機能改善（もしくは維持）を目指したあくまで「訓練」であり，食事支援は現有の機能を利用した「支援」**であるため，その目的や考え方は異なる．

直接訓練	食事支援
・意思疎通が必要なことが多い	・意思疎通が不必要
・あくまで訓練	・生活の一部
・機能改善が目的	・今ある機能を支援

B．認知症例に適するのはどちらか

　　認知症の症例は，嚥下障害としては維持期・慢性期であり，機能改善を目標とした訓練はあまり奏功しない．加えて，認知機能が障害されると指示が通らなくなるため，訓練自体を遂行することが困難となる．したがって，**「現在の機能を最大限に引き出しつつ，できる限り安全に経口摂取をする（させる）＝食事支援」が重要となる**[1]．もちろん食事支援をして安全に経口摂取を行うことは，直接訓練の「嚥下は嚥下をする

ことでもっとも訓練できる」という考え方に一致するものであり，廃用症候群に起因する嚥下障害の改善・嚥下機能維持としての効果は十分期待できる．

II 認知症と食事

認知症の食事の障害は，大きく分けると「口に入れるまで＝食行動の障害」と「口に入れてから＝嚥下障害」に分けられる．認知症が軽度の場合は，おもに食行動の障害が目立ち，重度になると嚥下障害が目立ってくる．よって，認知症のステージに合わせた食事支援が必要となる．

1 食行動の障害へのアプローチ

1）認知症のタイプ（原因疾患）は重要か

認知症では，各タイプ（原因となる疾患）の違いによりそれぞれ特徴的な食行動の障害が出ることがある（表5-1）．

したがって，各タイプの特徴を頭において食行動障害へアプローチする必要がある．しかしながら，第3章で述べたように，各タイプの診断ができる医師がまだ少ないために適切な診断がされていないことが多い[2]．また，各タイプの特徴だけでなく，その症例の性格，これまでの生活，置かれている状況によって食行動は大きく影響される．そのため「このタイプの認知症は，この方法が正しい」というような，振れ幅の小さいアプローチはあまり有益ではない．**各タイプの特徴を知りつつ，目の前の症例の症状に対応することがもっとも重要なポイントである．**

認知症のタイプ（原因疾患） ＋ ・性　格 ・これまでの生活 ・環　境 → **食行動の障害**

2）認知症を知れば患者の理解につながる

代表的な認知症であるアルツハイマー型認知症（AD：Alzheimer's disease）では，中核症状である記憶障害，見当識障害，実行機能障害，高次脳機能障害のために，食

表5-1 食行動に障害のある症状の例

食べ始めない	食事がわからない，食べていいのかわからない，食器の使い方がわからない，混乱している，集中できない，食べたくない，口を開けない
途中で食べなくなる	食べたくない，満腹になった，集中できない，疲れる，立ち去る
食べ方が乱れる	ペースが早い，一口量が多い，手づかみで食べる，一つの食事を食べ続ける，食べこぼす

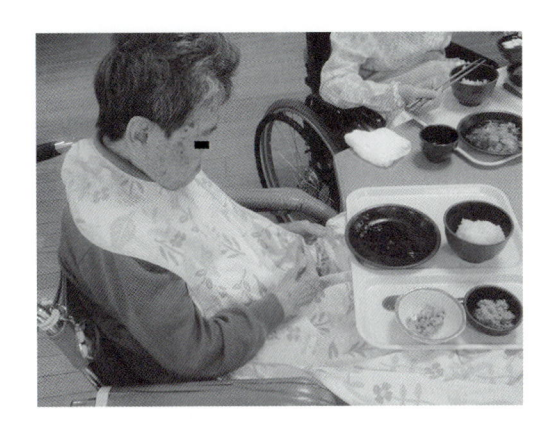

図 5-1 アルツハイマー型認知症例の食事場面
食器やエプロンなどの模様に気を取られて食事が進まないことがある．ADの病態と環境（この場合はエプロンの模様）を知ることで，理解や対応が可能となる．

事を食べはじめない，食事を途中でやめてしまう，食べ方が乱れる，といった食行動の障害が出てくる．これらの症状も，その症例の性格，これまでの生活，置かれている状況によって影響を受ける．すなわち，食行動障害が起こるのは，その症例にとって理由があり，「自分は間違っていない」と思っているからである．したがって，**食行動障害による行為を否定するのは良くない対応であり，介助者は，いったんその行動を受け止めて，その症例の性格，これまでの生活，置かれている状況を共有し，それから適切な方向に誘導することが支援のコツである**[3,4]．

認知症の特徴を知らないと，食行動の障害は，介助者にとって理解できない行動であり，介助の手間を増やす「問題行動」となる．しかしながら問題と感じるのは，介助者の認知症に対する理解の不足からくるものであり，**認知症の特徴を知り，行動の理由がわかれば対応が可能になる**．たとえば，認知症の症例が，食事をせずにずっと食器の模様を指で触っていたとする（図 5-1）．この行為も，認知症への理解が無いと「どうして早く食事をしないのか？」という問題行動になるが，見当識障害や失認のために食器の模様に注意がとられているという理由がわかれば「模様が気になるのか．食器を無地のものにしよう」という対応が可能となる（図 5-2）．**なかには対応法が無い行動もあるが，理解することで行動を受容できるようになる**．

A. 声かけ

声かけは簡単であり，支援としてはあまり効果が無いと思われるかもしれないが，食行動の障害に対しては非常に有効である[5]（図 5-3）．

記憶障害や見当識障害があると，食事の場面であるということが認識できなくなる．自分が今いるところがわからなくなり，施設の食事を「お金を払っていないから」という理由で食べないこともある．そういうときは「食事をしましょう」，「お金はご家族からいただきました」という声かけが効果的である．また，箸やスプーンの存在を忘れる，使い方がわからないといったことでも，食事が始まらなかったり，止まった

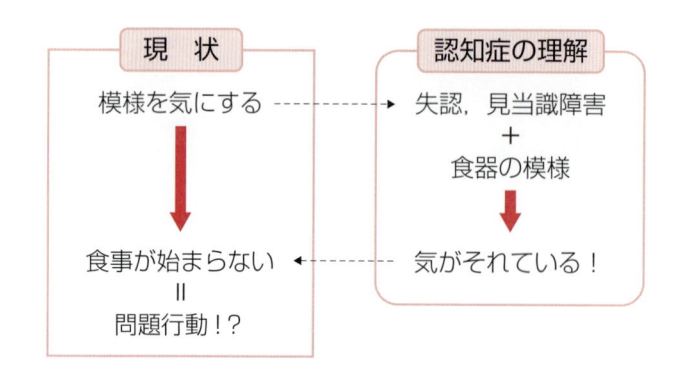

図5-2 食行動の障害の理解
現状だけをみていると問題行動に見えるが，認知症の行動を理解できると，問題行動ではなく対応・受容可能な行動となる．

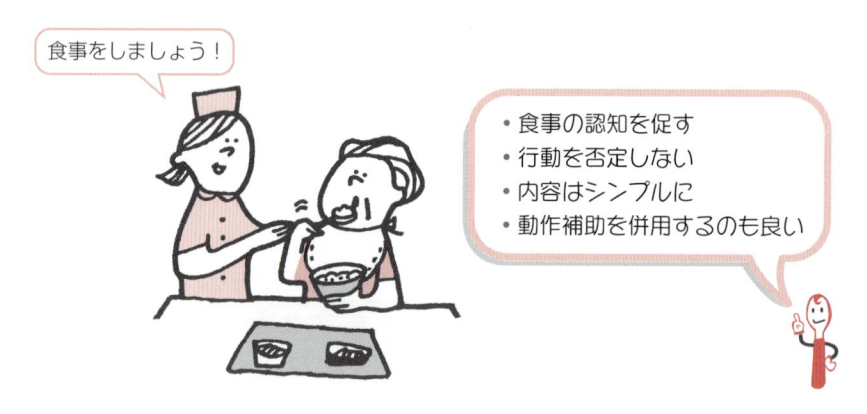

図5-3 声かけのポイント

りする原因となる．この場合も声かけが有効であるが，そのときは食器を持つ動作を補助するとさらに有効である．

　食事中でもほかのことに気を取られると，食事中であるということを忘れて咀嚼や嚥下を止めてしまう症例も多い．そういうときも「続きを食べましょう」，「今度は○○を食べましょう」という声かけが有効である．反対に，食事がすでに口に入っているにもかかわらず，そのことを忘れて次から次へと口に食べ物を入れてしまうために，「口に入っていますよ」といった抑制方向の声かけが必要となることもある．ただ，前頭側頭型認知症（FTD：frontotemporal dementia）では，行動を制限されると暴力的な態度を取ることがあるので注意を要する．

　認知症の症例では，情報処理が遅くなっているため，行動を否定されたり，一度に多くのことをいわれたりすると，かえって混乱する．声かけのポイントは，**行動を否定しない，できるだけシンプルに**，である．終末期の症例では，意識レベルが低下して食事が止まってしまうことがある．そのときは，覚醒を促すような声かけが必要であり，場合によっては声ではなく手やテーブルを叩く「音」のほうが覚醒に有効であることもある．

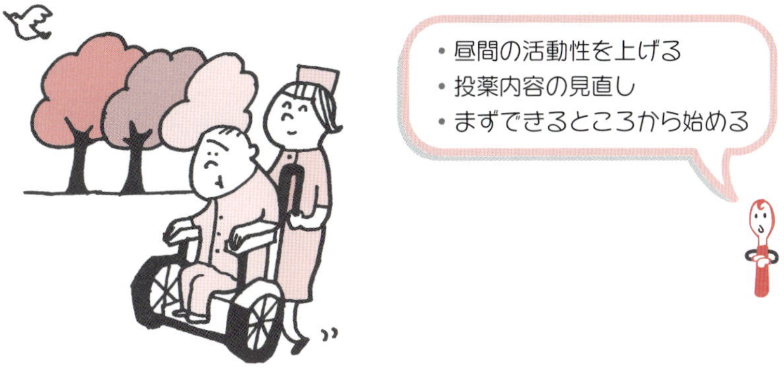

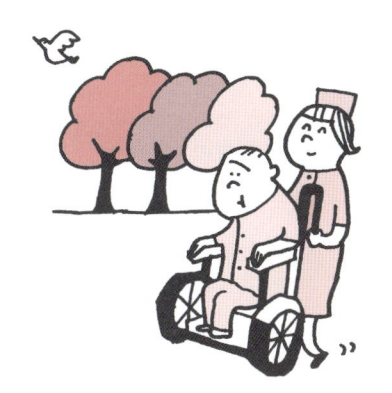

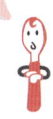

図5-4 サーカディアンリズム調整のポイント

B. サーカディアンリズムの調整

「食事」という生活上のイベントを考えるときには，生活リズムすなわちサーカディアンリズムを考慮する必要がある．サーカディアンリズムの乱れは，食行動の障害に大きく影響する．極端な例では昼夜逆転が生じており，日中の傾眠傾向があるときに食事をしようとするため，食べない，食事が途中で止まるといった，さまざまな症状が現れる．

ヒトは時計も窓も無い部屋で，外部からの刺激を遮断して生活をさせると，一日を25時間のリズムで生活するといわれており，認知機能が低下した症例が**一日中ベッドで生活していると，サーカディアンリズムの乱れは必ず生じてくる**．昼間起きて夜寝るというメリハリのある生活ができるように，「昼間は日にあたる」，「夜はテレビをつけっぱなしにしない」といった，できるところからの生活改善をすると良い[6]．

不用意な睡眠薬や鎮静剤の服用もリズムの乱れの原因となる．投薬内容は必要最小限となるよう，全医療者が気にかけておく必要がある．とくにレビー小体型認知症（DLB：dementia with Lewy dodies）の症例では，薬剤の効果が強く出てしまうことがあるため注意を要する[7]．反対にBPSD（behavioral and psychological symptoms of dementia：認知症にともなう問題行動）が強く夜間の活動性が高くなってしまうときには，一時的に睡眠薬や鎮静剤での睡眠のコントロールを検討する必要がある[7]．

サーカディアンリズムが改善しない症例も存在する．そういう症例に対しては，リズムの改善に支援の労力を費やすのではなく，乱れたリズムであっても，低栄養や誤嚥，窒息が生じないようにほかの方法で対応するのが現実的である（**図5-4**）．

C. ペーシング

認知症の症例では，食べるペースが異常に早くなることがあり，FTDで比較的多く認められる．食べるペースが早いと，誤嚥や窒息を生じることがあるため，可能であればコントロールできると良い．前出のように，声かけで改善する場合もあるが，

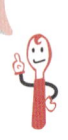

図5-5　ペーシングのポイント

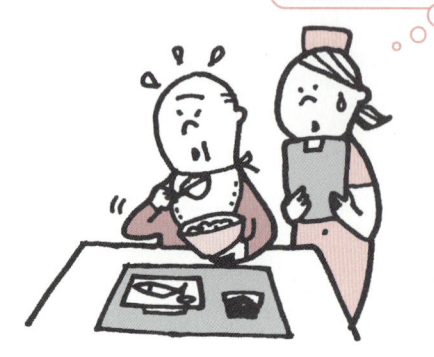

・声かけ
・適したスプーンに変更
・ストレスにならないように注意
・危険性が無ければ許容

（吹き出し）ペースが早いけど、ムセていないからいいか…

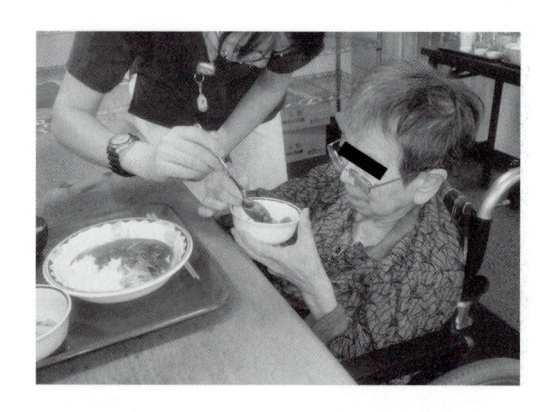

図5-6　ペーシング
食べるペースが異常に早かったFTDの症例．自分専用のお皿と小さいスプーンを用意しておき，食事を食べ終わったら次の食事を足す，という方法でペーシングを行った．

症例のストレスにならないように注意が必要である（図5-5）．

　使用しているスプーンなどを小さくして一口量を少なくするという方法もある．しかしながら症例によっては，これまでの**自分の食べるペースの変更を受容できない場合も多い**ため，使い慣れていないスプーンはかえってストレスが溜まり，食べない，皿から直接流し込むなどの行動に転換されることがある．

　認知症の症例にとっては「早く食べる」という行動に意味がある場合も多い．たとえば，誰かに盗られないように早く食べようとしている場合である．そういうときに，いったん目の前に出した皿を遠ざけるというペーシングは逆効果であり混乱の原因となる（図5-6）．**目の前に提供する食事の量でペーシングを行い，食べ終わったら足す**，という方法が有効である．

　食べるペースは，その症例の性格やこれまでの生活が反映されていることもあり，簡単には改善できないことが多い．**食べるペースが早いだけでほかに誤嚥や窒息といった症状が無ければ，食べるペースを遅くする必要はない**．

食事支援 75

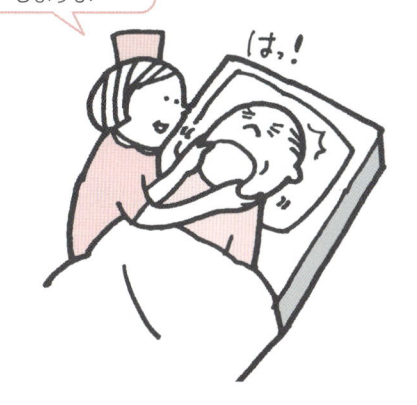

図5-7 マッサージ，嚥下体操のポイント

D. マッサージ，嚥下体操

　傾眠傾向がある症例や意識レベルが低下しているような認知症の症例に対しては，食事前に口腔内外のマッサージ（アイスマッサージを含む）をすると覚醒を促せることがある（図5-7）．また，食事の開始を意識させるために，食前に嚥下体操を行うのも一法である．ここでの注意点は，マッサージは嚥下機能自体の改善を目的としない，嚥下体操は機能訓練ではない，両者とも**食事に注意を向けるためのきっかけづくり**である，ということを介助者が理解しておく必要がある．

　マッサージによる覚醒，意識レベルの改善は，重度認知症の誤嚥や窒息といった嚥下障害に対しても有効に働くことがある．介助者の負担にならないように工夫して，介助の一環として取り入れると良い．

E. 食事環境のセッティング

　認知機能が低下すると，食事の認知も悪くなり，食事に集中できなくなるために，食事が始まらなかったり，途中で食べることを止めてしまったりすることとなる．したがって，認知症の症例では，できる限り食事に集中できるような環境をセッティングするとスムースに食事ができるようになる．

1）部　屋

　騒々しくない部屋や個室が用意できると良い．しかし一方で，食堂のような雰囲気があるほうが食事時間であるということを認識しやすくなる症例もいるので，常に個別の対応を心掛ける．

2）テーブルや食器

　食事に集中するという点からは，テーブルや食事トレー，食器の模様も重要である．認知症の症例では，模様に目を取られてしまい，食事の進行が妨げられるため，**できるかぎり模様の無いシンプルな食器を使用する**ようにする．認知症に限らないが，高齢者は視力が低下していることが多く，食物と似たような色の食器だと食物を視認で

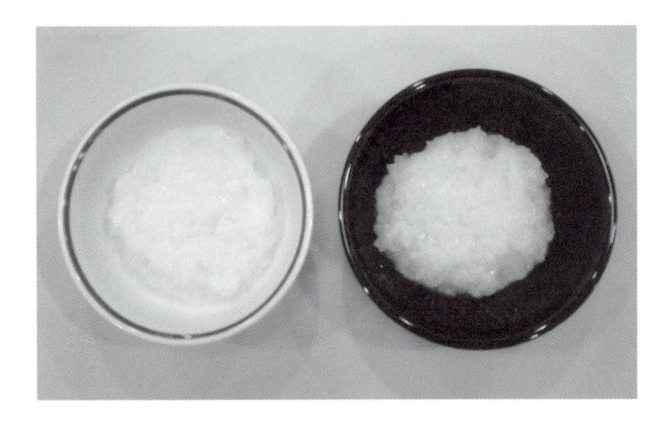

左：お粥を視認しにくいため食べ残しが多かった．
右：黒い食器に変更した結果，食べ残しが激減した．
図5-8　食器の色の工夫

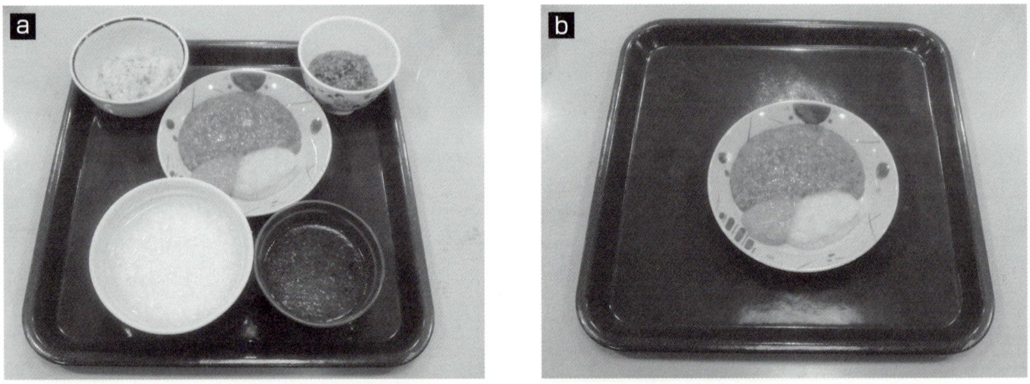

図5-9　食事の提供方法の工夫
a：トレーにいろいろなものがのっていると混乱しやすい．
b：1皿ずつ提供すると食事がスムースに進む（この食器は模様があるが，模様も混乱の原因になることがあるため無いほうが良い）．

きないために食べ残しが増えることもある（図5-8）．食事が見えやすくなるような食器が用意できると良い．特殊な例としては，パーキンソン症状を呈している症例では，視覚のフィードバックが重要であり，食物が見えやすい食器のほうが振戦や食べこぼしが減る場合がある．

3）食事の提供方法

失行や失認がある症例に対して，複数の食事が一度に提供されると，情報が処理しきれずに食事が滞ることがある．その場合は，テーブルに**1品ずつ提供すると食事がスムースになる**（図5-9）．また，認知症の症例にとっては，ふりかけや調味料などを袋のまま提供すると混乱をまねく．袋の中身を食べ物であると認知する，袋を開ける，中身をふりかける，という作業は遂行困難であるということを介助者は知っておくべきである．「目の前の1品の食事を食べるだけ」という状況をセッティングしてあげると良い．

4）食べはじめの支援

食事をするという状況が認知できずに食事が始められない場合は，一口でも食べるとそのあとはペースよく食べられることも多い．声かけをすることで，食事を始めら

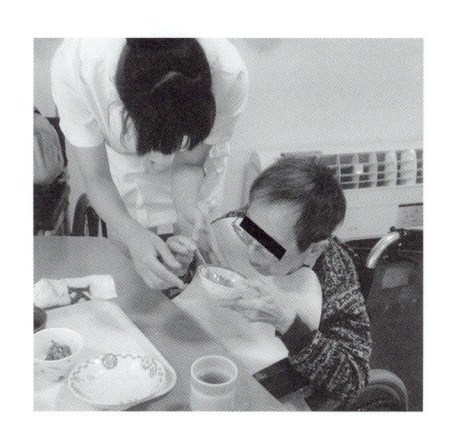

図 5-10　食べはじめの介助
介助してスプーンや食器を持たせると，食事がスムースに始まることがある．

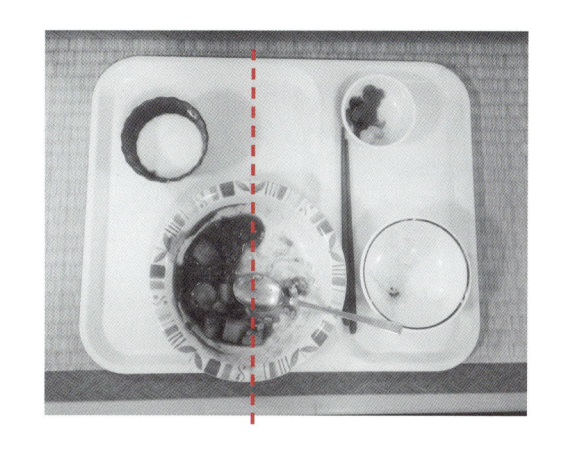

図 5-11　半側空間無視の症例の食後の状態
左側が認識できないため，右の食事のみ食べて食事終了となっている．（右上の漬物は嗜好による食べ残し）．

れる症例もいるが，それでも難しい場合は，箸やスプーン，皿を手に持たせて，**まさに食べようとする状況を介助者が作り出す**と良い（図5-10）．そうすることで，食事を認知でき，スムースに食事が開始される．それでも食事を始められないときは，**はじめの一口だけ介助して口に入れる**と，そのあとは滞りなく自分で食事ができることもある．

5）**食器の位置**

VaDで片麻痺がある場合は，視野の片側に注意が払われなくなる「半側空間無視」という症状が出ることがある．頻度の報告はさまざまであるが，左の片麻痺の症例の約4割に，程度の差こそあるが何らかの症状があるといわれている[8]．半側空間無視があると，無視側の食事には一切手をつけずに，認識できる側の食事だけ食べて食事を終えてしまう（図5-11）．そういう症状に気づいたときは，認識できる側にまだ食べていない食事を移動する必要がある．この症状の対処は簡単であるため，**介助者が半側空間無視があることに気づけるかどうか，が大きなポイントとなる**．また，FTDやADの症例では，目の前の皿の食事ばかりを食べてしまうこともある．適宜，皿を移動させたり，声かけをしたりすると良い．

F. 食器の選択

基本的には使い慣れたものを使用する．新しい食器は，それだけで戸惑いの原因となる．もちろん，前出のように模様などのために食事から気がそれてしまうときは，模様の無いものに変更する（図5-12）．

上肢の運動障害や麻痺がある症例には，把持部が太いスプーン，持ちやすいように工夫されたスプーンなど，機能障害に適したカトラリーを選択すると，口への取り込みが良好になる場合がある．また，スプーンや箸を持つほうの手だけでなく，反対の手は，皿の保持や固定に重要な役割を担っているため，**反対の手の麻痺もスムースな食事摂取の妨げとなる**．そのような場合には，皿が動きにくくなるマット，滑り止め

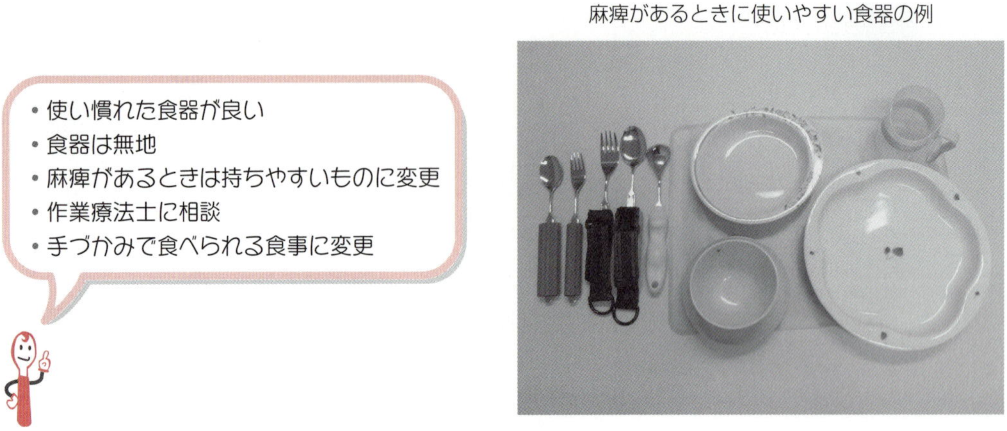
・使い慣れた食器が良い
・食器は無地
・麻痺があるときは持ちやすいものに変更
・作業療法士に相談
・手づかみで食べられる食事に変更
麻痺があるときに使いやすい食器の例

図5-12　食器選択のポイント

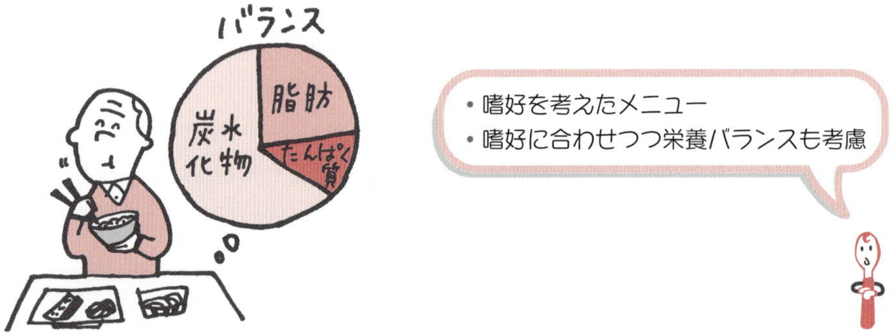
バランス
脂肪
炭水化物
たんぱく質
・嗜好を考えたメニュー
・嗜好に合わせつつ栄養バランスも考慮

図5-13　食事の匂い・味付けのポイント

付きの皿，スプーンですくうときの「かえし」がついた皿などが便利である．

観念失行のため，箸やスプーンの使用方法がわからなくなり，食事を手づかみで食べようとする症例を経験することがある．わが国では手づかみ食べは社会通念上あまり好ましくないとされるため，可能であれば手づかみで食べられるもの（おにぎり，パンなど）が提供できると，症例自身のプライドも尊重できる．

これら適した食器の選択や食べ方の指導は作業療法士が詳しい．そういったアドバイスを受けられる環境，チーム作りを整備することも必要なケアである．

G．食事の匂い，味付け

食事を認識させるには，嗅覚の刺激も重要である．また，味覚の嗜好に合わせた食事を提供することも，認知症の症例が食事をスムースに摂取するためには有効である．とくにFTDでは偏食がみられることがあるため，その嗜好に合わせた食事で栄養バランスが取れるように工夫する（**図5-13**）．認知症に限らず，**高齢者では味覚が鈍くなり甘味に嗜好が偏る傾向があるといわれている**ため，その点を考慮した食事メニューが提供できると良い．

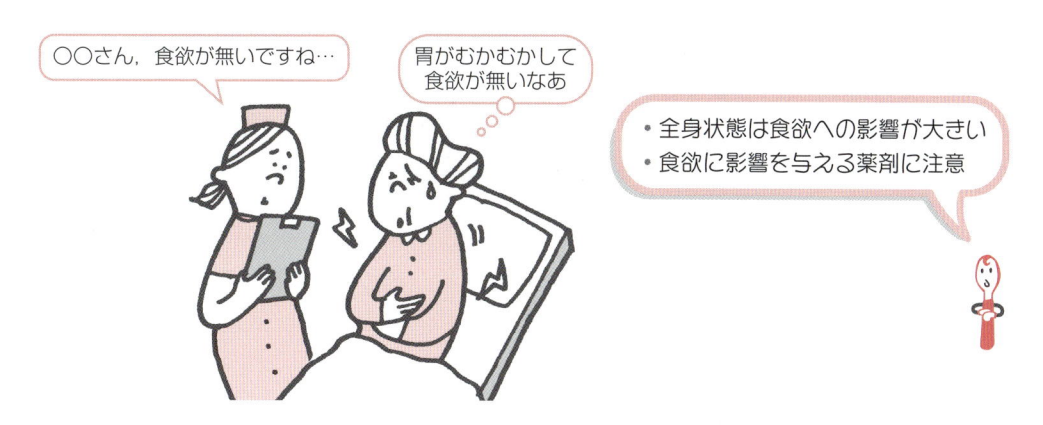

図5-14　全身状態の把握のポイント

H. 全身状態の把握

　私たちも体調不良時には食欲が低下し，食べる量が減ったり，食べられなかったりするものである．認知症のために自分で訴えることができない症例においては，**体調不良が「食べない」という症状となって表れることがある**．高齢者で多い食欲低下の原因としては，口腔の痛み，義歯不適合，食道炎，胃炎，便秘などが多い．急な食欲の変動があった場合には，それらの疾患を疑う．

　薬剤の副作用による食欲低下も散見される．新たに服用を開始したときから食欲低下がみられたときは，その薬剤を疑い，その薬効と食欲低下のバランスを考慮して変更，減量を行う．新たに薬剤を服用し始めた場合は比較的原因となる薬剤がわかりやすいが，高齢者は加齢や体重減少のために，これまで服用してきた薬剤を同じ量服用しても相対的に服用量が多くなり，血中濃度が高くなって副作用が出現していることがある．その場合は，薬剤による食欲低下を見落としがちである．

　臨床でよく経験されるのは，ジギタリスやテオフィリン，ビスフォスフォネートの服用による食欲低下である．とくにジギタリスは安全閾が狭く，高齢者では副作用が出現しやすい．また，その食欲低下も重度であるため，高齢者が服用しているときは注意が必要である（図5-14）．

　全身疾患や服用薬剤による食欲低下が疑われた場合には，食事時の所見を付けてかかりつけ医，専門医の受診を薦める．

I. 異食への対応

　純粋な食事の支援とは異なるが，認知機能が低下した症例で，時に問題となる食行動の異常が異食である．認知症でみられる異食は，食べ物以外のものを食べているという認識は無く，「食べ物である」と誤認して食べてしまうのが特徴である．したがって，異食を見つけたときは，叱りつけたり説明したりしても効果はあまり無い．**介助者が異食の可能性があるものを認識し，未然に防げるようにするのが現実的な対策である**．

　異食したものによっては生命の危険をともなう．消化管内で膨張するものや毒とな

るものは，直ちに胃洗浄や異物除去など医療的な処置を必要とする場合もあるため，介助者は異食が生じてしまった場合の対処法をあらかじめ整理し，対応できるように心積もりしておく必要がある．どうしても異食を繰り返してしまう場合には，施設や介助者の方針にもよるが，一時的な身体拘束も考慮しなければならないこともある．

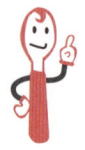

- 予防が第一
- 異食ができない環境をつくる
- 怒ってもあまり意味が無い

J．介助者のこころがけ

　食行動の異常に対する知識や理解が無いと，介助者は過剰なストレスを感じる．そのストレスは認知症の症例にも伝わりやすく，さらに食行動の異常を招くという負の連鎖になってしまう．まず介助者が行動の理由を理解し，そのうえで改善できるところは改善を試みると良い．

　加えて重要なことは，**改善できない症状も多い**ということである．改善がみられないと，介助者は無力感を感じることがあるが，改善するだけが食事支援ではない．認知症は脳の「器質的な異常」であり，一部の認知症を除いて不可逆であり進行性である．そのことを理解したうえで支援し，**改善できない点は症状を許容することも必要である**．こういった考え方を家族や介助者に説明することも，家族・介助者のburn outを防ぐためには重要であり，医療者の役割である．

2 嚥下障害へのアプローチ

　脳血管性認知症（VaD：vascular dementia）以外の認知症の初期では身体機能の障害はあまり認めず，嚥下動作も同様に比較的維持される．しかしながら，症状の進行にともない嚥下障害が出現し，飲み込まない，口からこぼれる，むせる（誤嚥），窒息する，といった症状がみられるようになる．その結果として，重度の認知症例においては，低栄養と誤嚥，窒息のリスクが高くなる．ここでは，それら低栄養，誤嚥，窒息の回避に重きをおいたアプローチを説明する．

A．食事を摂る時間帯

　重度認知症になると，食行動の異常というよりも，意識レベルの低下のために経口摂取量が減る症例がある．そのときは，声かけなどの刺激も有効である（前出）が，認知症が進行すると，それら刺激を与えても改善が困難な場合も多くなる．そこで重要なのは食事を摂る時間帯の工夫である（図5-15）．

　意識レベルには波があることが多い．レベルが低下しているときは，嚥下機能も低下し，誤嚥のリスクが上がり，嚥下にも時間がかかる．一方，レベルが上がっているときは嚥下機能も比較的良好である．したがって，**「調子の良いときに栄養摂取量をかせぐ」**という考え方で支援を行うと良い．調子の良い時間というのは症例により異なるが，高齢者は朝の経口摂取量が多い傾向があるという報告がある[9]．また，抗パー

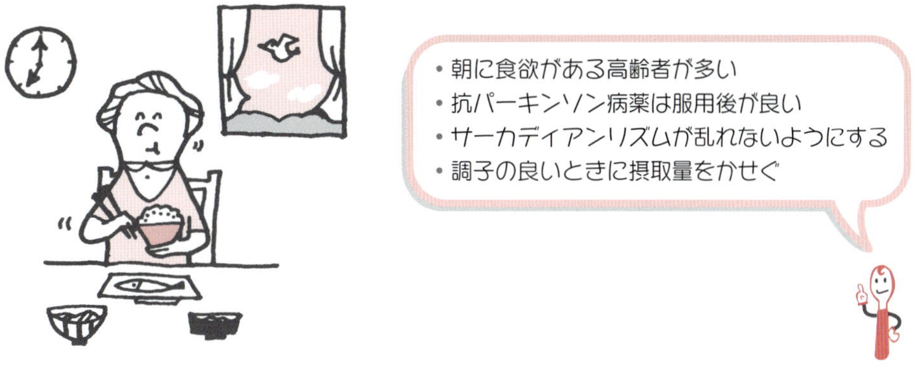

- 朝に食欲がある高齢者が多い
- 抗パーキンソン病薬は服用後が良い
- サーカディアンリズムが乱れないようにする
- 調子の良いときに摂取量をかせぐ

図5-15 食事を摂る時間帯のポイント

キンソン病薬を服用している場合は，服用後のほうが活気があり（on状態）食事がスムースに進む場合が多い．

注意点としては，調子の良いときだけ経口摂取を促すと，かえってサーカディアンリズムを乱すことがあるので，必要な症例に限って適応すべきである．また，栄養摂取量は気にかけておき，トータルで何kcal摂ったか，体重の変動は無いかをモニターしておくと良い．

B. 食事時のポジショニング

認知症の症例では意思疎通が困難であることが多く，息こらえ嚥下などの複雑な嚥下の方法は遂行不可能である．**認知症であっても適応可能であり，かつ効果が大きいのは食事時のポジショニングである**．

1）頸部前屈位

誤嚥防止で重要なのは，頸部が過度の緊張なく前屈位になっていることである．これは座位であっても，リクライニング位であっても共通である．枕やクッションなどを利用することで，自然と嚥下時に頸部前屈位になるようにする（図5-16）．

2）テーブルと椅子

自食をしている症例では，テーブルと椅子の関係に注意しなければならない．椅子とテーブルが遠く離れていると，皿を自分で持てる場合は問題ないが，持てない場合は皿と口の距離が大きくなってしまい，口に運ぶまでに食べこぼす原因となる．また，食べこぼしを避けるために，口を皿に近づけようとすると，どうしても頸部伸展（後屈）位になり誤嚥の原因となる．椅子とテーブルの高さも問題となる．座高が高い症例では，やはり皿と口との距離が遠くなるが，その一方で，座高が極端に低い症例は，テーブルを見上げて食事をすることになり，頸部伸展（後屈）位となり誤嚥の原因となる（図5-17）．座高に合ったテーブルと椅子が準備できると理想的である．

3）リクライニング位

口から咽頭への送り込みが悪い場合は，リクライニング位をとると重力で食べ物が

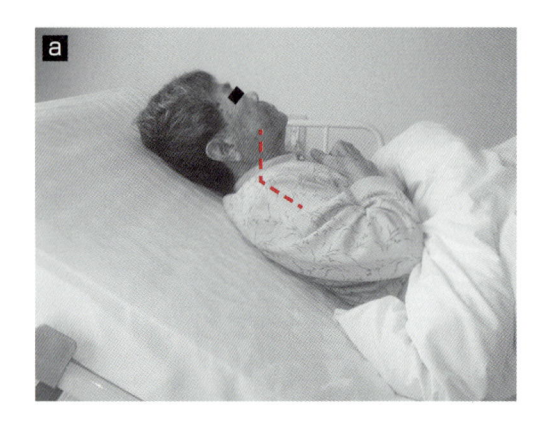

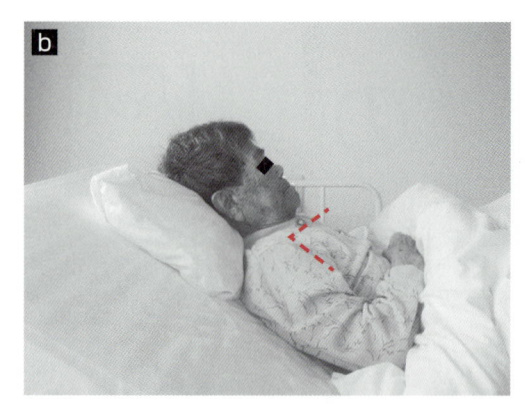

図5-16 頸部の角度
a：頸部が伸展している．この姿勢での食事は誤嚥のリスクが高い．
b：枕を入れて補正すると頸部前屈位となった．

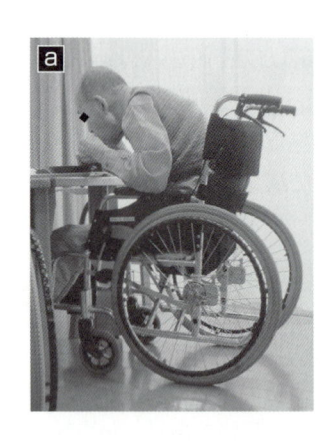

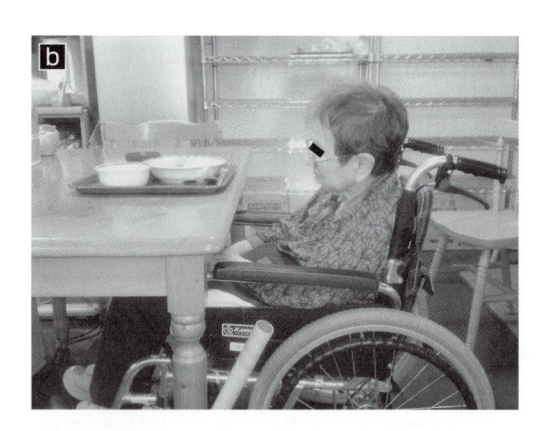

図5-17 テーブルと椅子が合っていない例
a：机が低いため円背となり頸部伸展位となっている．
b：机が高いため食事を目視するには頸部伸展位になる必要がある．

咽頭に流れやすくなる．症例によって適した角度はそれぞれであるが，45°ぐらいが送り込みを助けるためには適している．しかしながら，リクライニング位は自食が困難になるという欠点もある．また，水分などの流れの良い食品は一気に咽頭に流れるために誤嚥の原因になる場合がある．リクライニング位で水分を摂るときはとろみが付いていたほうが安全に摂取できる．

脳卒中後の症例に対しては，誤嚥防止のためには30°のリクライニング位が有効であるといわれるが[10]，**その角度を認知症の嚥下障害例に対して，嚥下機能を評価することなくそのまま適応するのは危険である．**

4）ポジショニングの限界

拘縮によって頸部前屈が困難となる症例もある（図5-18）．とくに認知機能の低下をともなう進行性核上性麻痺（PSP：progressive supranuclear palsy）の症例は，病状の進行にともない頸部が後屈してくることが多い．そのような症例に対しては，頸

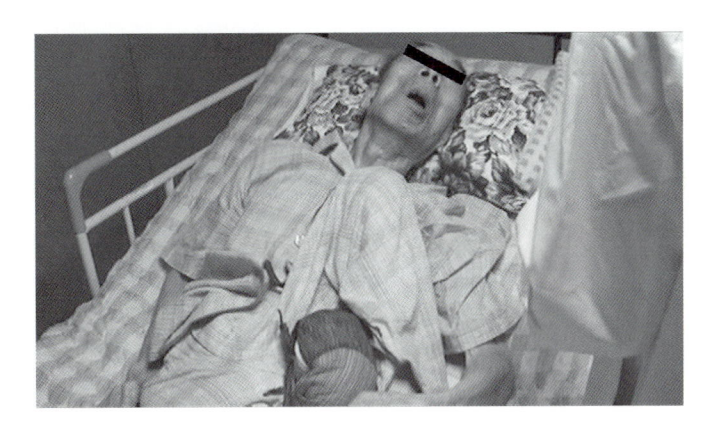

図5-18 頸部前屈位が困難な一例
拘縮等があると適切な頸部前屈位が取れない場合がある．重度のパーキンソン病のため下肢，頸部が拘縮している．

部のマッサージなどで拘縮を防止・改善できれば良いが十分な改善は得られない．そのときは，無理をせずにほかのアプローチを行い，家族には（可能であれば本人にも），頭部が後屈しているため**誤嚥のリスクが高い**ということを情報提供しておくことが重要である．

C. 食事内容の工夫

食事内容の工夫は，認知症の嚥下障害にとってもっとも重要である．その工夫によって，誤嚥や誤嚥性肺炎，窒息，低栄養が予防・改善できる．

1) 食事の温度，味付け

食べ物の温度が体温に近いと，感覚入力として弱いために食品として認知されにくく，口腔内への溜め込みや嚥下遅延の原因となる．嗜好の問題もあるが「温かい」，「冷たい」がはっきりした食事を提供できると良い．食事の時間が長くなると，時間経過にともなって食事の温度が室温に近づいてくるため注意が必要である．

味付けも，食品認知のためにははっきりとした濃いものが理想である．認知症に限らず，高齢者は味覚が鈍くなる傾向がある．また，一部のADやFTDで顕著になるが，嗜好が甘味にかたよる傾向もある[11]．したがって，それら嗜好に合わせて食事内容が決定できると良い．もちろん，疾患を有するために糖分や塩分を控えなければならない症例も存在するが，そのような場合には，**香辛料や柚子，酢などで味覚・嗅覚を刺激する**ことにより食品認知を促す．

2) 嗜好への対応

嗜好は嚥下機能に大きく影響する．臨床でも「好きなものは飲み込むのが早い」，「好きなものは多く食べる」という症例はよく経験するが，極端な例では，嗜好に合ったものは誤嚥しないが，そうでないものは誤嚥するという認知症の症例もいる．これには「空腹時や嗜好に合ったものを食べるときは嚥下にかかわる中枢（島）の発火頻度が上がる」という裏付け研究も報告されている[12, 13]．在宅では嗜好に合わない食事が提供されることは少ないが，**施設や病院では，嗜好と食事内容の不一致のために摂取量**

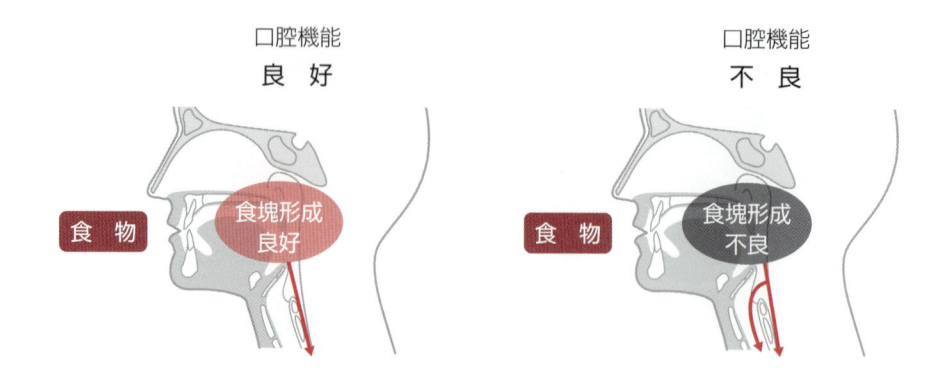

図5-19 口腔の食塊形成機能と誤嚥・窒息
口腔での食塊形成が不良になると，誤嚥や窒息のリスクが高くなる．

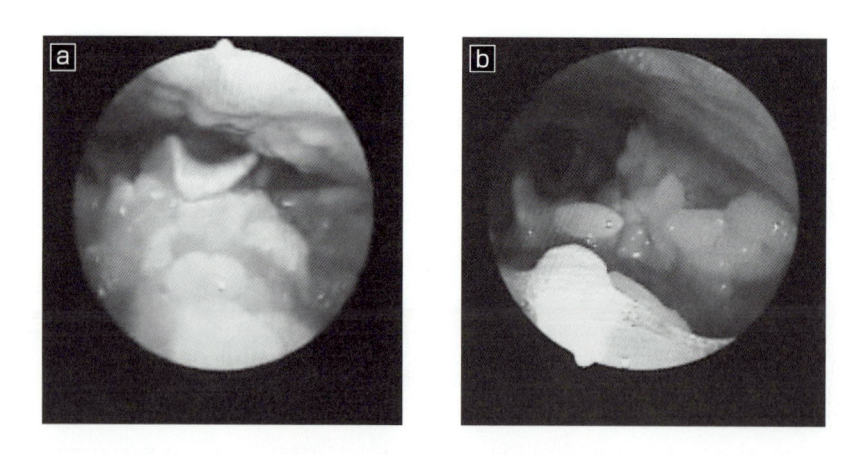

図5-20 食塊形成の良否（口絵9）
a：食塊形成良好．歯がすべてそろっており舌の動きも問題が無い症例．
b：食塊形成不良．歯が無く舌の運動障害がある症例．

が少ないという症例が散見される．入所・入院時には前もって家族から嗜好を聞いておくと良い．

3) **機能に合わせた食事内容**

　誤嚥や窒息なく，安全に嚥下ができるかどうかは，食塊形成の良否に負うところが多いとされる（図5-19）．すなわち，口に入った食事が，「どのように口腔内で食塊としてまとめ上げられ咽頭に流れていくか」によって，誤嚥や窒息のリスクが決まるということである．したがって，**誤嚥や窒息の予防には，口腔の食塊形成機能に合わせた食事を提供することが重要となる**．たとえば，歯がすべてそろっており舌の動きも問題ない症例では，普通米飯を食べても咽頭にはひと固まりにまとめ上げられた食塊が流れてくる（図5-20a）[14)]が，歯が無く舌の運動障害もある症例では，食塊形成が不良なため普通米飯を食べると粉砕されていない米飯がバラバラになって咽頭に流れ込んでくる（図5-20b）．食塊形成が不良な症例に対しては，食塊形成を助けるよ

表5-2 義歯の症例が苦手なもの

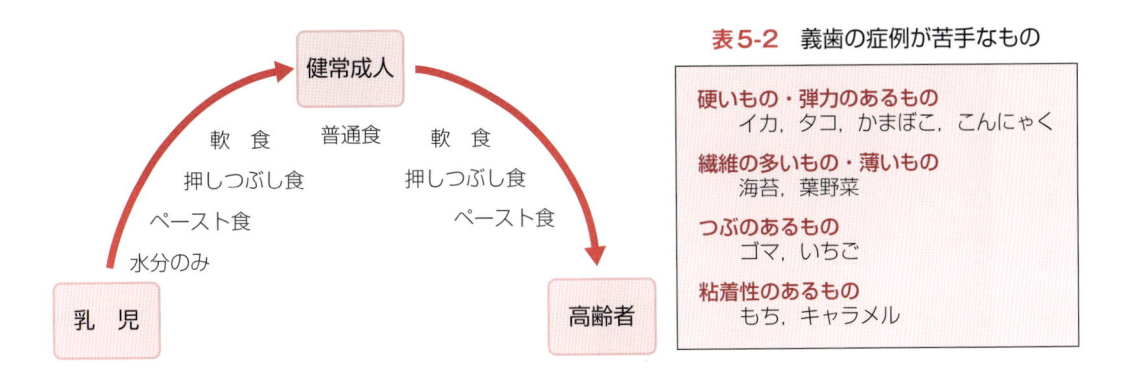

硬いもの・弾力のあるもの 　イカ，タコ，かまぼこ，こんにゃく
繊維の多いもの・薄いもの 　海苔，葉野菜
つぶのあるもの 　ゴマ，いちご
粘着性のあるもの 　もち，キャラメル

図5-21　食事内容の変遷
高齢者にみられる機能低下は，ちょうど小児の発達過程を逆行するように進む．

うな食事，この場合は米飯ではなく粥を提供すればリスクは軽減できる．

　認知症の進行にともない咀嚼ができなくなる症例も存在する．咀嚼できない代わりに，押しつぶしや吸啜（哺乳様動作）が出現してくることも多く，ちょうど小児の経口摂取機能の発達を逆行するように機能低下（退行）する（図5-21）．そのような症例に対しては，小児と同様，機能に適した食事内容を提供すると良い．すなわち，下顎が咀嚼ではなく，単純な上下運動になってくれば押し潰しで食べられる食事を，舌が前後にしか動かないようであればペースト食を提供する[15]．機能が低下（退行）した症例に対して普通食を提供することは，機能とのアンマッチであり誤嚥や窒息のリスクが高くなる．

4）義歯装着症例の食事内容

　不適合な義歯は著しく咀嚼能率が低下するため，歯科医師に調整を依頼する．しかしながら，良い状態の義歯であっても万能ではない．とくに**総義歯は，天然の歯列と比べると3割程度しか咀嚼できないといわれており**，こんにゃくなどの弾性の高いもの，粘度が高いもの，粒が細かいものは苦手である．さらに，繊維性の食品や薄い食品を咬み切ることが難しく，葉野菜などはほぼ丸飲みとなる（表5-2）．義歯での咀嚼が困難な食事は，嚥下機能が健常であれば問題なく嚥下可能であるが，嚥下機能が低下すると誤嚥や窒息の原因となる．したがって，義歯を装着している症例の食事内容を決めるときは，義歯の特徴を知ったうえで行う必要があり，誤嚥や窒息のリスクが疑われるときは苦手なものの提供を避けるようにする．

5）増粘剤，ゲル化（ゼリー）剤の使用

　水分を誤嚥する症例において増粘剤やゲル化剤は有効である．水分は，飲もうとすると勢いよく咽頭に流れ込むため，水分の動きに嚥下動作が追いつかずに誤嚥してしまう．増粘剤でとろみを付けると，咽頭への流入の時間がかせげるため，誤嚥せずに嚥下が可能となる（図5-22）．

　増粘剤の使用時の注意するポイントは，①増粘剤は入れてしばらくしてからとろみが付く，②同じ量を入れても食品によってとろみの付き方が違う，③強いとろみはか

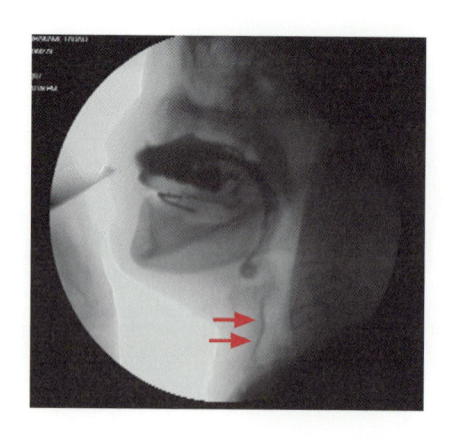

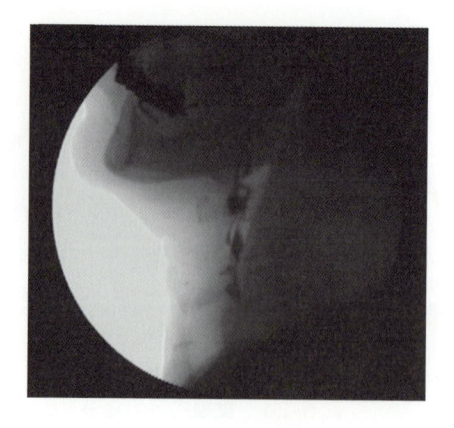

図5-22 とろみのあり・なしによる嚥下の違い(同一症例)
a：とろみなしだと，嚥下前に気管内に水分が流入（誤嚥）している．
b：とろみを付けると咽頭への流入がゆっくりになるため誤嚥せず嚥下できる．

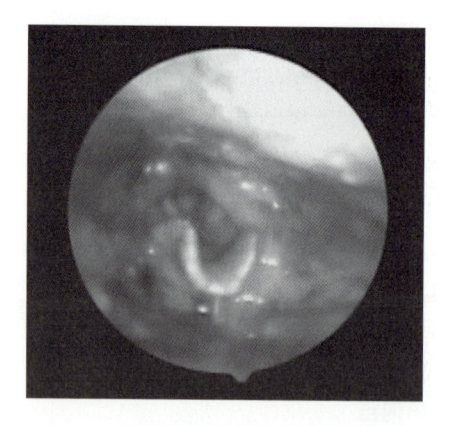

図5-23 とろみを付けすぎたときの内視鏡所見(口絵10)
咽頭にとろみを付与した水分（口絵では緑に着色）が張り付いており，窒息の危険がある．

えって嚥下困難となる，という点である．使い方を誤ると，誤嚥が改善しないばかりか，**強いとろみのために窒息の原因となることがあるので要注意である**（図5-23）．

またゲル化剤でゼリーにすると，梨状窩などから気管へあふれにくくなり誤嚥が防止できる．注意するポイントは，増粘剤の①，②と同じである．

認知症の症例では，増粘剤やゲル化剤を使うと嚥下しなくなることがある（とくにお茶）．おそらく嗜好に合わず，まずいと感じているからであろう．水分の補給は高齢者にとって必要なことであり，水分を飲まなくなると脱水の危険性が高くなるため，そのときは**増粘剤やゲル化剤を使うことの利点と欠点を天秤にかけて方針の決定を行う**．増粘剤・ゲル化剤を使わないと判断したときは，できる限りの誤嚥性肺炎の予防（呼吸理学療法など）を行い，最大限の注意を払って経過をみる．

D. 一口量

脳卒中後の嚥下障害では，一口量は少ないほうが安全であるとされる[16]が，**認知**

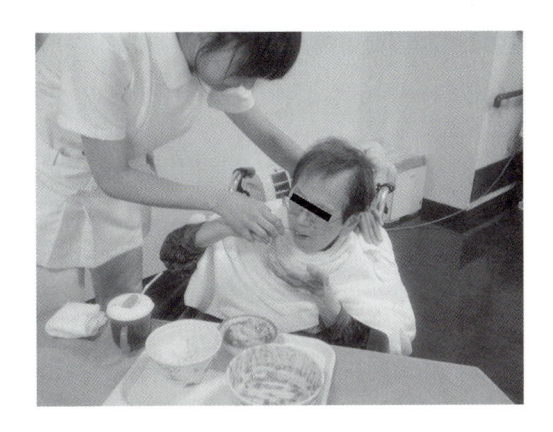

図5-24 食事動作の介助
食事を口に入れるのではなく，食事動作を介助したほうが食事がスムースになる症例も多い．この症例では，介助者が口に入れると食事を吐き出したが，自分で持ったスプーンの動きを介助すると嚥下がスムースになった．

症の嚥下障害では，**一概に少ないほうが良いとは言い切れない**．たしかに少ないほうが安全ではあるかもしれないが，一口量が少ないと嚥下動作が生じない症例が多い．これには，これまでの一口量の習慣が反映されているのかもしれないし，口腔咽頭感覚の低下のために量が多くないと嚥下しにくいのかもしれない．**誤嚥の頻度が許容できる程度であれば，一口量が多いほうが食事はスムースになる**．

　ここでもバランスが重要となる．たとえば，一口量を少なくして誤嚥せずに2時間かけて食事をする，反対に，一口量を多くして20分の食事時間中に2，3回誤嚥する，となった場合は，臨床では後者を選ぶことも多い．しかし，後者を選んで，誤嚥性肺炎を繰り返すようであれば，前者を選択し直すのも臨床である．利点と欠点のバランスを十分説明したうえで，本人や家族が納得できる方法を選択できると良い．

- 少ないほうが良い症例と多いほうが良い症例がある
- これまでの習慣の影響が大きい
- 摂取量や誤嚥の程度などの経過をみて判断する

E. 食事の介助

　食事の介助は，できる限り行わないのが理想である．過度の介助は，症例の取り込み・食べる機能の廃用を生じることになる．見極めが難しいところであるが，食べることに疲労してきたときは介助すると良い．目安としては，食事時間が長くとも1時間で終わるようにする．

1）食事動作の介助

　介助者が口に食事を入れようとすると，拒否するかのように舌で押し出そうとする症例がいる．そういう場合は，可能であれば**症例自身にスプーンを持たせて，そこに介助者が手を添え，そのスプーンを用いて食事を口に入れるとスムースに嚥下できる**ことがある（**図5-24**）．これは認知症にときどきみられる症状であり，自分で食べて

いたときの一連の動作のプログラムが残っているために，他人に食べさせてもらうというプログラムが構成できていないのかもしれない．

2）交互嚥下：食べる順番に注意

嫌いなもの，食べにくいものが連続して口に入ると，嚥下しなくなることや異常に嚥下まで時間がかかることがある．自食している健常者は，無意識のうちに食べにくいものの後には，食べやすいものを口に入れてスムースに食事をしている．しかしながら，**認知症で食事介助を受けている症例は，次に食べたいものを訴えることができないため，介助者が察する必要がある**．食べにくいもの，食べやすいものを交互に食べることで，食事をスムースに進めることを交互嚥下という．

3）咽頭への流し込み：リクライニング位などの利用

認知症の症例のなかには，咽頭期には問題ないものの，口腔期が障害されて経口摂取が進まなくなることがある．そのような症例では，リクライニング位にする，舌軟口蓋閉鎖を徒手的に開く，などして強制的に咽頭に食事が流れていくように支援する．できれば，咽頭期が問題ないことは嚥下内視鏡か嚥下造影で確認しておくと安心である．**そのような食事の仕方が，症例や家族にとって喜びにつながるかどうかを考えることは非常に重要なことであり**，喜びにつながっているのであればできる限りの支援を続けていくべきである．しかし，そのような食事の仕方が本人や介助者の苦痛となるのであれば胃瘻やターミナルケアを考える必要が出てくる．

F. 歯科治療

意思表示ができる高齢者は，口腔の痛みや義歯の不適合を訴えることができるが，訴えができない認知症の症例では，食欲低下や嚥下困難といった嚥下障害の症状として現れることが多い．

1）歯科受診の目安

急な食欲低下，食欲に波がある，嗜好に変化があった，歯磨きのときに嫌がる部位がある，といった場合には歯科受診を薦めると良い（図5-25）．義歯が外れやすい場合には，その改善の可否も含めて一度歯科を受診したほうが良い．義歯を調整・修理しても残存歯や歯槽骨の状態によっては，安定が改善できない場合もあるが，そのときは食事内容の工夫による対応が必要である．

2）義歯の調整・修理

認知症の症例で義歯の不適合が認められた場合は，現存の義歯に合わせて咀嚼や食塊形成の動作がプログラムされているため，**基本的には調整や修理で対応したほうが良い**（図5-26）[17]．新しい義歯を作った場合は，その新しい義歯を使いこなすプログラムが必要となるが，認知症の場合はそれが困難である．

3）義歯の新製

どうしても新製しなければならないときは，旧義歯をできる限り再現することがポイントである．参考にする旧義歯が無いときは，機能に合わせた義歯を作製する必要がある．たとえば，ペースト食やゼリー食を摂取している症例では，咀嚼は必要なく舌での押しつぶしや送り込みがメインであるため，咀嚼を重視した義歯は不要であり，**咬合高径（咬み合わせの高さ）は少し低いほうが良い**．また，新製するときは，認知

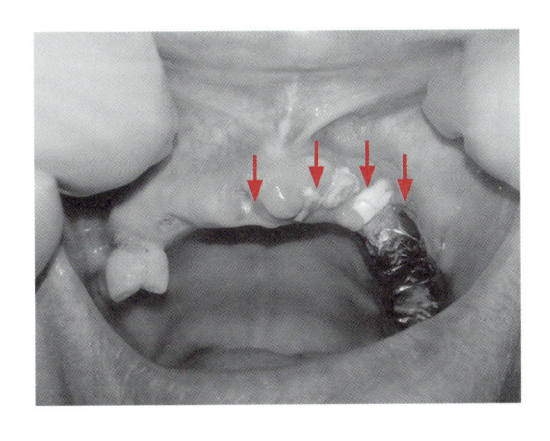

図5-25 認知症例の口腔内
義歯の下の残根の周りに炎症があり（→），義歯装着時の食事の痛みの原因となっている．
自分で症状を訴えられない症例では，介助者が気付く必要がある．

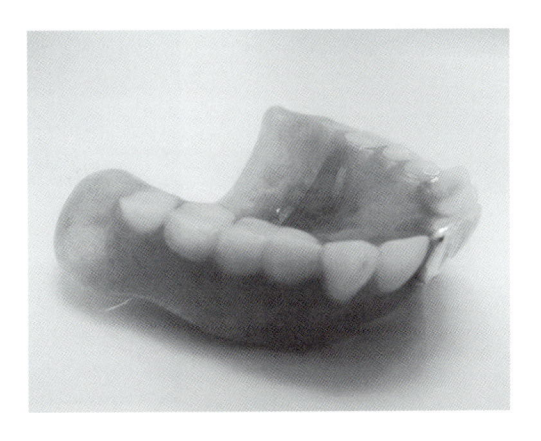

図5-26 使いこまれて人工歯がすり減っている義歯（上顎）
認知機能に問題がない場合は新製することが望ましいが，認知症の症例では新たに作製せず調整で使い続けるほうが良い．

症では義歯の使いこなしが難しく，作っても装着してもらえない可能性が高いことを家族や介助者に十分説明しておく．

4）義歯の必要性

咀嚼をしている症例には義歯は必要である．また，義歯を入れることで嚥下がスムースになったり，誤嚥が減ったりするときは，義歯は装着しておいたほうが良い．しかしながら，あまりに安定が悪い場合や症例が装着を嫌がる場合は，義歯装着・非装着で嚥下の状態（食事時間，むせの頻度，発熱頻度，嚥下内視鏡の所見など）を比較し，差が無いのであれば外すのも一法である．**嚥下において義歯は利点もあるが欠点もあるため，バランスをみて要・不要が判断できると良い．**

義歯の利点
・食物粉砕能力の向上
・顎位の安定
・頬，口唇の緊張保持

義歯の欠点
・口蓋等の感覚の低下
・舌・口蓋間の距離の延長

利点と欠点のバランスをみて，装着の要否を判断する．

5）口腔の原始反射の出現

重度認知症の症例では，口腔の原始反射が認められることがある[18]．代表的なものは，吸啜反射，咬反射，口すぼめ反射，などであり，これらは乳児期に認められるものであるが，発達とともに大脳皮質や錐体路といった上位中枢からの抑制がかかるために消失するといわれている．認知症の症例では，その抑制が取れるため原始反射が再出現すると考えられている．一つの目安として，このような反射が再出現している症例では，義歯の装着は困難となる場合が多く，義歯の新製も無意味となる．

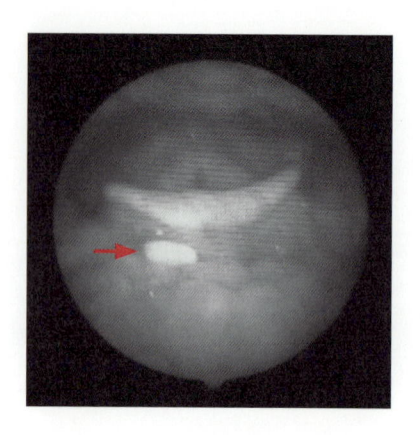

図5-27　薬の咽頭残留（口絵11）
嚥下障害の症例では喉頭蓋谷に薬剤が残留しやすい（→）ので注意が必要である．

- 歯科疾患を常に疑う
- 義歯はできるかぎり調整で対応
- 義歯を入れないほうが良い症例もある

G．服薬の方法

　薬を服用することは非常に高度な嚥下機能を要する．嚥下障害がある認知症の症例では，服薬時に水を誤嚥する，錠剤を飲まずに咬んでしまう，咽頭に薬が残っていてもわからない（図5-27），薬を誤嚥する，といったさまざまなトラブルが発生する．したがって，服薬のスキップによる弊害だけでなく，薬の服用自体が害となることがあるので認知症の服薬は困難を極める．

　水での服用が難しいときは，**ゼリーを用いて嚥下すると比較的安全に飲むことができる**．ゼリー状のオブラートも市販されているので，それを用いるのも良いが，ゼリーであれば蒟蒻ゼリー以外どれでも可である．ゼリーでくるんだり（図5-28），ゼリーのなかに埋めたりして服薬すると誤嚥のリスクも軽減される．どうしても錠剤が飲めない場合は，薬剤師と相談したうえで，剤形を変更する，粉砕して食べ物と混ぜる，簡易懸濁法で溶かす，といった方法をとると良い．

- 口腔内に残っていないか確認
- ゼリーで服用する
- 簡易懸濁法を考慮

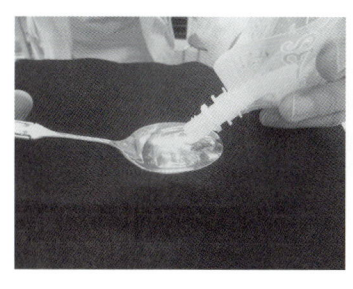

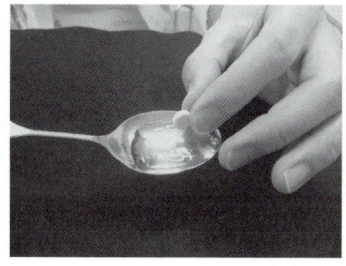

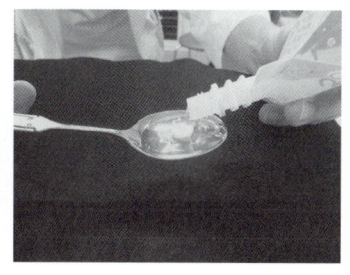

図 5-28　ゼリーを使った服薬（口絵 16）
ゼリーで錠剤をくるむようにして飲むと，スムースに飲めることが多い．

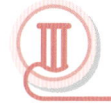

III 理想と現実のバランス

　以上，さまざまな食事支援の方法を説明したが，どのタイプ（原因疾患）の認知症にはこの方法，という決まりきった方法はない．各症例のタイプとその症例の生活，性格をよく考慮して，適切な支援方法を，まさに手探りで楽しみながら求めていくのが認知症の支援の醍醐味である．

　なかには，こうやれば改善するとわかっていても，その症例が受容してくれないこともあり，そのときはほかに改善できる方法が無いかどうかを考える．ほかに方法が無い場合は，何もしないのではなく，改善しなかった場合の弊害を考え，**①害が出ても許容できる範囲であれば許容する，②害が出ることを予防する，③害が出ても早期対応できるようにする，④害が出ても混乱しないように十分家族に説明しておく**，といった数段構えの対応ができると良い．例を上げると，水分にとろみを付ければ誤嚥は軽減できるが，症例がとろみを受容できなかった場合は，ほかの方法として，すべてゼリーにすることも考えられる．しかし介助者の負担としてゼリーにすることが不可能な場合は，①むせても発熱が無ければ許容する，②発熱しないようにドレナージを指示しておく，③発熱した場合には肺炎を疑ってかかりつけ医の診察を受ける，④発熱・肺炎の可能性を十分家族に説明しておく，というように**常に次善の策が準備できると良い**．

　回復期の嚥下障害は改善の可能性もあるため，「今，努力・我慢すれば今後良くなるかも」という見通しを立てて，ある程度生活の制限を強いても受容できる場合が多い．しかしながら，認知症の症例の嚥下障害は，慢性に，かつ生活の場で経過するため，制限を強いたところで認知機能の問題もあり受容できない．どの程度であれば受容できるかをよく考えたうえで方針を決定する必要がある．**制限を強いるのではなく，楽しみを奪わない・楽しみを与えるという考えのもと行うのが認知症のリハのポイントである**．

参考文献

1) 野原幹司：直接訓練と食事介助．日本在宅医学会雑誌，10(2)，103-106，2009．
2) 丸山哲弘：認知症診断のポイント．MB Med Reha，91：7-20，2008．
3) 認知症介護研究・研修センター：改訂 認知症の人のためのケアマネジメント センター方式の使い方・活かし方．認知症介護研究研修東京センター，東京，28-45，2006．
4) ナオミ・フェイル：バリデーション－痴呆症の人との超コミュニケーション法．藤沢嘉勝，篠崎人理，高橋誠一(訳)，筒井書房，東京，53-74，2001．
5) 地方独立行政法人 東京都健康長寿医療センター研究所：第1章 認知症高齢者の食行動観察調査方法の考案．認知症高齢者の食行動および支援に関連した課題に関する調査研究報告書(平成21年度厚生労働省 老人保健健康増進等事業)，8-32，2010．
6) 野原幹司：食事介助・支援．訪問歯科診療ではじめる摂食・嚥下障害へのアプローチ．植松 宏(監修)，医歯薬出版，東京，60-77，2007．
7) 川畑信也：認知症の薬物療法．MB Med Reha，91：95-100，2008．
8) 石合純夫：半側空間無視と関連症状．Clinical Neuroscience，9(4)：441-444，2001．
9) Morley JE：Anorexia and weight loss in older persons. J Gerontol Med Sci, 58：131-137, 2003.
10) 藤島一郎：摂食・嚥下障害のリハビリテーションアプローチ．脳卒中の嚥下障害 第2版，医歯薬出版，東京，87-135，1998．
11) Mungas D, Cooper JK, Weiler PG, et al：Dietary preference for sweet foods in patients with Dementia. J Am Geriatr Soc, 38：999-1007, 1990.
12) Tataranni PA, Gautier JF, Chen K, et al：Neuroanatomical correlates of hunger and satiation in human using positron emission tomography. Proc Natl Acad Sci USA, 96：4569-4574, 1999.
13) Gordon CM, Dougherty DD, Rauch SL, et al：Neuroanatomy of human appetitive function：A positron emission tomography investigation. Int J Eat Disord, 27：163-171, 2000.
14) 深津ひかり，野原 幹司，佐々生 康宏，他：内視鏡を用いた嚥下直前の食塊の観察．日本摂食嚥下リハ会誌，14(1)：27-32，2010．
15) 弘中祥司：食べる機能の発達．MB Med Reha，122：1-8，2010．
16) 清水充子：嚥下訓練・摂食訓練．MB Med Reha，57：41-51，2005．
17) 野原幹司：摂食・嚥下障害への歯科補綴的アプローチ．訪問歯科診療ではじめる摂食・嚥下障害へのアプローチ．植松 宏(監修)，医歯薬出版，東京，104-114，2007．
18) 菊谷 武：認知症患者に見られる摂食・嚥下障害．地域リハ，5(12)：1057-1060，2010．

6 栄養へのアプローチ

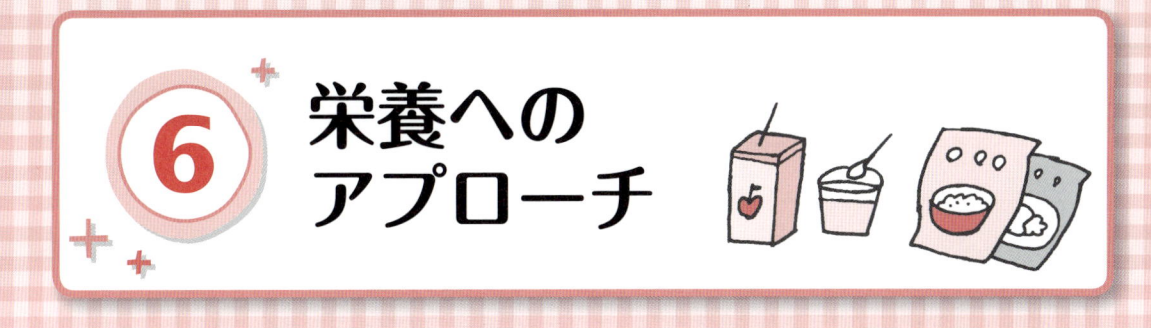

はじめに

　摂食・嚥下は，QOLの面からも非常に重要であるが，栄養摂取という生命維持のためにも重要な役割を担う．摂食・嚥下の大きな目的の一つは必要とされる量の栄養摂取であり，摂食・嚥下障害は低栄養へとつながる．そういう意味では，前出のような食行動の障害や嚥下障害へのアプローチにより，摂食・嚥下障害が改善できれば低栄養は防止できる．しかしながら，食行動や嚥下の障害に対するアプローチだけでは必要栄養量が経口摂取できない症例も存在する．そのような症例に対しては，低栄養へのアプローチが必要となる．ここでは，一部食事介助と重複するが，低栄養へのアプローチについて説明する．

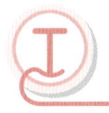

I 認知症の発症と栄養

　認知症の危険因子として，とくにアルツハイマー型認知症（AD：Alzheimer's disease）では肥満，高脂質，高エネルギー，糖分過剰などが報告されている[1〜4]．しかしながら，これらの報告のほとんどは欧米からの報告であり，わが国では，ビタミン不足，ミネラル不足，n-3系多価不飽和脂肪酸不足，低エネルギーなどが危険因子として報告されている[5]．認知症の発症や進行は，栄養によってのみ規定されるものではないため，あいまいな結論となっているが，わが国では「過剰」ではなく「欠乏」の危険因子の影響のほうが大きいようである．実際に，わが国のAD症例はBMIが低くむしろ痩せていることが知られている．したがって，認知症の栄養を考えるときは，低栄養に対するアプローチが，栄養確保のためにも，認知症の進行抑制のためにも有効と考えられている．

　積極的な認知症の予防・抑制には，ビタミン，ファイトケミカルなどの抗酸化物による高ホモシステイン血症の予防を筆頭に，魚油のn-3系多価不飽和脂肪酸の摂取，糖分摂取のコントロールなどが栄養学的に考えられているが[5]，今のところ確たるガイドラインがある訳ではない．今後のさらなる研究が望まれている．

II 高齢者の低栄養

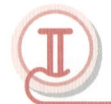

1 マラスムス型とクワシオコール型

　　低栄養にはマラスムス型とクワシオコール型の2つのタイプがあるとされる．マラスムス型はエネルギー源とたんぱく質の欠乏した状態であり，骨格筋や脂肪が減少し，血清アルブミン値は比較的保たれるものの体重減少が著明なタイプである．他方，クワシオコール型は，エネルギー源は十分であるがたんぱく質が欠乏した状態で，脂肪組織や骨格筋は比較的保たれているものの全身に浮腫があり，体重減少もあまりないタイプである．**高齢者の低栄養は，これら両者を合併したものがほとんどである**．

2 低栄養の原因 ─飢餓，侵襲，悪液質

　　低栄養は原因により「飢餓」と「侵襲」，「悪液質」とに分けられる．これらは（厳密には異なるが），「エネルギー摂取不足」，「急性疾患に関連した低栄養」，「慢性疾患に関連した低栄養」ともいえる．

　　ここで重要となるのは，**認知症の症例においては，ほかに疾患をともなわない場合は，飢餓による低栄養を生じているということである**．すなわち，エネルギー摂取不足の改善が低栄養の改善へとつながる．

> 飢　餓 ≒ エネルギー摂取不足
> 侵　襲 ≒ 急性疾患に関連した消耗
> 悪液質 ≒ 慢性疾患に関連した消耗

3 高齢者の栄養状態

　　高齢者の栄養状態についてはさまざまな報告があるが，在宅や施設，病院において1～8割程度の高齢者が低栄養であるといわれている[6, 7]．認知症の栄養状態についてもさまざまな報告があるが，わが国の報告では認知症の症例はBMIが低いとされている[5]．いうまでもなく，重度の認知症の症例では嚥下・摂食障害もあいまって栄養状態は悪化する．終末期の認知症では著しい経口摂取量の低下があり，低栄養は必発である．

III 低栄養による弊害

　　低栄養は「栄養状態が悪い」，「痩せている」というだけではなく，さまざまな弊害を引き起こす[6]．それらは認知症の嚥下機能についても大きく影響し，筋力低下にともなう咀嚼・嚥下機能低下，認知機能低下にともなう食行動の異常の悪化，免疫力低

下による誤嚥性肺炎のリスク増大・治癒不全，などさまざまな問題の原因となる．したがって，認知症の嚥下障害症例では，低栄養は，嚥下障害の原因としても，嚥下障害の結果としても重要であり，必ずフォローするべき病態である（図6-1）．

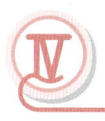

IV 栄養状態の評価

　栄養の評価には，スクリーニングであるSGA（主観的包括的アセスメント subjective global assessment）[8]をはじめとして，数々の栄養の指標となる項目が知られており，急性期症状があるときや厳密な栄養管理が必要な場合は非常に有用である．しかしながら，認知症の症例においては，低栄養は慢性に経過することが多く，また，認知症の低栄養が問題となるのは，在宅や施設など生活の場であり医療ソースが限られていることも多い．ここでは，在宅や施設での栄養評価を解説する．

1 体　重

　慢性に経過する認知症のような疾患にとっては，栄養の評価に体重は非常に重要である．数日の間の3～4%の体重の上下は，水分や摂取物，排泄のバランスのズレによるものが大きいが，**数ヵ月かけて5％以上減少している場合は飢餓の進行を疑う**．BMIを用いて現在の体格を評価しておくことも有用であるが，そのときも認知症発症前のBMIとの比較が重要である．

2 身体計測

　上腕周囲長，上腕三頭筋皮下脂肪厚，肩甲骨下部皮下脂肪厚が有名であり，それら値には基準値も発表されているので比較すると良い[9]．インサーテープやキャリパーを用いて測定する方法があるが，臨床では主観も重要である．毎回の測定が困難であっても，**上腕や肩甲骨周囲を触診することで，その症例の栄養状態を把握する**ように努める（図6-2）．

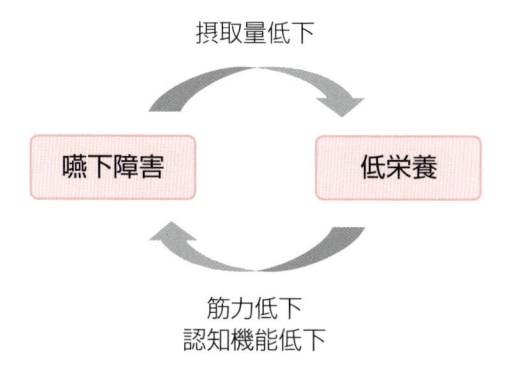

図6-1　低栄養と嚥下障害

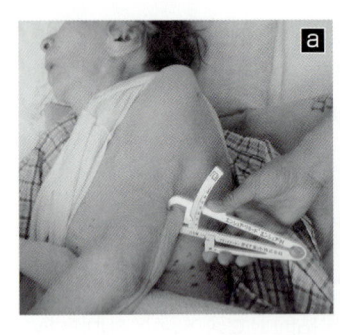

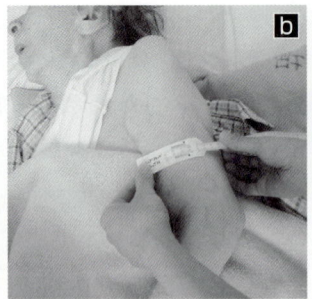

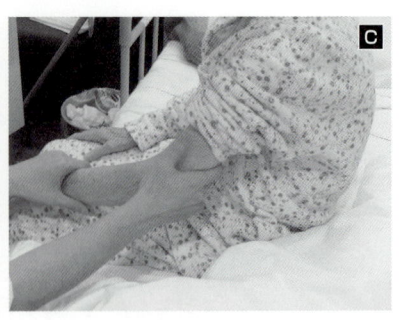

図6-2 身体計測
a：キャリパーを用いた上腕三頭筋皮下脂肪厚測定．
b：インサーテープを用いた上腕周囲長の測定．
c：定量的でなくても触診で栄養状態を知ることも重要である．

3 血液検査

栄養の指標として，もっとも有名なのが血清アルブミンである．その値は余命や生活機能障害の予知因子となり，老化の指標になるといわれている[10]が，画一的に血清アルブミンを低栄養の指標にするのには注意が必要である．アルブミンは肝臓で合成されるため，肝機能が低下すると値は低下する．また，炎症が存在するとCRP（C反応性タンパク C-reactive protein）の上昇にともない値が低下する．ほかにも，姿勢や水分バランスなど，さまざまな因子の影響を受ける．**アルブミンの値のみで一喜一憂するのではなく，総合的な栄養評価が重要である**．

また，栄養の指標としてRTP（rapid turnover protein）であるプレアルブミンなどが知られているが，それらは急性期の栄養管理に用いられるものであり，慢性に経過する飢餓の低栄養に対してはあまり有用ではない．

4 栄養摂取量

身体の評価ではないが，必要栄養量と比べて実際はどれぐらい量の栄養を摂取しているかを知ることは栄養評価につながる．Harris-Benedictの計算式や簡易式があるが，厳密にその値の摂取を目指すのではなく，**あくまで目安として用い，最終的には体重や身体計測，血清アルブミンの値などで摂取量の補正が行えると良い**（表6-1，2）．

施設などで「食べ残しが多い」という訴えが出ることがあるが，入所者にほぼ共通した食事が提供されている場合は，ある症例にとっては「食べ残してちょうど良い」ということもある（図6-3）．「計算上の必要栄養量」と「実際に摂取している量」のカロリーを算出し，大きくズレておらず体重変化も無ければ，食べ残してちょうど良いということになる．

表6-1 必要栄養量の求め方

Harris-Benedictの式
総エネルギー必要量（kcal） 　　＝BEE*×活動係数**×ストレス係数** 男性： 　　BEE＝66.5＋13.75×体重（kg）＋5.00×身長（cm）－6.76×年齢（歳） 女性： 　　BEE＝655.1＋9.56×体重（kg）＋1.85×身長（cm）－4.68×年齢（歳）
簡易式
総エネルギー必要量（kcal） 　　＝体重（kg）×20〜35（kcal）

＊BEE：基礎代謝量
＊＊活動係数，ストレス係数：**表6-2**を参照のこと

表6-2 活動係数とストレス係数

活動係数	自力歩行不可能	1.2
	軽労作	1.3
	中労作	1.4〜1.5
	重労作	1.5〜2.0
	※発熱している時は体温が1℃上昇することに15％増加する	
ストレス係数	手術後：大手術	1.2
	小手術	1.1
	悪性新生物	1.1〜1.45
	熱傷：0〜20％体表	1.0〜1.5
	20〜40％体表	1.5〜1.85
	40〜100％体表	1.85〜2.05
	感染症：軽症（流感など）	1.2〜1.5
	重症（敗血症など）	1.5〜1.8
	褥瘡	1.2〜1.6
	外傷	1.15〜1.7

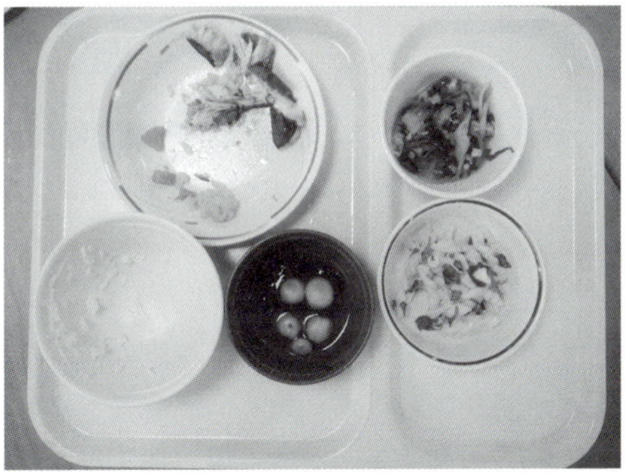

図6-3 施設での食べ残し
食べ残しがあるということで家族が心配していたが，もともとの提供量が多く，食べ残しがあっても必要栄養量は摂取されていた．

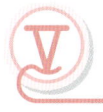

Ⅴ 低栄養に対するアプローチの実際

　まず行うことは，食行動の障害と嚥下障害に対するアプローチである（第5章参照）．それでも栄養状態に問題がみられる場合には，栄養改善に重きを置いたアプローチが必要である．

1 食事摂取の時間帯の工夫

　食行動の障害や嚥下障害へのアプローチと重複する部分もあるが，栄養摂取のために食事の時間帯を工夫すると良い．サーカディアンリズムを把握し，摂取できるときに摂取栄養量をかせぐのがポイントである．症例により異なるが，高齢者は朝の経口摂取量が多い傾向があるという報告がある[10, 11]．そのような朝に食欲がある症例に対しては，朝の提供カロリーを多くして1日トータルで必要栄養量が摂取できるように

する．また，抗パーキンソン病薬を服用している場合は，服用後のほうが，活気があり（ON状態）食欲も増す場合が多い．食べられるときに食べる，という考え方が重要である．

2 間食の利用

胃に食物が送り込まれたときは，一酸化窒素が放出され胃前庭部が拡張するため，さらに多くの食物を食べることが可能となる．しかしながら，高齢者ではその一酸化窒素の放出不足が生じ，十分な胃前庭部の拡張がみられないため[11]，十分量の食事が摂れなくなることがある．そういう場合は，**間食を有効に利用する**ことである．一般には午後3時に1回の間食を摂ることが多いが，1回の食事量が少なく1日のトータルの摂取量を上げたいときには，さらに回数を増やすことも検討すると良い．

3 脂質の利用

3大栄養素のうち，炭水化物とたんぱく質の供給エネルギー量は1g当たり4 kcalとなるが，脂質は9kcalであり，脂質を調理に利用すると摂取カロリーを上げることができる（図6-4a）．摂取カロリーにおける脂質が占める割合は一般には20～30％とされているが，**摂取カロリーを上げるため脂質が50％程度になることもある**（図6-4b, c）．詳しい脂質の提供方法は，栄養士とコンサルテーションできると良い．

4 嗜好に合わせる

低栄養の改善にも嗜好は重要である．とくに認知症の症例においては嗜好の変化やこだわりが強くなるため，それらを利用して必要栄養量を摂取するようにする．理想は嗜好に合わせつつ，バランスよく必要な栄養量・栄養素が取れることである．たとえば，嗜好が甘味に偏った場合には，**甘いもので栄養バランスが取れるような工夫が必要である**．

なかには，ある一定の食物しか食べなくなり，どうしても栄養バランスが取れなく

a. 3大栄養素の供給カロリー量

炭水化物 ：4kcal/g
たんぱく質：4kcal/g
脂　質　：9kcal/g

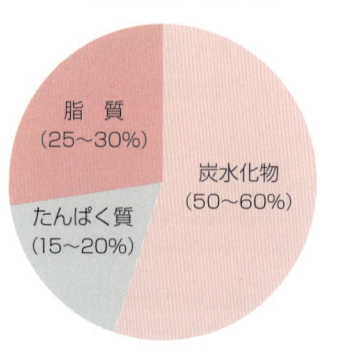

b. 標準的なバランス

- 脂質（25～30％）
- たんぱく質（15～20％）
- 炭水化物（50～60％）

c. 脂肪メインの摂取

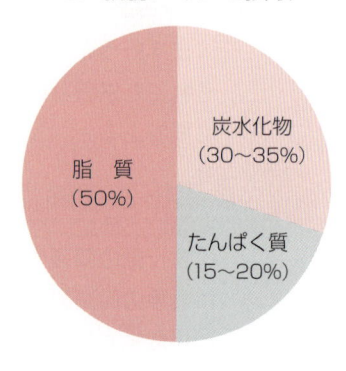

- 脂質（50％）
- 炭水化物（30～35％）
- たんぱく質（15～20％）

図6-4　3大栄養素
摂取量が少ないときは脂肪を多く摂ることで効率よくカロリーをかせぐと良い．

なる認知症の症例もあるが，そのときは，**バランスよりも摂取量を重視したほうが良い場合が多い**．摂取量が足りない場合は改善が困難であり即低栄養の問題が生じるが，バランスが悪いときは投薬やサプリメントで補正ができることも多く，臨床上問題となることも実際は多くない．

5 栄養剤（栄養補助食品）の利用

　栄養剤はたんぱく質，炭水化物，脂質，電解質，ビタミンなどの身体の維持に必要な成分をバランス良く配合した食事の代わりとなる高エネルギーの栄養補給剤である．経管栄養で用いられることも多いが，経口のみの症例においても，食事では不十分な栄養を補うために有効である．

　栄養剤は，半消化態栄養剤と消化態・成分栄養剤に分けられるが，一般に低栄養の認知症例の栄養補助に用いるのは半消化態のものである．半消化態栄養剤には，医師の処方が必要な「医薬品」と不必要な「食品」の2種類があるので，症例の負担や施設，病院の状況によって使い分けると良い（**表6-3**）．

表6-3　経腸栄養剤の分類

医薬品
処方箋が必要
味・形状の種類が少ない
成分栄養剤・消化態栄養剤あり
病態別の種類が少ない
食品
処方箋が不要
味・形状が豊富
半消化態栄養剤のみ
病態別の種類が多い

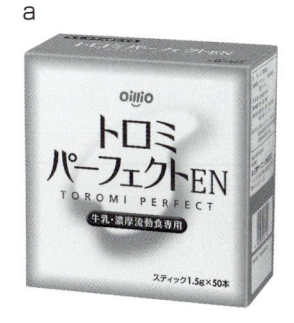

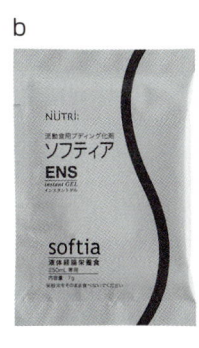

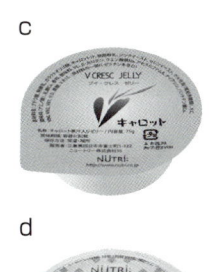

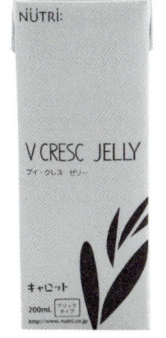

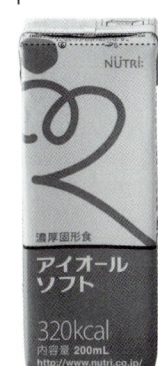

図6-5　経腸栄養剤に適した増粘剤とゼリー状の栄養剤
（a．日清オイリオグループ株式会社　b〜f．ニュートリー株式会社　提供）

食品の栄養剤のなかにはたんぱく質を多く含むものもある．血清アルブミンの値が低いと，その改善のためにたんぱく質含有量が多い栄養剤が選ばれることがあるが，血清中のアルブミンはほとんどが肝臓で合成されるため，経口で補ってもあまり意味が無い．**高齢者の場合は潜在的な慢性腎疾患も多く，過度のたんぱく質の摂取は腎機能障害へとつながる**．褥瘡などが無ければたんぱく質を積極的に補う必要はなく，一般的な栄養バランスのもので十分である．

栄養剤は甘いものがほとんどであるが，認知症の症例では嗜好が甘味に偏っていることもあり抵抗なく受け入れられることが多い．液体の誤嚥の危険性がある場合には，増粘剤やゲル化剤の添加やゼリー状の栄養剤の利用を考慮する（図6-5）．

Ⅵ 柔軟な多方面からのアプローチ

認知症の嚥下障害の臨床では，意思疎通が困難であることや，介助者のマンパワーのために最善と思われる嚥下リハが上手く適応できない．そのとき次善の策として提供できるのが栄養からのアプローチである．認知症の低栄養の改善は栄養学の知識も必要であるが，意思疎通が困難なため，それだけでは対応しきれない部分も多く，**認知症の病態を知ったうえで多方面からのアプローチが必要である**．多職種の協力のもとに栄養改善のアプローチが行われることが理想である．

参考文献

1) Grant WB：Obesity and Alzheimer disease：roles of diet and genetics. Arch Intern Med, 164 (1)：109-110, 2004.
2) Luchsinger JA, Tang MX, Shea S, et al：Caloric intake and the risk of Alzheimer disease. Arch Neurol, 59 (8)：1258-1263, 2002.
3) Petot GJ, Friedland RP：Lipids, diet and Alzheimer disease：an extended summary. J Neurol Sci, 226 (1-2)：31-33, 2004.
4) Luchsinger JA, Tang MX, Shea S, et al：Hyperinsulinemia and risk of Alzheimer disease. Neurology, 63 (7)：1187-1192, 2004.
5) 植木彰：認知機能と栄養・食事．臨床栄養，112 (2)：130-134, 2008.
6) Thomas DR, Ashmen W, Morley JE, et al：Nutritional management in long-term care：development of a clinical guideline. Council for Nutritional Strategies in Long-Term Care. J Gerontol A Biol Sci Med Sci, 55 (12)：M725-734, 2000.
7) 杉山みち子，清水瑠美子，岩木陽子，他：高齢者の栄養状態の実態―nationwide study―．栄養－評価と治療，17：553-562, 2000.
8) Detsky AS, McLaughlin JR, Baker JP, et al：What is subjective global assessment of nutritional status？ J Parenter Enteral Nutr, 11 (1)：8-13, 1987.
9) 日本人の新身体計測基準値JARD2001．栄養－評価と治療，19（増刊），2002.
10) 熊谷修：高齢者の栄養改善アセスメント．総合ケア，15 (7)：16-21, 2005.
11) Morley JE：Anorexia and weight loss in older persons. J Gerontol A Biol Sci Med Sci, 58：131-137, 2003.
12) 真鍋久，岡本睦友，鈴木秀子：在宅高齢者の健康と食事内容の実態調査．日本食生活学会誌，18：117-125, 2007.

7 リスク管理

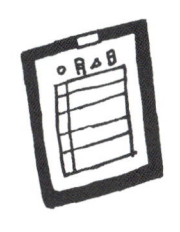

はじめに

窒息は突然起こるため，気持ちや器具の準備ができていないとパニックになって十分な対応ができなくなる．常日頃からの心積もりやシミュレーションが重要である．嚥下臨床にかかわる以上，いつ，どんな場面で窒息が起きても対応できるようにしておくべきである．

I 窒息のリスク管理

1 高齢者と窒息

嚥下障害の症例の呼吸器合併症として，もっとも避けられるべきは窒息である．窒息は生死にかかわる重要な合併症であり，ほとんどの場合が予期せず生じるために，生じたときは本人だけでなく，まわりの家族もパニックとなる．また，致死的な窒息となった場合には，突然死という結末になり，家族が死を受容することが非常に困難となる．しかしながら，在宅や施設では年間約4,000人を超える高齢者が窒息で亡くなっているという報告があるように（**表7-1**）[1]，高齢者にとっては決して少なくない合併症である．また，嚥下障害の症例を対象とした調査の結果，1年間に窒息を経験した症例が約12％も存在することが明らかになった[2]．このことは，高齢の認知症例の嚥下にかかわるとき，**窒息は無視できないものであり，緊急時の対応法はすべての人が身につけておく必要がある**．

表7-1 家庭内の不慮の事故による死亡者総数と窒息・胃内容物の誤嚥による死亡者数

	1995年	2000年	2003年	2004年	2005年	2006年
不慮の事故による死亡者総数	45,323	39,484	38,714	38,193	39,863	38,270
気道閉塞を生じた食物の誤嚥による死亡者（窒息）	3,846	3,985	4,207	4,206	4,485	4,407
胃内容物の誤嚥による死亡者	1,206	1,207	1,312	1,276	1,433	1,500

窒息での死亡者数は年間4,000人を超え，胃内容物の誤嚥も年間1,000人を超える．
（厚生労働省．2006年厚生労働省データベース）

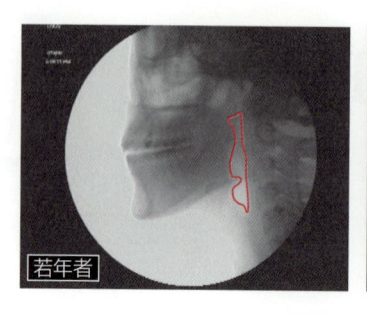

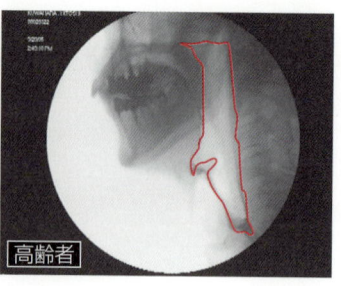

図7-1 若年者と高齢者の咽頭腔の比較
高齢者では喉頭が下垂し，咽頭腔が広くなっている（線で囲んだ部分が咽頭腔）．

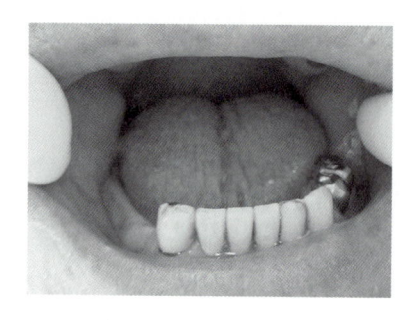

図7-2 臼歯部の欠損
咀嚼・粉砕能力が低下するため，窒息のリスクが高いと判断される．

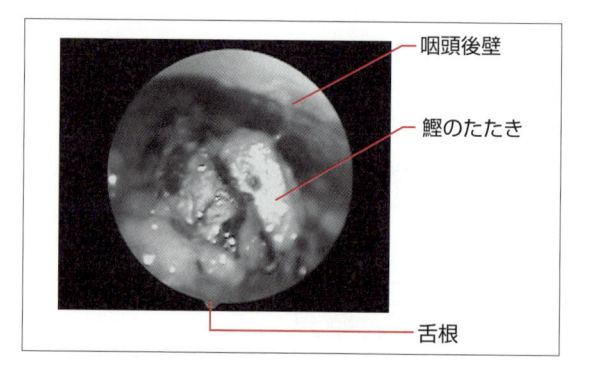

図7-3 咀嚼・粉砕能力が低下した症例の内視鏡所見（口絵12）
提供された鰹のたたきが，そのままの状態で咽頭に流れてきている．

2 窒息のリスク

A. ヒト側のリスク

　高齢者は**咽頭腔が喉頭下垂のために広くなっており（図7-1），その形態が窒息のリスクになると考えられている**[3]．とくに男性に喉頭下垂が著しい症例が多いが，それら症状は一つのリスク因子と考えて良いであろう．

　咀嚼・粉砕機能の低下も窒息のリスクであることが推察されている[3]．歯牙欠損，とくに臼歯部の欠損の多い症例では咀嚼・粉砕能力が低下しているため，口腔内を観察して臼歯に欠損がある場合は高リスクと判断すると良い（図7-2）．歯牙の欠損が無くても，咀嚼運動が上手くできないために咀嚼・粉砕能力が低下している症例もある（図7-3）．認知症では，口腔に運動麻痺がある脳血管性認知症（VaD：vascular dementia）や口腔にパーキンソニズムを呈したレビー小体型認知症（DLB：dementia with Lewy bodies）が高リスクとなる．そのような症例に対しては，咀嚼・粉砕能力の低下を補うような食事形態が窒息の予防に一役買うものと考えられる．

　食べるペースが早いことも窒息のリスクを高める．認知症のなかでは前頭側頭型認

知症（FTD：frontotemporal dementia）が，全例ではないが食べるペースが異常に早くなるケースがあり要注意である．一部のアルツハイマー型認知症（AD：alzheimer's disease）にも同様の症状がみられることがある．しかしながら，認知症のタイプ（原因疾患）だけでなく，その症例が本来持っていた食べるペースの影響も大きい．もちろん，嚥下機能の低下，呼吸機能の低下も窒息のリスクを高める．

すべての高齢者が窒息予備軍ではあるが，これらリスクの有無によってケアの重みづけをしておくことは重要であり，そのトリアージが介助者の注意力の有効活用，ひいては窒息の予防につながる．

B. 食べ物側のリスク

報告されているものでは，もち，米飯，パンが多い[3]．もちが窒息の原因となることは容易に想像がつく．米飯やパンは摂取する頻度が高いために，窒息の原因となることも多いと思われる．認知症で食事のペースが早い症例のときは，パンはとくに注意が必要であり，嚥下されずに口腔内で圧縮されたパンが窒息の原因になることがある．ただ，それ以外にも窒息の原因となっている食物は多岐にわたり，**ほぼすべての食物で窒息に対する注意が必要である**ことがわかる（図7-4）．

嚥下障害の症例には，増粘剤を用いたとろみ・ペースト食が提供されることがあるが，このとろみ食も時に窒息の原因となる（図7-5）．とくにとろみを付け過ぎた場合は危険であり，これらが気道を閉塞したときは除去が非常に困難である．適切なとろみの付け方，増粘剤の使用方法を家族，介助者にも周知しておくことが必要である．

3 窒息時の対応法

A. 窒息を発見したら

窒息を発見したときにまずしなければならないことは，**救助に当たる人を集めること**，**酸素を準備すること**，**在宅・施設では救急車を呼ぶこと**である．それと同時に窒息の対応にあたる．

窒息は介助者一人では対応できない．器具の準備や処置には必ず複数人数が必要である．窒息現場が在宅のときは人を集めにくいが，そのような場合を除き，声を上げて救助に当たる人を集める．救急車は，窒息が早く解消されたときを除いては呼んだほうが良い．救急車を呼ぶ前に窒息が解消されたときは，バイタルサインなどの様子をみて，異常があるようであればすぐ医療機関を受診できるようにしておく．酸素は，用意できる環境にある場合は，窒息の程度によらず用意する．

・人を集める　・吸入酸素を準備する　・救急車を呼ぶ　・窒息物の排出
窒息時にすぐに行動に移せるように，日々イメージトレーニングをしておく

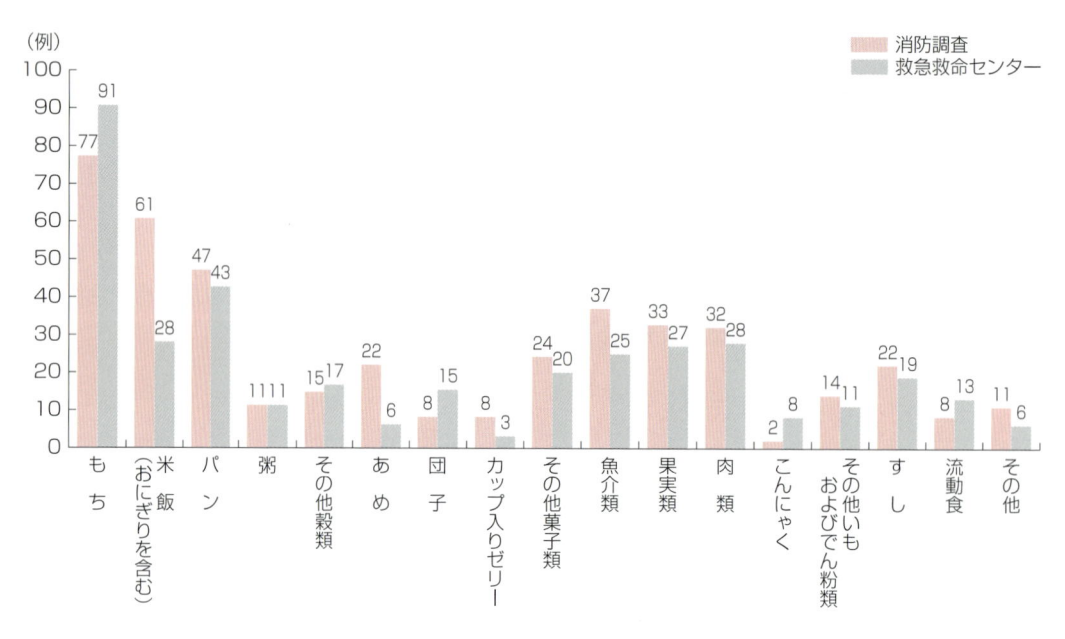

図7-4 窒息事故の原因食品
原因食品のカウントは重複を含み，分類不能を除く．　　　（厚生労働省．平成19年度厚生労働省特別研究）

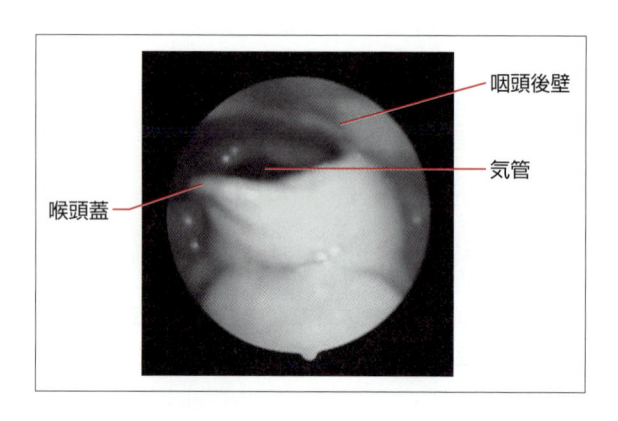

凡例：消防調査／救急救命センター

食品	消防調査	救急救命センター
もち	77	91
米飯（おにぎりを含む）	61	28
パン	47	43
粥	11	11
その他穀類	15	17
あめ	22	6
団子	8	15
カップ入りゼリー	8	3
その他菓子類	24	20
魚介類	37	25
果実類	33	27
肉類	32	28
こんにゃく	2	8
その他いもおよびでん粉類	14	11
すし	22	19
流動食	8	13
その他	11	6

図7-5 増粘剤入りのペーストの咽頭残留（口絵13）
咽頭収縮の弱い症例では咽頭クリアランスが悪く，増粘剤を入れ過ぎると窒息することがある．

（画像ラベル：咽頭後壁，気管，喉頭蓋）

B．窒息物の確認

　窒息を発見したときは，まず何で窒息したかを確認する．固形物か流動物か，つかめるかどうかについて知ることが対応策につながる．可能であれば開口させて，経口腔的に窒息物の確認を試みるが，このとき，窒息物をさらに奥に落とし込まないように細心の注意を払わなければならない．

1）固形物の窒息

　固形物で窒息しているときは，口腔から見てつかめそうであれば**把持して除去を試みる**が，このときも，仰臥位ではなく側臥位などにし，窒息物をさらに奥に落とさないように注意する．口腔から確認できないときは，呼気や重力を利用した除去を試みる．**ハイムリッヒ法は横隔膜と胸郭を圧迫することにより強制的に呼気を出させ，窒息物を排出する方法である**[4]．症例の背後から両腕を腹部に回して症例の前（胸骨とへその間）で両手を組み，その両手を強く上後方に引き締めて上腹部を圧迫する

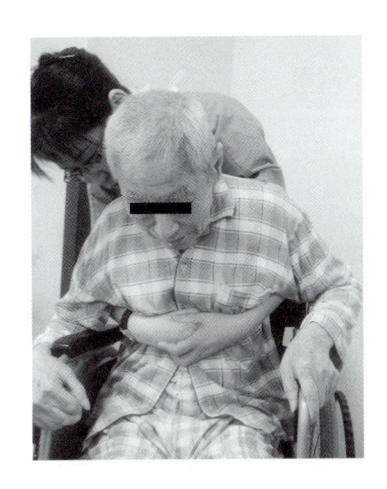

図7-6 ハイムリッヒ法
固形物による窒息時に適用することがある．肋骨骨折や内臓破裂に注意する．ペーストやとろみ食に対しては無効である．

(図7-6)．このとき片手で握りこぶしをつくり，もう片方の手で握りこぶしをしっかりつかんでおく．あまり強くすると胸骨骨折や内臓破裂の合併が報告されているので注意する．

体重が軽い症例のときは，**背部叩打法も一法である**[4]．これは，症例を救助者の膝などに乗せて腹臥位にし，頭が胸部より下がった姿勢にしてから，手掌で肩甲骨の間を強く叩くという方法である．

どうしても除去が困難なときは，**頸部をさまざまな角度に回旋する**と咽頭の形態が変わり，ある位置で呼吸路が確保できることがある．その位置を見つけて酸素があれば投与し，救急車の到着を待つ．

2) 流動物の窒息

流動物（とろみ，ペースト食など）の場合は，厳密には窒息ではなく大量誤嚥のことが多い．呼吸はある程度できているものの，換気状態が誤嚥物のために著しく悪化しているという状態である．流動物は把持して取りだしたり，ハイムリッヒ法で排出させたりすることは不可能であるため，呼吸理学療法の排痰法を利用した排出を試みる．

流動物を窒息する症例は意識レベルが低下した重度の認知症例が多いため，症例の協力を得ることは難しい．**ドレナージ，呼吸介助，スクイージングを駆使して窒息物を中枢気道に上げ，喉頭付近でラ音が聞こえてきたら気管圧迫法で強制的に咳嗽させる**[4]．そのあと可能であれば吸引器で咽頭吸引ができると良い．はじめから吸引を試みるのも一つの方法であるが，気管内まで吸引カテーテルの先端を入れることは難しく，気管内まで入ったとしても，気管分岐よりも深いところの吸引は困難である．そのときもドレナージや呼吸介助，スクイージングは併用したほうが良い．

以上の処置は酸素吸入の装置がある場合，酸素を大量投与しながら行うべきであり，処置後は救命できたとしても誤嚥性肺炎を呈する可能性が高いため医療機関に受診させる．

II 誤嚥のリスク管理

1 誤嚥とは

　気管や肺は基本的に気体（日常では空気）しか入らないようになっている．食物や唾液など空気以外のものが下咽頭を通過するときに，声門を越えて気管より深いところに入ることを誤嚥という（図7-7）．軽度認知症の場合，誤嚥はほとんどみられないが，一部のDLBや進行性核上性麻痺（PSP：progressive supranuclear palsy），大脳皮質基底核変性症（CBD：corticobsal degeneration）などでは，比較的初期の段階から誤嚥を呈する症例もある．認知症が重度になり身体機能に障害が出ると，ほぼすべての症例で嚥下機能が障害され，誤嚥の頻度も高くなる．

2 誤嚥と誤嚥性肺炎 ―誤嚥性肺炎発症のバランス

　すべての誤嚥が肺炎につながるわけではないのは周知のとおりであり，**誤嚥に引き続き肺炎が生じるかどうかは，侵襲と抵抗のバランスで決まる**（図7-8）[5]．侵襲が大きくなるか，もしくは抵抗が小さくなったときに誤嚥が肺炎へとつながる．侵襲とは，誤嚥物の量，性質（気管・肺への為害性）であり，抵抗とは，呼吸・喀出機能，免疫力である．誤嚥されたものが清潔で為害性がなければ肺炎は生じず，誤嚥をしても，喀出が可能で免疫力があれば肺炎を生じることはない．反対に，喀出力が弱く，抵抗力も低下した症例，たとえば肺機能が低下した高齢者，喫煙者，COPD症例，肺結核後遺症の症例などでは，少量の誤嚥であっても肺炎になりやすい．

A. 不顕性誤嚥

　誤嚥性肺炎発症のバランスを大きく崩す原因として，不顕性誤嚥が挙げられる

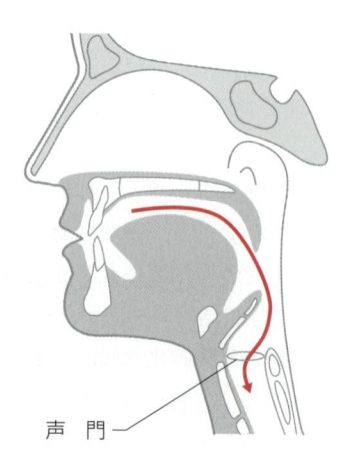

図7-7　誤嚥の定義
空気以外のもの（食物や唾液など）が，声門を越えて気管内に入ることを誤嚥という．

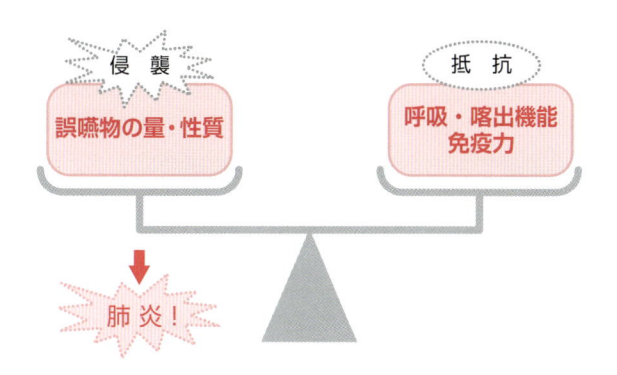

図7-8 誤嚥性肺炎発症のバランス
すべての誤嚥が肺炎につながるわけではない．侵襲と抵抗のバランスが侵襲に傾くと肺炎になる（第4章参照）．

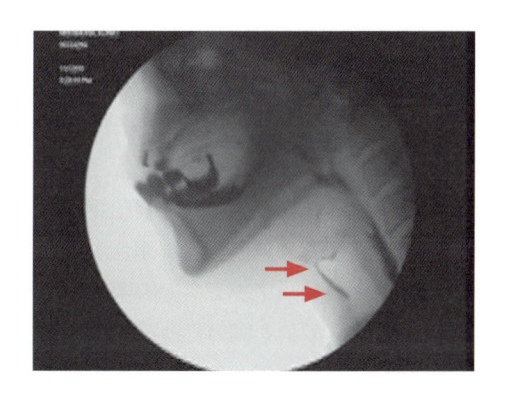

図7-9 不顕性誤嚥の嚥下造影所見
皮質基底核変性症の症例．造影剤が声門より下に入っているが（→）咳による喀出がみられない．

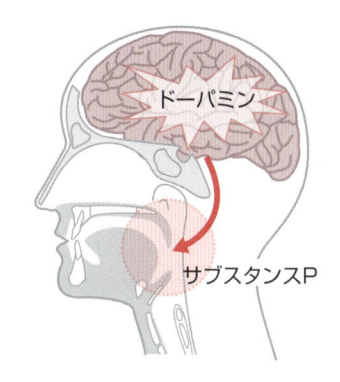

図7-10 ドーパミンとサブスタンスP
ドーパミンは大脳基底核で産生され，そのドーパミンに誘導されたサブスタンスPが迷走・舌咽神経を介して逆行性に咽頭に放出される．

（**図7-9**）．**不顕性誤嚥は「むせの無い誤嚥」とされており，誤嚥物が声門を越えて気管内に入っても咳嗽反射が生じない状態である**．すなわち，誤嚥物が咳嗽で排出されずに，気管・肺内に入ったままになるためバランスが崩れて肺炎のリスクが高くなる．

不顕性誤嚥の発症機序には，サブスタンスPという痛みの伝達物質の関与が考えられている．咳嗽反射や嚥下反射が良好な症例では咽頭のサブスタンスP濃度が高く，不顕性誤嚥を生じている症例では，その濃度が低いことが明らかとなった[6]．その結果から，誤嚥したときに咳嗽反射が生じるには，咽頭のサブスタンスP濃度がポイントとなると考えられている．そのサブスタンスPはドーパミンに誘導され，迷走神経・舌咽神経の知覚枝の頸部神経節で合成されて逆行性に咽頭に放出される（**図7-10**）．すなわち，ドーパミンの産生低下がサブスタンスPの分泌低下，しいては不顕性誤嚥を招くのである．したがって，**ドーパミンの産生が低下する疾患であるパーキンソン病やパーキンソン病関連疾患（PSPやCBD），大脳基底核の脳卒中で不顕性誤嚥が多くなる**とされている．

認知症の症例の場合にも，不顕性誤嚥は常に頭においておく必要がある．認知機能

低下の原因疾患がPSPやCBDのときはもちろんのこと，DLBもパーキンソン病との関連が示されており，パーキンソン症状が強い症例においてはドーパミンの低下を疑い，不顕性誤嚥も十分警戒する必要がある．また，加齢現象でもドーパミンは減るとされており[7]，高齢であること自体が不顕性誤嚥のリスクになると考えられる．

> **不顕性誤嚥を生じやすい疾患・病態**
> - パーキンソン病
> - 進行性核上性麻痺
> - 皮質基底核変性症
> - レビー小体型認知症
> - 大脳基底核の脳卒中（とくに両側）
> - 認知症の終末期
> - 超高齢者

B. 侵襲の軽減

1）誤嚥量の軽減

誤嚥の量を減らす一つの方法は嚥下訓練や食事介助である．誤嚥がある症例では胃瘻が造設されることがあるが，それも食事による誤嚥の量を減らすことが主目的である．やみくもに経口摂取を禁止することは避けられるべきであるが，経口摂取をすることでバランスが崩れるようであれば経口摂取の禁止もやむを得ない場合もある．

後出のACE阻害薬[8]やアマンタジン[9]などは咽頭のサブスタンスPの濃度を上げることで咳嗽反射を改善するが，サブスタンスPは嚥下反射も同時に改善するため，誤嚥量の軽減にもつながると考えられている．とくに認知機能が低下して嚥下の指示が通らない症例に対しては，**投薬による反射改善は数少ない有効なアプローチである**．また，唾液の誤嚥などは日常的に生じる可能性があり，訓練・介助での対応にはどうしても限界がある．そういう症例や症状に対して，薬剤の効果に望みをかけて適用する場合も多い．

2）誤嚥物の性質改善

誤嚥物の性質を改善する方法は，刺激物の誤嚥を避けるのも選択肢のひとつではあるが，主たるものは口腔ケアになる．唾液中には口腔内の細菌が大量に含まれており，不潔な唾液中には1 mL中に10^9個の細菌が存在するといわれているが（図7-11），その濃度は口腔ケアにより低下する．口腔ケアにより，唾液中の細菌数を減じることで唾液を誤嚥したときの侵襲を軽減するのが目的である．加えて，口腔ケアには咽頭のサブスタンスP濃度を上昇させる効果があることが明らかにされている[10, 11]．すなわち，**口腔ケアは咳嗽反射や嚥下反射を改善する効果も有している可能性が考えられている**．実際に口腔ケアを行うことで，誤嚥性肺炎の発症率が低下することが大規模な比較研究により明らかになっている（図7-12）[12, 13]．

3）胃食道（喉頭咽頭）逆流の予防

胃内容物が食道に逆流することを胃食道逆流というが，その逆流物が食道にとどまらず咽頭にまで到達し，その逆流物の誤嚥により肺炎を生じることがある．近年，この逆流物誤嚥による肺炎も比較的多いと考えられるようになり，欧米では食事を誤嚥して生じる肺炎をanterograde pneumoniaというのに対し，逆流による肺炎を

| 口腔内に存在する細菌の種類 |
| 約800種類 |

| 口腔内に存在する細菌の数 |
| デンタルプラーク＝約250,000,000,000 /1g |
| 唾液＝約1,000,000,000 /1mL |

図7-11 不潔な口腔内に存在する細菌の種類と数

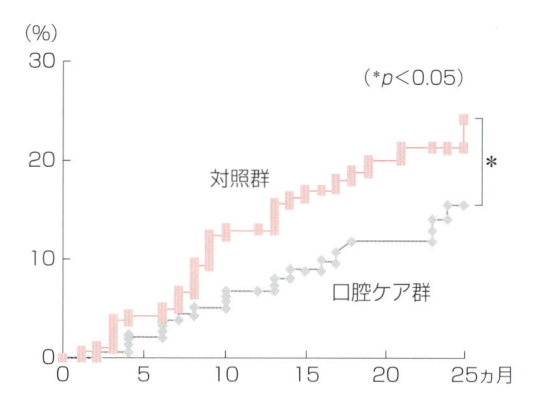

図7-12 口腔ケアの肺炎予防効果
高齢者施設において2年間積極的な口腔ケアを行った結果，対照群と比べて肺炎発症率が有意に低下した．
（米山武義ほか．日本歯科医学会誌，2001）

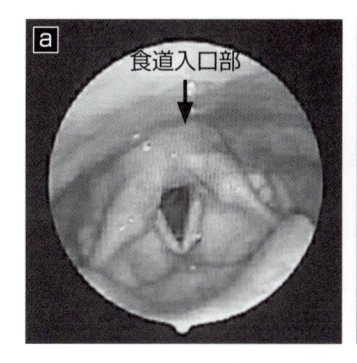

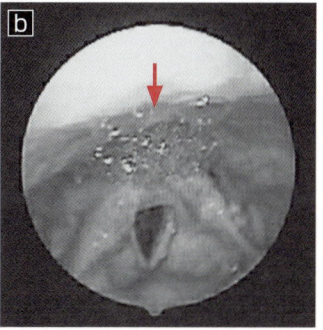

図7-13 胃食道（喉頭咽頭）逆流の内視鏡所見（口絵14）
89歳女性，AD，食道裂孔ヘルニアあり．いったん嚥下されたゼリー（→）が，しばらくたってから咽頭まで逆流してきた．
a：嚥下直後，b：逆流．

retrograde pneumoniaと呼ぶ[14]．**逆流物が胃液（pH 2.4以下）のときに生じる誤嚥性の肺炎をメンデルソン症候群 Mendelson syndromeといい**，酸による重篤な化学性肺炎像を呈する．

　高齢者は噴門部の機能低下，食道や胃の蠕動運動低下のために逆流が増えると考えられており，加えて食道裂孔ヘルニアなどの疾患があるとさらに頻度は上がる（図7-13）．さらに胃瘻も食道の廃用症候群による機能低下を生じるため，逆流の増悪因子と考えられている[15]．

　したがって，胃食道逆流の予防としては消化管運動促進薬や下剤，制酸薬の処方が行われる．胃瘻症例においては栄養剤の半固形化，食後水平位の禁止が知られており，胃瘻であっても食道の廃用症候群の予防のために，あえて経口摂取させることも逆流予防に有効であると考えられている．

C. 抵抗の向上

1）免疫力向上

　　免疫力の向上にはワクチンの利用が行われている．肺炎に特化したワクチンとしては，肺炎球菌のワクチンが開発され臨床でも用いられている．誤嚥性肺炎と肺炎球菌の関係を直接的に示した報告はないが，誤嚥の2次感染として肺炎球菌が感染する可能性があり，不潔な口腔内には肺炎球菌が日和見菌として認められることが知られている[16]．そういったことから**誤嚥による肺炎を防ぐためにも肺炎球菌ワクチンは有効であると考えられている**．もちろん免疫力を考えるときは，ワクチンだけでなく免疫全般に関与する栄養状態の改善も考慮しなければならない．

2）喀出の改善

ⅰ）薬剤の利用

　　喀出の改善のためには，咳嗽反射を促す薬剤や食品を利用する方法がある．原理は前出のサブスタンスPやドーパミンを補う薬剤の利用である．

> **咳嗽反射を改善する効果があるといわれる薬剤・食品**
> - ACE阻害薬
> - アマンタジン
> - シロスタゾール
> - 半夏厚朴湯
> - カプサイシン

　　a．ACE阻害薬は，アンジオテンシン変換酵素だけでなくサブスタンスP分解酵素も阻害するため，咽頭のサブスタンスPが分解されずに蓄積されて濃度が上がり，咳嗽反射を促すといわれている．研究の結果，ACE阻害薬を投与することで肺炎の発症率が2年間で1/3に低下できたことが示されている[8]．ただし，最近になり，中枢作用性ACE阻害薬はADリスクを下げるが，反対に非中枢作用性ACE阻害薬はADのリスクを上げるという可能性が報告された[17]．ACE阻害薬を認知症に適応するときは注意が必要である．

　　b．アマンタジンはパーキンソン病の治療薬として用いられる薬剤である．投与することによりドーパミン濃度が上昇し，その結果，引き続き誘導されるサブスタンスPの濃度も上昇することが知られている．この効果を利用して，誤嚥性肺疾患予防の効果を検討した研究からは，肺炎発症率が1/5に減少したことが報告されている[9]．この効果は，ほかのドーパミン濃度を上げるパーキンソン病治療薬（L-ドーパ含有製剤など）でも期待できるが，それら薬剤はアマンタジンと比べると副作用が強いため投与は慎重に行う必要がある．

　　そのほか，薬剤としてはシロスタゾール[18]や半夏厚朴湯[19]にも肺炎予防効果があることが示されている．また，食品としてはカプサイシンが咽頭サブスタンスPの濃度の上昇に有効に作用することが知られており[20]，トローチや口腔内溶解フィルムなどが商品化されている（図7-14）．その臨床効果については報告が待たれるところである．反対に，**鎮咳薬はその作用機序から咳嗽反射の惹起を阻害するため，不顕性誤嚥を増やし肺炎のリスクも上昇させる**．誤嚥の可能性がある症例への適用は禁忌である．

これら薬剤は訓練とは異なり，服用さえできれば意思の疎通はそれほど必要としないため，認知症例に対しては重要な治療オプションとなる．もちろん過度の使用は避けられるべきであるが，積極的に考慮すべき治療オプションである．

ⅱ) 呼吸理学療法

呼吸・喀出機能を改善・維持するのは呼吸理学療法である．これには呼吸機能を保つという面と実際に誤嚥したものの排出を促す面の2つの面がある．

呼吸機能を保つためには，第4章で取り上げた間接訓練としての呼吸理学療法が有効である．呼吸機能を良好に保つことで，誤嚥してむせたときに力強く喀出できるようにしておくのが狙いである．もう一つは訓練ではなく，COPDの症例などに適用する排痰の技術を利用して，誤嚥してしまったものを積極的に排出させ，侵襲を軽減することを目的とする．

3 誤嚥時の対応法

認知症の嚥下障害では，どんなに適切と思われる嚥下訓練や食事介助を行っていても，誤嚥が避けられないケースも多い．認知症の場合は「機能改善を待つ」という方針が適応できることは，治療が可能な認知症（treatable dementia）など特殊な例を除けば無く，誤嚥している場合は，一切経口摂取しないか，誤嚥していても経口摂取するかである．では，**誤嚥していても食べるという選択をしたときに手放しで許可をするのではなく，誤嚥性肺炎のバランスを考え，少しでも肺炎を生じないようにする必要がある**．ここでは，実際に経口摂取しているときに誤嚥した症例，もしくは日常的に唾液などの誤嚥を繰り返している症例に対峙したときの対応法，すなわち，気管内に誤嚥物が入っているときの呼吸理学療法[21]を用いた対応方法について説明する．具体的には，不顕性誤嚥の症例，喀出が不十分な症例に対して用いる手技である．

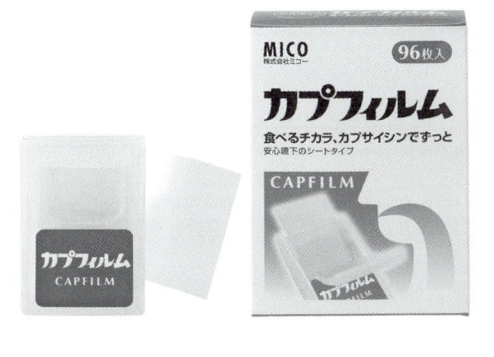

図7-14　カプサイシンの口腔内溶解フィルム
（株式会社ビタミンライフ 提供）

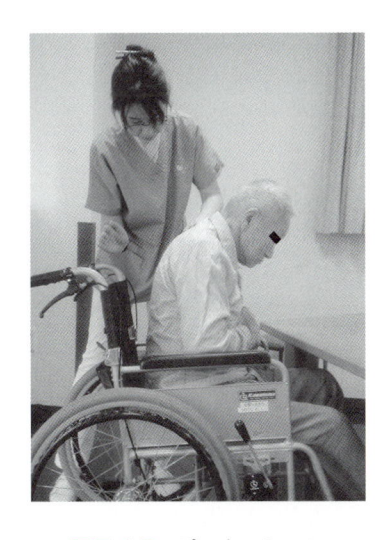

図7-15　パーカッション
いわゆるタッピング．ムセている症例に対する座位でのパーカッションは効果は無いとされる．

1) 経過観察

　総合判断になるが，少量の誤嚥でも力強くむせている，これまで誤嚥性肺炎になったことがない，体力・免疫力も十分ある，といった場合の誤嚥は経過観察のみで良い．要するに，誤嚥性肺炎のバランスが崩れないと判断された誤嚥の場合である．もちろん，臨床では念のため体温の測定を指示し，万が一，誤嚥性肺炎になったとしても早期に対応できるようにしておく．

　むせている症例に対して，軽く背中を叩くパーカッション（タッピング）が行われていることがある．昔は気管内の排出をパーカッションで補助するという考え方が広まっていたが，現在その**パーカッションの効果は否定されている**（図7-15）．とくに誤嚥したときに座位でパーカッションを行うことは，せっかく喀出しようとしている誤嚥物を重力でさらに深い気管支に落とし込むことになり危険である．

2) ドレナージ

　呼吸理学療法の分野では「体位排痰法」と呼ばれるが，嚥下障害の症例においては痰ではなく「体位排食事・唾液法」であり，「肺内に入った誤嚥物を，重力を利用して中枢気道へ誘導排出する方法」である．

　左右に傾くことなく座位で食事をしていた場合には，右の気管支が左より太く，角度も小さいため誤嚥物は一般には右肺底部に流れる（図7-16a）．したがって，食事，口腔ケアの水などを誤嚥（不顕性を含む）した後には，**食事やケアのあとで右肺を上にした体位で保持すると「排誤嚥物」に効果的である**（図7-16b）．もちろん，体幹保持が不十分で左に傾斜している症例では，誤嚥物は左肺に入る確率が高くなり，リクライニング位で誤嚥した症例では背側に入る率が高くなる．その場合はそれぞれ左上体位，腹臥位も考慮する．

　ドレナージを行い誤嚥物が中枢気道に移動してくると（状態にもよるが3〜15分），頸部でラ音が聴取されるようになるため，そのタイミングで咳嗽・喀出を行わせる．

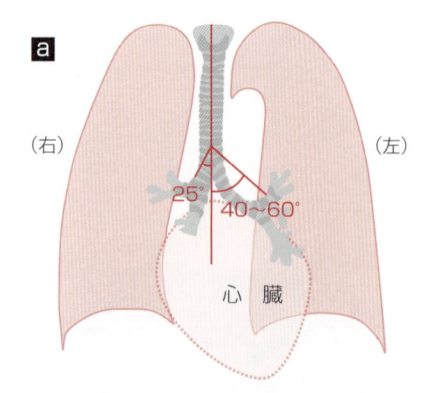

a

右の気管支のほうが太く分岐角度も小さいため，誤嚥したものは右肺に入りやすい．

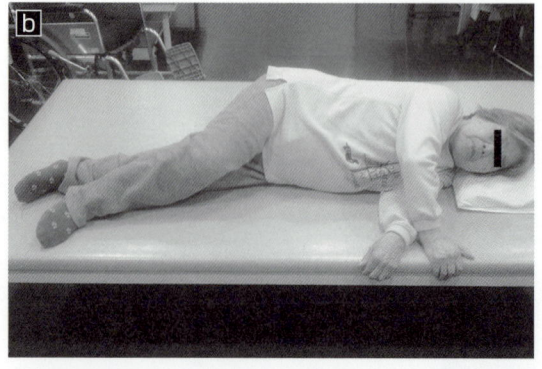

b

座位で食事をしていた場合は，右肺を上にしたドレナージが効果的である．

図7-16　効果的なドレナージ
a：気管支の分岐，b：ドレナージ．

一般には急性期の症例，血行動態が不安定，気胸，肺出血，脳浮腫などの症例では，ドレナージは禁忌である．加えて嚥下障害の症例においては，**胃食道逆流に注意**する必要がある．

ドレナージは，症例の協力もあまり必要無く，介助者の労力も必要としないので認知症の症例の食事後などに適用しやすい．

3) **呼気介助**

さまざまな用語の定義があるため，詳細は他書に譲るが，ここでは排誤嚥物を促すために行う呼吸に合わせた胸郭の圧迫のことを呼気介助とする．

活動性が低下した認知症の症例では，呼吸が浅いことがあり，意思疎通が困難なため，深呼吸やハフィングを指示することができないことが多々ある．そういった症例に対して，排誤嚥物のために強制的に深く呼吸させる方法が呼気介助である．「排痰」のときはドレナージと併用する（スクイージング）のが基本であるが，**「排誤嚥物」の場合は粘調度があまり高くなく，それほど肺の深い位置までは落ちていないため，座位やリクライニング位で行ってもある程度の効果がある**（図7-17）．かならず自発呼吸と同期させることが重要であり，呼吸が浅くタイミングが取りにくいときは，2回の呼吸で1回介助するというふうに工夫しても良い．

誤嚥物が徐々に中枢気道に運ばれて頸部でラ音が聴取されれば，咳嗽させて誤嚥物を喀出させる．

4) **スクイージング**

ここではドレナージ体位を取り，誤嚥物の貯留する胸郭を呼気時に圧迫し，吸気時に開放する手技をスクイージングとする（図7-18）．呼吸介助とは異なり，部位を狙って，積極的に排誤嚥物を促す方法である．嚥下臨床では呼吸介助と同義で行われることも多い．肺の深いところにある誤嚥物を排出する時には有効な方法である．

5) **ハフィング**

気道内誤嚥物の移動を目的として，声門を開いたまま強制的に呼出を行うことをい

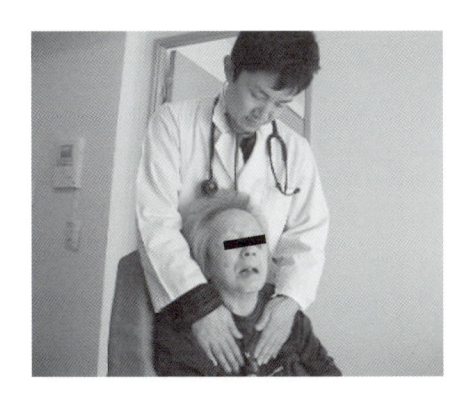

図7-17 呼気介助（上部胸郭呼気介助法）
座位やリクライニング位では，上部胸郭呼気介助法の適応になることが多い．

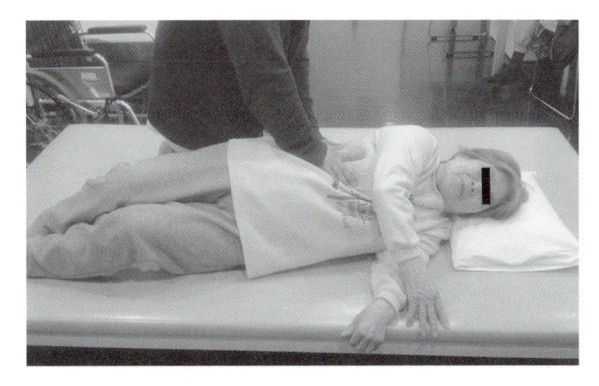

図7-18 スクイージング
ドレナージ位を取って呼気介助を行うのがスクイージングである．圧迫部位は誤嚥物の貯留している胸郭とする．

う．実行するには意思の疎通が必要なため，認知症の症例，呼吸のコントロールが上手くいかない症例では効果的なハフィングを行わせることは困難である．実際に誤嚥をして激しく咳嗽反射が生じているときは，自然とハフィング様の呼気になっていることがある．

6）咳嗽介助

咳嗽の効果を高めるために，咳嗽に合わせて胸部または腹部を徒手的に固定あるいは圧迫することである．呼吸筋力の低下のために咳嗽が弱い症例に対しては，咳嗽時の呼気をサポートすることで呼気流速を速め，効果的な喀出を促すことができる．認知症の症例に対しては，腹部よりも胸部を呼気時の胸郭の動きに合わせて圧迫する方法が適用しやすい．

ポイントは症例が咳嗽をするタイミングに合わせることである．意思疎通ができる場合は，掛け声をかけて行うことで症例の咳嗽と術者の介助のタイミングを合わせることができるが，できない場合には，**咳嗽の前の吸気動作とそれに引き続く声門閉鎖を察知し，その声門閉鎖のタイミングに合わせて介助を行う**．少し慣れが必要であるが，認知症の嚥下障害の症例に対して効果的な咳嗽をさせるときには有用である．

7）気管圧迫法

経皮的に気管を圧迫することで咳嗽反射を誘発する方法であり，意思疎通ができない症例や意識的に咳嗽ができない症例では非常に有効である．

ポイントは気管を瞬間的に変形させることである．そうすることで，気管内に異物が侵入してきたときと同じような感覚を与えられるため，咳が惹起できる．瞬間的な圧迫が難しいときは，気管を緩徐に圧迫しておいてから，指先で転がすように気管からの圧を瞬間的に解放しても良い（**図7-19**）．また，胸鎖乳突筋腹の後方から指で気管をつまむようにする方法もある（**図7-20**）．

この手技は違和感が強いため，効果と侵襲のバランスをしっかりと見定めて適応する．圧迫しても咳嗽反射を誘発することが難しい症例も存在するので，効果のない圧

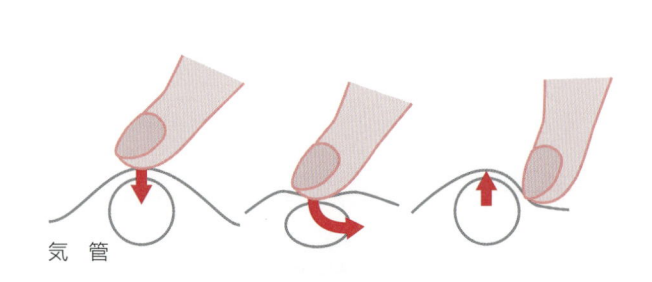

図7-19 気管圧迫法の変法　その1
気管をいったん圧迫しておいてから，指先で気管を転がすように圧を解放すると咳を誘発できる．

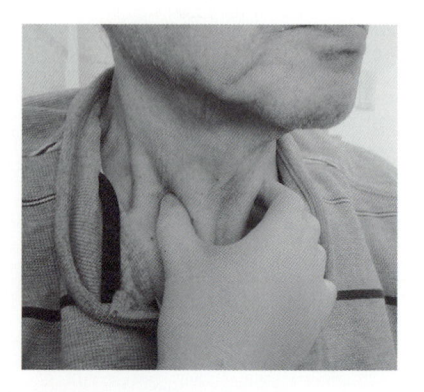

図7-20 気管圧迫法の変法　その2
胸鎖乳突筋の外側後方から，気管をつまむようにすると咳を誘発できる．

迫を続けないように注意が必要である．

8) 呼吸理学療法のとき注意するポイント

嚥下障害の症例では食道の機能低下がみられることが多く，とくに食道をあまり使っていない胃瘻の症例で顕著である．そのような場合，注意すべきは胃食道逆流である．胃食道逆流は胸やけや胸部痛の原因となるが，逆流物がさらに咽頭まで上がってくると喉頭咽頭逆流と呼び，それを気道に吸入してしまうと誤嚥性肺炎の原因になることがある．

嚥下障害の症例で呼吸理学療法を行うときは，**胃食道逆流や喉頭咽頭逆流に十分注意する必要がある**．とくに食後すぐのドレナージ体位や腹圧が高まる咳嗽は逆流のリスクを高める．そのときは，ドレナージの時間を短くする，食後少し時間をおいてから呼吸理学療法を行うなど，排食事法をすることによる利点と逆流による危険性のバランスを評価してメニューを決定する必要がある．

4 誤嚥性肺炎のサイン

肺炎の大きな徴候は「咳・痰・発熱」といわれている．しかしながら，とくに高齢の症例では，咳嗽反射や痰の喀出能力が低下していることが多く，肺炎になっていても「咳・痰」が認められないことがある．残る「発熱」であるが，これは比較的高率で出現する症状である[22]．まれに肺炎になっても発熱を認めない症例が存在するといわれるが，その頻度は数％であり，それら症例でも高熱はないものの37℃台の熱は認められることが多い（**図7-21**）．**日常的に熱は測定するようにし，（対応するかどうかは別問題として）少しの変化も見落とさないように注意しておく**．また，高齢者では肺炎の症状が，失禁，意識低下，食欲不振，何となく元気がない，などといった変化に現れることもあるため日常生活の観察も非常に重要である．

もちろん高齢者の発熱がすべて誤嚥性肺炎によるものというわけではなく，風邪や尿路感染による場合も多い．したがって，発熱＝誤嚥性肺炎ではなく，ほかの炎症性

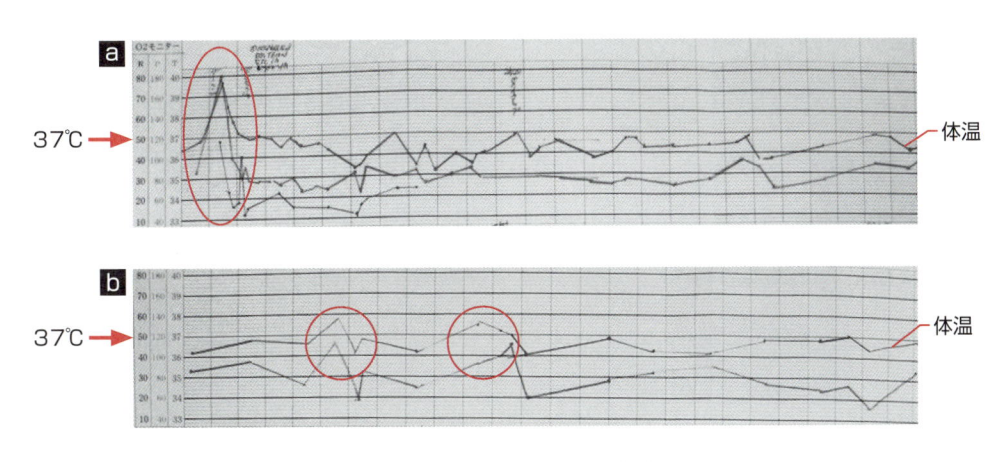

図7-21 誤嚥性肺炎の熱型
a：40度近い発熱を認める．
b：37度を少し超える程度の発熱を認める．
a，bどちらの症例も検査の結果，誤嚥性肺炎であった．

疾患が否定されたときに誤嚥による肺炎を疑う．すなわち，誤嚥している症例で，咽頭の発赤がない，鼻汁が出ていない，尿検査に異常がない，など風邪や尿路感染を疑う所見がないときは誤嚥による肺炎を強く疑う．

5 誤嚥性肺炎を疑うときの診査・検査

前出のように，日常で誤嚥性肺炎を疑うのは痰，咳，発熱である．診査・検査としては，胸部聴診，胸部X線，末梢血酸素飽和度，血液検査などがある．胸部聴診や胸部X線は肺炎の診断に非常に有用であるが，比較的軽度の肺炎や気管支炎のときは胸部聴診では雑音が聴取されず，X線に異常所見も認められない．また，末梢血酸素飽和度も重度の肺炎では低下するが，呼吸機能に予備力があるときは軽度の肺炎では低下しない．したがって，これらの診査・検査は誤嚥性肺炎の初期徴候や軽症の誤嚥性肺炎をピックアップするには不向きである．

比較的，**軽度の肺炎や肺炎予備軍を検出できるのが炎症のマーカーであるCRP（C反応性タンパクC-reactive protein）である**（図7-22）．発熱と同様，肺炎に特異的なものではないため，ほかに炎症があるときはそちらとの鑑別が必要になるが，胸部聴診やX線，末梢血酸素飽和度では気づかれない炎症をピックアップできる．ポイントは，何も異常所見がないと思われるときに血液採取することである．風邪などの体調不良時のときの検査でCRPが高値を示すのはいわば当たり前である．誤嚥している症例で，一見異常所見が無いときにCRPが高値を示したときは，ほかに炎症のフォーカスが無ければ誤嚥による軽度の気管支・肺炎，肺炎予備軍と判断できる．

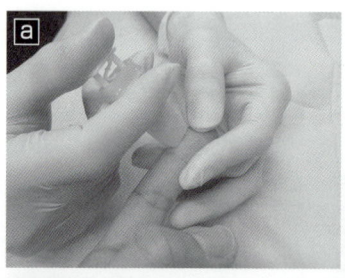

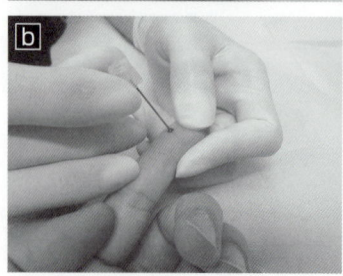

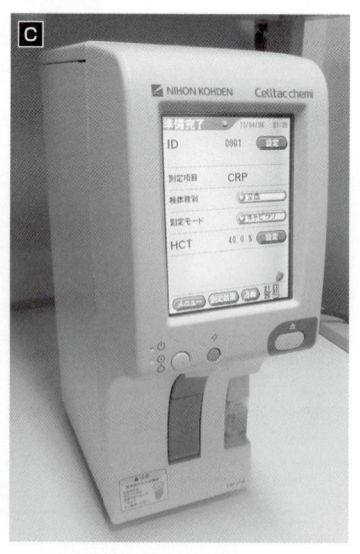

図7-22　CRPの測定
5μLの血液でCRPが測定できる．測定時間は約3分であり，急ぎで結果を知りたいときは非常に有用である．
a：ランセットでの穿刺，b：採血，c：CRP測定器．
（C．日本光電工業株式会社 提供）

6 誤嚥性肺炎の早期発見の重要性

　肺炎は予防も重要であるが，早期発見も重要である．早期発見は早期治療につながり重症化を防ぎ，不要な入院などの回避に繋がる．

　さらに，**予防ができなくても「肺炎予備軍である」ということを予知し，症例や家族に情報提供をしておくことが重要である**．そうすることで，本人や家族が肺炎に対しての心の準備ができる．とくに認知症の症例の場合は，経口摂取の継続を本人も家族も希望することが多いが，予備軍だとわかっていて経口摂取を続けるのは本人や家族の意思であるため，肺炎になったとしても納得のうえでの許容できる肺炎となる．**本人や家族がパニックになるのは，突然の予期せぬ肺炎である**．終末期の認知症の症例では，誤嚥や肺炎は避けられないケースも非常に多い．そこで医療者は何もできないのではなく，**症例本人や家族が肺炎に対する心の準備ができるように，肺炎の初期の兆候やリスクを見逃さず，本人や家族に説明を行うことが臨床では求められる**．

参考文献

1) 厚生労働省：不慮の事故の種類別にみた年次別死亡数及び率（人口10万対）．2006年厚生労働省データベース．
2) 須田牧夫，菊谷武，田村文誉，他：在宅要介護高齢者の窒息事故と関連要因に関する研究．老年歯科医学，23 (1)：3-11, 2008.
3) 厚生労働科学研究補助金総括研究報告．食品による窒息の現状把握と原因分析研究（主任研究者　向井美惠），2007.
4) 野原幹司：窒息時の対応．言語聴覚士のための呼吸ケアとリハビリテーション，石川朗（編），中山書店，東京，136-139, 2010.
5) 野原幹司：誤嚥性肺炎．訪問歯科診療ではじめる摂食・嚥下障害へのアプローチ，植松 宏（監修），医歯薬出版，東京，132-138, 2007.
6) Yamaya M, Yanai M, Ohrui T, et al：Interventions to prevent pneumonia among older adults. J Am Geriatr Soc, 49：85-90, 2001.
7) 丸山和佳子：老化に伴うドパミン神経細胞死．基礎老化研究，26 (2)：146-151, 2002.
8) Sekizawa K, Matsui T, Nakagawa T, et al：ACE inhibitors and pneumonia. Lancet, 352：1069, 1998.
9) Nakagawa T, Wada H, Sekizawa K, et al：Amantadine and pneumonia. Lancet, 353：1157, 1999.
10) Yoshino A, Ebihara T, Ebihara S, et al：Daily oral care and risk factors for pneumonia among elderly nursing home patients. JAMA, 286：2235-2236, 2001.
11) Watando A, Ebihara S, Ebihara T, et al：Daily Oral Care and Cough Reflex Sensitivity in Elderly Nursing Home Patients. Chest, 126：1066-1070, 2004.
12) Yoneyama T, Yoshida M, Matsui T, et al：Oral care and pneumonia. Oral Care Working Group, Lancet, 354：515, 1999.
13) 米山 武義，他：要介護高齢者に対する口腔衛生の誤嚥性肺炎予防効果に関する研究．日本歯科医学会誌，20：5868, 2001.
14) Shaker R：Airway protective mechanisms：current concepts. Dysphagia, 10：216-227, 1995.
15) Elphick DA, Elphick HL, Smith L, et al：Does gastro-oesophageal reflux following PEG placement in stroke patients predict a poorer outcome? Age Ageing, 35 (5)：545-546, 2006.
16) 山口雅也，寺尾豊，川端重忠：肺炎レンサ球菌　最新の知見．大阪大学歯学雑誌，54 (2)：49-52, 2010.
17) Sink KM, Leng X, Williamson J, et al：Angiotensin-converting enzyme inhibitors and cognitive decline in older adults with hypertension：results from the Cardiovascular Health Study. Arch Intern Med, 169 (13)：1195-1202, 2009.
18) Yamaya M, Yanai M, Ohrui T, et al：Antithrombotic therapy for prevention of pneumonia. J Am Geriatr Soc, 49：687-688, 2001.
19) Iwasaki K, Wang Q, Seki H, et al：The effects of the traditional chinese medicine,"Banxia Houpo Tang (Hange-Koboku To)" on the swallowing reflex in Parkinson's disease. Phytomedicine, 7 (4)：259-63, 2000.
20) Ebihara T, Sekizawa K, Nakazawa H, et al：Capsaicin and swallowing reflex. Lancet, 341 (8842)：432, 1993.
21) 千住秀明，眞渕敏：呼吸理学療法標準手技．宮川哲夫（監修），石川　朗，高橋哲也，神津　玲（編集），医学書院，東京，2008.
22) 中田紘一郎，坪井永保，岸一馬：高齢者の呼吸器感染症．綜合臨床，46：2699-2704, 1997.

8 胃瘻

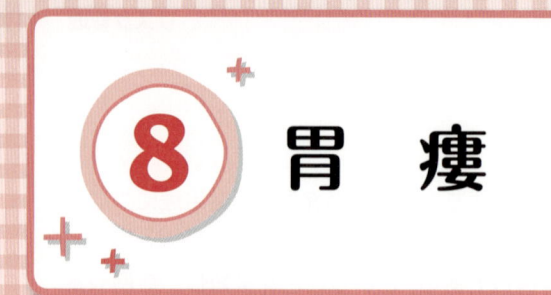

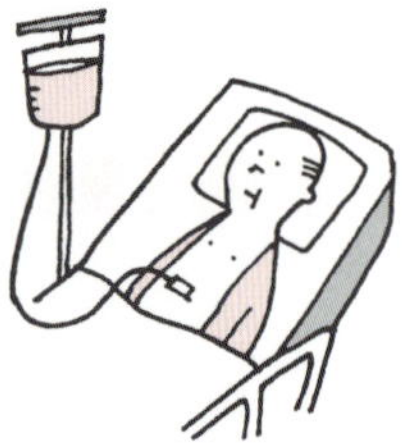

✚ はじめに

　　胃瘻自体は非常に有用な栄養摂取法であり，その適応を誤らなければ患者にとって多くの恩恵がある医療行為である．しかしながら，そこに認知症というファクターが加わると，非常に難しい問題が生じる．認知症における胃瘻については，哲学，倫理学，経済学などを十分考慮して造設される必要がある．もちろん，そこでは症例・家族の訴えが最重要であり，医療者の「安心のため」という理由だけの胃瘻は避けられるべきである．今後急激に増加する認知症において，胃瘻の要否はさらに大きな問題となるであろうことが予測される．

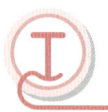

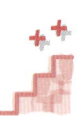

I 認知症における胃瘻

1 胃瘻とは

　　胃瘻とは，何らかの理由で経口摂取が困難となったときに，胃から直接水分や栄養を入れるために作られる皮膚と胃を貫く瘻のことをいう（図8-1）．何らかの理由とは，頻回の誤嚥や咽頭への送り込み不良，食事の拒否などであり，それらはおもに重度の認知症例で認められる症状である．一部のレビー小体型認知症（DLB：dementia with Lewy bodies）や脳血管性認知症（VaD：vascular dementia）では，比較的軽度でも誤嚥や送り込み不良がみられることがあり，胃瘻の適応となることがある．現在胃瘻で栄養されている症例は40万人とされており[1]，そのなかには多くの認知症例が含まれているものと考えられている．

　　胃瘻造設はほとんどの場合，鎮静を用いた経皮内視鏡的胃瘻造設術（PEG：percutaneous endoscopic gastrostomy）で行われ，手術自体は5～10分程度である．造設した数日後から胃瘻からの栄養が可能となる．胃瘻が経口摂取の障害になることはなく，**胃瘻造設後も嚥下可能なものは経口で摂取しても問題は無い**．

　　胃瘻は，その症例の症状，介助者，おかれている環境，訴えなどを十分に考慮して造設されれば非常に優れた栄養摂取法であり，認知症の症例においても適応となることは多い．しかしながら十分な検討無く，医療者の一方的な判断で胃瘻造設となる症例も少なくなく，不要な胃瘻，望まれなかった胃瘻が増えているのも現状である[2]．

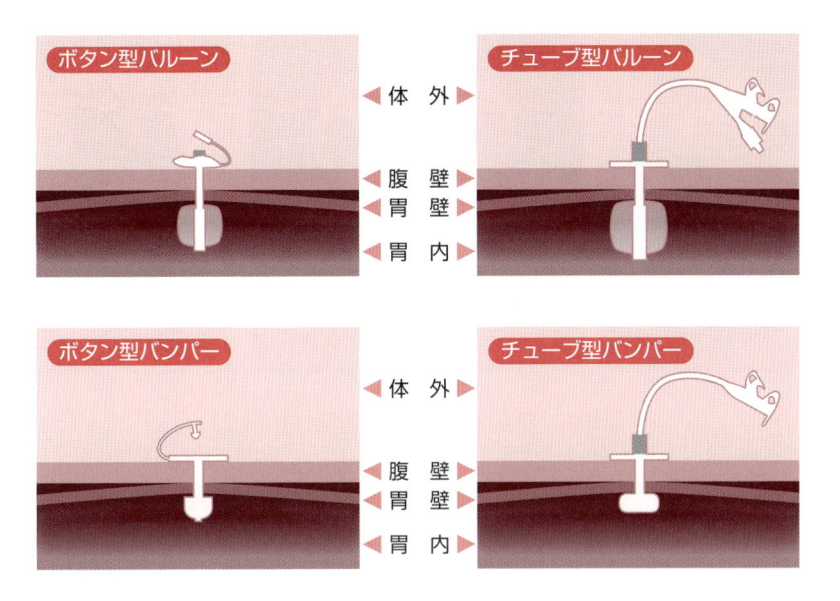

図8-1 胃瘻
胃内がバルーンとバンパー，胃外がボタンとチューブ，それぞれのタイプがあり，組み合わせは4通りである．

2 胃瘻の長所

　経口摂取の良否，症状の日内・日差変動にかかわらず，消化管に問題が無ければ確実な水分・栄養摂取が確保できるのが最大の長所である．その長所を活かして，具体的には次のような利用方法がある．

A. 栄養改善・確保

　経口摂取が進まないために低栄養になり，それに起因して活動性が低下している場合には胃瘻からの栄養摂取は有用である．低栄養に起因して嚥下の状態も悪くなり経口摂取が不可能になっていた症例では，**胃瘻からの栄養を確保して活動性が上がれば，再度経口摂取が可能となる症例もある**[3]．また，褥瘡がある症例にとっては，治癒促進のための栄養摂取として胃瘻は非常に役立つ．

　インスリンで血糖がコントロールされている症例では，食事の摂取ができないと低血糖発作の原因となる．また，低血糖発作が生じたときも即座に糖分の投与が必要となる．認知症の症例では指示に従えないこともあり，確実に食事や糖分を投与するために胃瘻は有用である．

B. 誤嚥・誤嚥性肺炎の予防

　誤嚥性肺炎は，誤嚥物の量が増えるとリスクが上がる．食事を誤嚥している症例では，胃瘻からの栄養摂取をメインにすることで食事誤嚥の頻度・量を減らすことにより，誤嚥性肺炎が予防できる．ただし，**胃瘻にしても唾液の誤嚥・逆流物の誤嚥は防げないため，誤嚥性肺炎の可能性がゼロになるわけではない**[4]．経口摂取の頻度が下

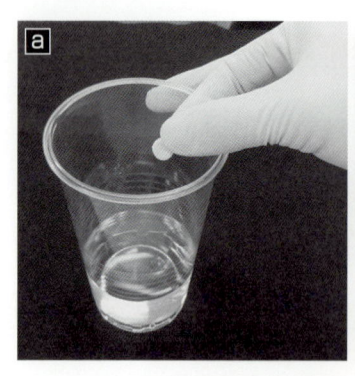

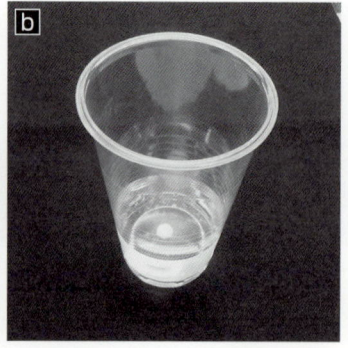

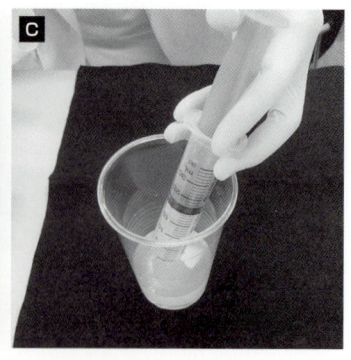

図8-2 簡易懸濁法による服薬（口絵17）
嚥下障害の症例にとって胃瘻は確実な服薬経路となる．胃瘻からの服用には簡易懸濁法が便利である．
a：約60℃の湯に薬剤投入，b：薬剤の溶解，c：シリンジに充填．

がると嚥下機能の低下，食道機能の低下を招くために，唾液誤嚥や胃食道（喉頭咽頭）逆流の頻度が上がるともいわれている[5]．逆流物は誤嚥されやすく肺への侵襲としても大きいため，**胃瘻にすることにより肺炎リスクが上がる症例もまれに存在する**．

C．脱水の予防

嚥下障害の症例の多くは水分を誤嚥しやすく，食事は誤嚥なく経口摂取できるものの水分はてきめんに誤嚥するという症例もある．そういう場合は，水分摂取のためだけに胃瘻を利用して必要水分摂取量を確保することもある．

D．服　薬

服薬は薬と水分（もしくはゼリー）を同時に嚥下しなければならないため，高度な嚥下機能を必要とする．また，認知症の場合は，服薬拒否があったり，飲んだはずの薬が口腔内に残っていたりと服薬のコンプライアンスが悪いことも多い．確実な服薬のために胃瘻が利用されることもある．ただし，胃瘻からの投与は簡易懸濁法（図8-2）[6]など，胃瘻から投与しやすいような工夫も必要となる．

E．介助負担の軽減

食事の介助は介助者の身体的・精神的負担が大きく，単に時間を拘束されるだけでなく，摂取量が少ないときは「栄養を確保しなくては」という一種の強迫観念に苛まれることがある．胃瘻は栄養剤のバッグとの接続（ときにシリンジなどでの注入）だけで済むため，介助にかかる拘束時間は短い．また，栄養確保も経口摂取のときよりも格段に容易であり，介助者の不安，焦りも軽減できる．

3 胃瘻の短所

胃瘻は栄養摂取としては優れた方法であるが，医学的・倫理学的にいくつかの短所を有する．認知症の症例において胃瘻の適用を考えるときは症例自身で意思決定をすることが困難なことが多く，これらの短所を家族，主たる介助者とともに十分に考慮

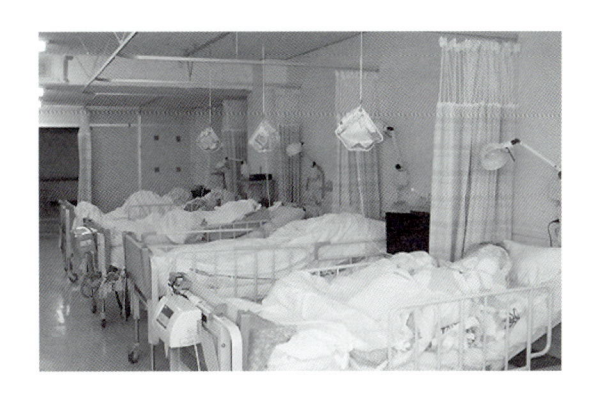

図8-3 延命装置としての胃瘻
4例中3例が胃瘻で栄養されている．
活動性がゼロになっても食事の時間になると栄養剤が注入される．
注入を止めることは倫理上の問題が生じる．

して要否を決める必要がある．

A. 入院・手術が必要

　認知症の高齢者にとって，入院はかなりの精神的，身体的負担となる．場合によっては家族の負担も増える．環境の変化にともなうBPSD (behavioral and psychological symptoms of dementia：認知症に伴う問題行動) の増悪や周術期の安静による体力低下 (嚥下機能を含む) を招くことも多い．

　家族によっては胃瘻に限らず手術自体を嫌がる場合もある．また，「胃に穴を開ける」という状態を許容できない家族も多い．これら家族の思いは，胃瘻を薦める医療者には胃瘻造設拒否と映るが，否定されるものではなく，胃瘻の適応を判断する重要な訴えである．

B. 嚥下機能の廃用症候群

　胃瘻にして経口摂取の頻度が下がると，嚥下関連機能の廃用症候群を生じることがある[2]．それは嚥下に関する筋力だけでなく，口腔・咽頭の感覚や食べる意欲，意識レベルにまで影響を与える．食道の機能低下は胃食道 (喉頭咽頭) 逆流の原因となる．高齢者は加齢変化により胃食道逆流が増えるとされているが，食道の廃用症候群はそれを助長すると考えられており，**胃瘻を造設しても，できる範囲で経口摂取を続けることが廃用症候群予防のポイントとなる**．

C. 延命装置としての胃瘻

　臨床ではこれがもっとも大きな問題となりうる．意思疎通ができない重度認知症の胃瘻症例では，本人の希望や訴え無く，時間がくれば胃瘻から栄養が注入される．そのことが本人の身体・精神にとってプラスとなっているかどうか介助者・家族には判断がつかない．**食べたくても，食べたくなくても，食べるということが理解できなくなっても，栄養は注入され続ける**ということとなる (図8-3)．

終末期になって活動性がゼロになり，物事の理解が全くできなくなっても，胃瘻から栄養を入れることで命は長らえるということが生じ，その状態で数年経過する症例もある．そういう状況になると，「そこまでしなくても…」と感じる介助者・家族も少なくない．しかしながら，人工呼吸器と同様，食べられない症例の胃瘻を抜くことや注入を止めることは現在の判断では医療倫理上の問題を生じる可能性がある．このことは超高齢社会となり，胃瘻症例が40万人といわれるわが国では大きな課題となりつつある．

4 胃瘻にするかどうか

A. 決め手は症例とその家族

すべての医療行為についていえることであるが，絶対的な適応症は存在しない．医療とは，必ず症例や家族の訴えや希望があって成立するものであり，医療者側からのみみた適応症はすべて相対的なものである．胃瘻についても例外ではなく，**誤嚥がある症例や経口摂取量が少ない症例は医療者側からみると胃瘻の適応症である．しかしながら，そこに「重度認知症」という要因が絡むと，その適応症としての判断は揺らぎ，症例や家族の訴えの比率がさらに高くなる**（図8-4）．

治療方針の選択は，それらの利点・欠点，長所・短所を十分に症例・家族に説明したうえでなされるべきである．ただし，その治療法の予後を（他の症例の経過とはいえ）実際にみて知っているのは医療者であるため，ある程度医療者の価値観に依存した説明が行われるのはやむを得ない．治療できる疾患に対しては「医療者の価値に基づいた説得」は，ある程度効果があり必要となる場面も多い．しかしながら**認知症という治療できない進行性の障害に対しては，説得は無力であり，時に暴力となることもある．十分な説明のうえ，家族が方針を決定するのがもっともスムースな流れである．**

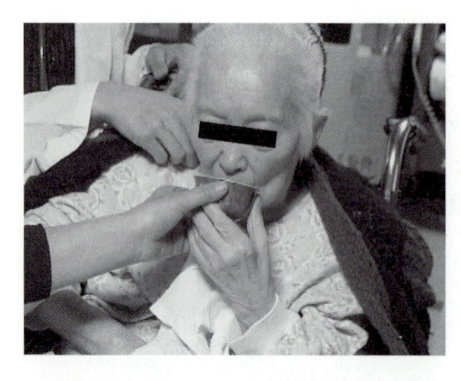

図8-4 誤嚥しながら在宅で経口摂取を続けている症例
年に数回の誤嚥性肺炎をくり返しており医学的には胃瘻の適応と考えられるが，家族の希望が強く，在宅での経口摂取が続いている．認知症ケアでは一つの理想型ともいえる．

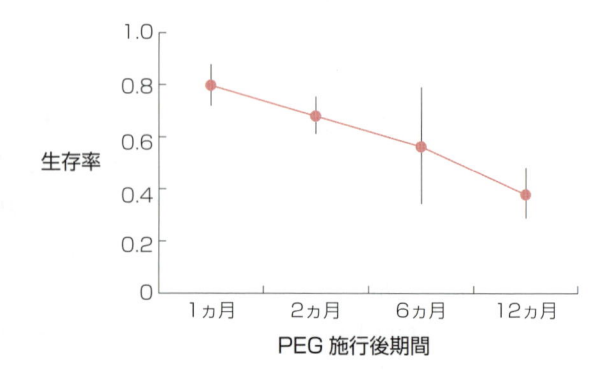

図8-5 高齢者における胃瘻造設術実施後経過期間と生存率
（参考文献8）より）
食べなくなったからといって胃瘻を造設されても生存率は直線的に低下する．胃瘻造設術実施群と非実施群の生命予後に有意差はない．

B. 認知症というファクターをどう捉えるか

前出の延命装置としての胃瘻と一部矛盾するが，現在のところ胃瘻は神経筋疾患の症例の生命予後は改善するものの，**食べないからといって作られた認知症例の生命予後を延長するものではない**という報告がほとんどである（**図8-5**）[7-9]．しかしながら「意思表示や活動が全くできなくなっても胃瘻で延命させられる」，「胃瘻にして経口摂取を制限しても生命予後は変わらない」というのでは，どちらの道をたどってもあまり望まれる終末期ではないであろう．目の前の低栄養の改善のために胃瘻を考えるのではなく，「進行性の脳の障害」という認知症の病態・予後を十分に考慮した胃瘻要否の判断が望まれる．

5 胃瘻との付き合い方—胃瘻症例における食事支援

A. 胃瘻と経口摂取

胃瘻＝禁食ではなく，重度球麻痺などのように嚥下しても全く食道に送り込めない症例を除いて，**条件を付ければほとんどの症例で経口摂取は可能である**．胃瘻になったからといって十分な根拠無く経口摂取が止められている症例も散見されるが[10]，症例自身や家族に経口摂取の希望が無いときは無理に進める必要はないものの，希望があるときはできるかぎりその訴えに応えられるように努めなければならない．

胃瘻症例の経口摂取を薦めるときは，胃瘻にしたときの目的が重要な判断根拠となる．

> **胃瘻造設の目的と経口摂取の可否の判断**
> ・低栄養のため→比較的安全
>   食べられるだけ経口摂取可能
> ・誤嚥するため→肺炎のリスクあり
>   食事支援を駆使し，肺炎にならない程度の量であれば経口摂取可能

B. 経口摂取の注意点

経口摂取量の減少や低栄養を改善することを目的として胃瘻が作られた症例においては，経口摂取による危険性は非常に低く，経口摂取を禁止する理由はない．できるかぎりの栄養摂取を経口から行い，不足分を胃瘻から注入すると良い．

一方，頻回の誤嚥性肺炎を回避することを目的として胃瘻が作られた場合には慎重に対応する必要がある．認知症の症例では，嚥下訓練で誤嚥をゼロにすることは困難なことが多く，いかに間接訓練や食事支援で今ある機能を引き出し，活かして**肺炎にならないギリギリのところで経口摂取が許可できるかがポイント**となる．加えて，発熱や痰の増加などの誤嚥性肺炎の兆候に注意し，疑われた場合は経口摂取を中止して即座に肺炎に対応できるように準備しておかなければならない．ギリギリのラインの見極めは，誤嚥性肺炎発症のバランス（前出）をよく考慮して行う．もちろん完全に予後を予測することは不可能であるため，**経口摂取を進めるときは症例や家族に利点，弊害を十分説明し，主治医の許可を得てから行うことが重要である**．

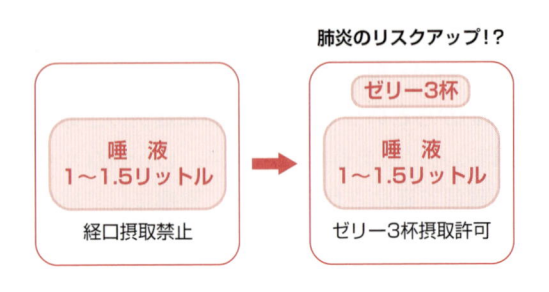

図8-6 経口摂取を許可するときの考え方
日常出ている唾液量と比べて，許可した経口摂取量がどれだけの比率になるかをイメージすると良い．

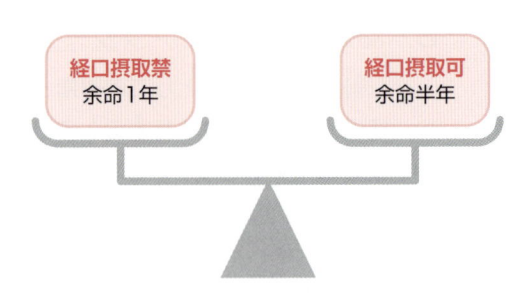

図8-7 認知症終末期の経口摂取の天秤
どちらが正解というのではない．医療者は症例・家族が選べるようにサポートする必要がある．

　胃瘻症例で経口摂取を考えるにあたり留意しておくべきは，唾液誤嚥や胃食道逆流による肺炎の可能性である．経口摂取を禁止して全栄養を胃瘻から入れても，唾液や逆流物の誤嚥の可能性は常に存在するということである[4]．仮に唾液を誤嚥しているとする．そこに経口摂取した少量の食物をプラスアルファで誤嚥したとして，肺炎のリスクがどの程度上がるか，ということを臨床では考えなければならない（図8-6）．一般に認知症は進行性であり，終末期には経口摂取と生命予後を天秤にかける必要性が出てくることがある．たとえば「経口摂取を禁止して1年生きる」か「経口摂取を許可して6ヵ月で死ぬ」か，という天秤である（図8-7）．もちろん，この選択の絶対的な正解は無い．医療者が選ぶものでも無い．症例，家族が納得して選択できるように，サポートするのが医療者の役割である．

II 胃瘻の適応と実際

　認知症における胃瘻は，哲学，倫理学，医療経済学など，現在もさまざまな観点から議論されているところであるが，現在はやや胃瘻過多となっている感は否めない．たった一度の肺炎で，その原因が誤嚥によるものかを調べることなく胃瘻にされることや，嚥下の機能を検査することなく胃瘻にされること，十分な説明なく家族が納得いかないままに胃瘻にされることが非常に多く，混乱・後悔している家族が多いというのが現状である[11]．

　胃瘻過多の影響からか「胃瘻の功罪」が議論されることがあるが，胃瘻自体に罪はない．嚥下機能の精査，予後を見据えた胃瘻の適応を診断できていないことに罪があるのであり，胃瘻は一つの医療手段である．将来的には，もう少しバランスが取れた胃瘻の適用になることが望まれる．

参考文献

1) NPO法人PEGドクターズネットワーク(PDN):(http://www.PEG.or.jp/)
2) 木佐俊郎,景山省次:リハサイドからみた胃瘻の現状と課題.臨床リハ,17(9):840-846,2008.
3) 若林秀隆:低栄養状態が摂食・嚥下リハビリテーションの帰結に与える影響.日本プライマリ・ケア学会誌,30(3):238-341,2007.
4) Bourdel-Marchasson I, Dumas F, Pinganaud G, et al:Audit of percutaneous endoscopic gastrostomy in long-term enteral feeding in a nursing home. Int J Qual Health Care, 9(4):297-302, 1997.
5) Elphick DA, Elphick HL, Smith L, et al:Does gastro-oesophageal reflux following PEG placement in stroke patients predict a poorer outcome? Age Ageing, 35(5):545-546, 2006.
6) 倉田なおみ:高齢者の服薬支援と簡易懸濁法.Clinical Pharmacist, 2(4):351-355, 2010.
7) Mitchell SL, Tetroe JM:Survival after percutaneous endoscopic gastrostomy placement in older persons. J Gerontol A Biol Sci Med Sci, 55(12):M735-739, 2000.
8) 高橋龍太郎:高齢者と低栄養.総合ケア,15:12-15, 2005.
9) Cervo FA, Bryan L, Farber S:To PEG or not to PEG:a review of evidence for placing feeding tubes in advanced dementia and the decision-making process. Geriatrics, 61(6):30-35, 2006.
10) 上村智子:介護老人保健施設における摂食・嚥下障害者と食の支援状況の調査.日摂食嚥下リハ会誌,11(1):60-66, 2007.
11) Golan I, Ligumsky M, Brezis M:Percutaneous endoscopic gastrostomy in hospitalized incompetent geriatric patients:poorly informed, constrained and paradoxical decisions. Isr Med Assoc J, 9(12):839-842, 2007.

9 終末期の対応

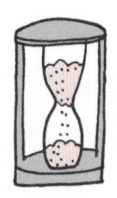

はじめに

　認知症は終末期になると，あらゆる活動性が低下し，変性疾患による認知症では確実に死に至る．その進行は可逆性ではなく，現在の医療では進行を止めることも不可能である．認知症の臨床においては「キュア」よりも「ケア」の考え方が重要であるが，終末期ではさらにケアの比率が高くなる．嚥下障害においても同様であり，終末期に機能改善や誤嚥防止といった積極的なキュアを目指すと家族や介護者の混乱・消耗を招く．防ぎようの無い誤嚥や低栄養を許容しつつ，死へとソフトランディングできるようなケアが提供できるように心がける必要がある．

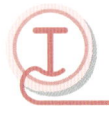

I 認知症の終末期とは

　一般に認知症は進行性であり，進行にともない徐々に知能が障害されていく．進行すると知能のみならず運動も障害され，日常生活動作が困難になり，自発的な運動も乏しくなる．
　嚥下動作も例外ではなく，口腔内の残留，送り込み不良，誤嚥などさまざまな障害が生じてくる[1]．このような嚥下障害の症状に対して，脳卒中後では嚥下訓練が適用されることが多かったが，意思疎通ができない認知症では訓練は困難である．本書で述べてきたように，今ある機能をできる限り引き出すために食事支援を駆使して経口摂取の継続を試みるが，終末期においては，どのような支援・介助を行っても嚥下障害が改善できずに低栄養や誤嚥を呈する．**終末期は，いろいろと手を尽くしても改善しないからこそ「終末期」なのである．**

II いつまで経口摂取を続けるか

　認知症の終末期の経口摂取をどうするかは，大きく3つに分けられる．
　一つは誤嚥や低栄養のリスクを考えて，経管栄養（胃瘻，経鼻経管栄養，中心静脈栄養など）のみで栄養摂取するという方法である．たしかに「栄養を体内に入れる」という観点からは確実な方法であり，なかにはそうすることで少しは延命できる症例もあるかもしれない．しかしながら，**認知症の症例における胃瘻の延命効果は，否定的な報告が多いのも事実である**[2]．また，根本的な問題として，「終末期」という状態で心身が安らかに活動を停止しようとしているときに，**半強制的に栄養を注入するとい**

う方法が良い医療か，という懸念が常につきまとう[3]．

　ほかの方法としては，経口のみで最後まで栄養を摂取するというものである．肺炎や低栄養のリスクを家族が十分に同意，納得したうえでというのが条件になるが，「少々誤嚥していても食事支援を駆使して経口摂取を継続する」，「経口摂取量が少なくなってきたときは，『生命活動を終えようとしているとき』と考え，看取りを見据えて介助にあたる」という方法である．**臨床では，この方法を選択した症例がもっともQOLが高く，家族の精神的な充実度も高いことが多い**．

　もう一つの方法は，経管栄養と経口摂取の併用である．QOLのために食べられるものは口から，栄養確保のために足りない分の栄養を経管から，というものである．

　以上3つの方法のうち，どの方法を選択するかは難しい問題である．その選択は，**医療者の誘導や指示で行われるものではなく，医療者から十分な説明を聞いたうえで最終的には家族が選択するのが自然な流れである**．

> 認知症の終末期の栄養摂取方法のパターン
> ① 経管栄養のみ，経口摂取禁止
> ② 経口摂取のみ
> ③ 経口摂取と経管栄養の併用

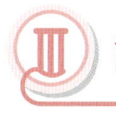

III 認知症終末期における経口摂取の重要性

　経管栄養をしているかどうかは別として，経口摂取を継続することはさまざまな利点がある．重度の球麻痺のように全く嚥下できない症例でなければ，少量の経口摂取は許可できる．もちろん，経口摂取することで肺炎や発熱のリスクが上がらないわけではないが，唾液を飲んでいる時点で肺炎や発熱のリスクはある．終末期に「経口摂取して大丈夫か？」という議論もあるが，終末期は「経口摂取しなくても大丈夫では

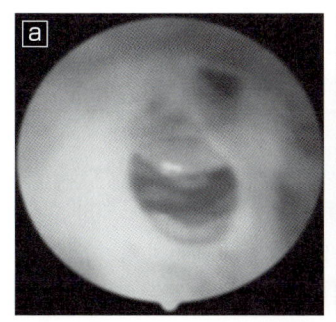

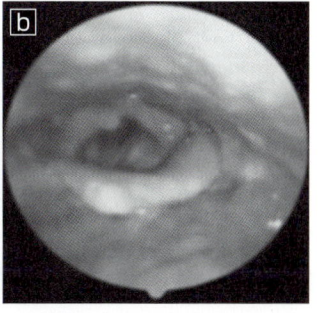

図9-1　終末期認知症例の内視鏡所見（口絵15）
a：経口摂取禁止中．自浄性が低下し痰が張り付いている．
b：経口摂取再開．自浄性により痰の付着が著しく減少した．

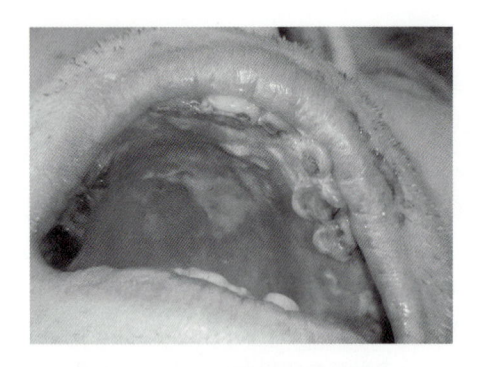

図9-2　経口摂取禁止中の口腔内
自浄性の低下のため痰が張り付いている．

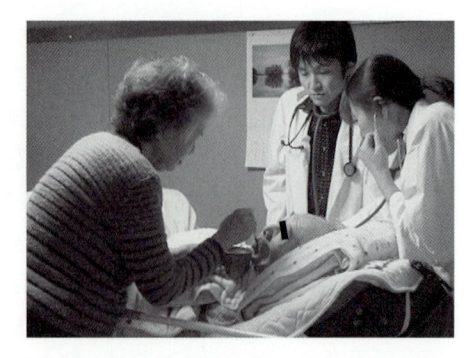

図9-3　コミュニケーションとしての経口摂取
食べることは最後まで残る自発動作であり，「口から食べる」ということはコミュニケーションにもつながる．

ない」という時期である．嚥下機能の低下という症状だけを診るのではなく，その症例の経過や家族まで診たうえで終末期の経口摂取が許可できると良い．

1 口腔・咽頭のケア

全く経口摂取しなくなると，口腔・咽頭の自浄性が低下するため，痰や唾液が固まって不潔になることが多い（図9-1a）．口腔も舌苔が増えやすくなり，口臭が悪化することもある（図9-2）．それらは口腔ケアである程度の改善ができるが，咽頭はケアの手が届かず，できる対応としては咽頭吸引ぐらいである．しかしながら，吸引は苦痛をともなうことが多く，すべての咽頭の付着物を除去することは難しい．**経口摂取を行うことで，咽頭の機能が保たれ自浄性も高まるために付着物の量が著しく減少する**（図9-1b）．

2 QOLの維持

終末期の症例に直接聞くことは困難であるが，やはり口から食べるということは症例自身の満足感につながり，QOLの向上にもつながるであろう．意思疎通が困難になっても，比較的味覚や嗅覚といった感覚は残っていることがある．「**一口も食べられない**」と「**一口食べられる**」というのは大きな違いであり，経管栄養だからといって安易に経口摂取を全面禁止にするのは避けられるべきである．

3 コミュニケーション

認知症の介護をしている家族にとって，「口から食べてもらえる」ということは気持ちが満たされるものである．自発動作が少なくなった症例でも嚥下動作は最後まで残ることが多い．認知症が進行して問いかけに全く反応しない症例でも，口に食べ物を入れると口を動かして食べる．**この食べ物を介したインプットとアウトプットは，いわば最後まで残るコミュニケーションとなる**（図9-3）．

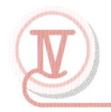

Ⅳ ケアとしての嚥下リハ

認知症の症例に対しては，「キュア＝嚥下訓練」よりも「ケア＝食事支援」の比率が高いが，終末期ではさらにケアの比率は高くなる．認知症の進行にともない嚥下障害が悪化した症例に対して「何とか改善できないか！」と考え，種々の方法を試みることは臨床家として必須のmindである．しかしながら，**終末期になると，どうやっても避けられない誤嚥，さまざまな食事支援を行っても避けられない低栄養はある**．

では，終末期の嚥下障害は改善できないから，認知症の終末期において医療者は無力か，というとそうではない．**改善するだけが医療ではなく，終末期から死へソフトランディングできるように症例本人や家族を支えるのも重要な医療者の役割である**．

1 「誤嚥させない」ではなく「誤嚥しても肺炎にならないように」

認知症の症例では防げない誤嚥は多々ある．とろみを付ければ誤嚥しないということがわかっていても，とろみをつけると全く食べなくなる症例においては，誤嚥することがわかったうえでとろみ無しの食事を提供しなければならないこともある．ペースをゆっくりにすると誤嚥しない症例であっても，ペースのコントロールが受け入れられないことも多い．そのような症例に対しては，肺炎にならないのであれば誤嚥は許容である．

また，**誤嚥が防げないのであれば，できる限り誤嚥が肺炎につながらないように，呼吸理学療法や栄養療法，口腔ケアなどを提供する**[4]．誤嚥が改善できないと嘆くのではなく，いかに効果的な次善の策を提案できるかが重要である．

2 「肺炎にさせない」ではなく「肺炎を予知する」

認知症が進行して嚥下機能が低下すると次の段階に進む．どれだけ呼吸理学療法や口腔ケアを駆使しても，防げない誤嚥性肺炎が出てくる．現代の医学では認知症における脳の萎縮を止めることはできず，それにともなう嚥下障害に起因する誤嚥性肺炎は，種々の方法である程度は防止できこそすれ完全に回避することは不可能である．そこで重要なのは「誤嚥している．誤嚥性肺炎のリスクが高い」ということを診断し，**家族に事前に説明しておくことである**．

肺炎予備軍であるということを家族が知ることで，発熱時に早期の対応が可能となる．なにより家族が肺炎に対する心の準備があると，パニックにならずに主治医への連絡や入院ができるようになる．もっとも家族が混乱するのは予期せぬ肺炎である．

誤嚥性肺炎のリスクが高いことを説明しておくと，「食事誤嚥を回避するための胃瘻」に対して家族が冷静に考えられるという利点もある．予期せぬ肺炎になって入院となり，病院で胃瘻の話を聞くと家族は冷静に判断する時間がない[5]．予備軍と診断された時点から胃瘻の利点欠点について十分説明し，**胃瘻要否の方針決定のステージに前もって家族を上げることが重要である**．

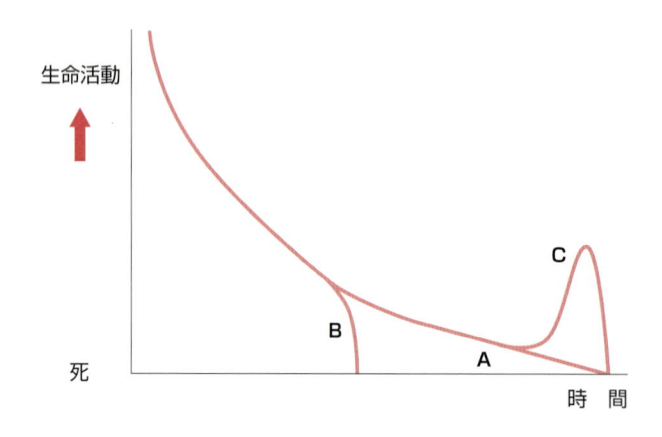

図9-4 ソフトランディング
A：理想的なソフトランディング．
B：不適切な医療介護により生命予後が極端に短くなることは避ける．
C：亡くなる直前に強制的に栄養することの意義をもう一度考える必要がある．

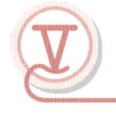

Ⅴ 嚥下機能のソフトランディング

　終末期は誤嚥も頻繁になることが多い．そこで胃瘻や静脈栄養をして食事の誤嚥を回避することにどれほどの意味があるかを医療者はよく考える必要がある．ほとんどの認知症は進行性の疾患であり最終的には死へと至る．認知症に限らず，ヒトは最終的には死へ至る．重要なのは，**やみくもに延命を目指すのではなく「如何に死ぬか」であり，つまりそれは，「死ぬまでを如何に生きるか」と換言することもできる**．口から食べるということは「生」を主張するものであり，死の直前まで経口摂取できれば「いい生き方」ができたといえるのではないだろうか．認知症の症例本人の感情を推し量ることは困難であるが，最後まで経口摂取に関われた家族らにとっては，その死は受容であり，喜びでさえもあるかもしれない．

　終末期になると，できる限りの食事支援を提供しても経口摂取量が極端に減少する症例もある．そこでの経管，経静脈栄養もよく考えねばならない[3]．**認知症の終末期は，老衰とも類似し，もう生命活動を終えようと身体がソフトランディングしようとしている段階である**．その状態への強制的な栄養供給は，一時的に少しは栄養状態が改善するかもしれないが，その改善に意味があるかどうか，かえってハードランディングにならないかを十分に考慮するべきである（**図9-4**）．

　終末期のケアにマニュアルはない．症例ごと，家族ごとに対応法は大きく異なる．**症例の「如何に生きるか」を第一に考え，医学だけでなく倫理学，哲学などを網羅したうえの「感性」が重要である**．

参考文献

1) アルツハイマー病の治療・管理．ターミナルケア．日本臨牀，66：439-444, 2008.
2) Finucane TE, Christmas C, Travis K：Tube feeding in patients with advanced dementia：a review of the evidence．JAMA, 282(14)：1365-1370, 1999.
3) Gillick MR：Rethinking the role of tube feeding in patients with advanced dementia. N Engl J Med, 342(3)：206-210, 2000.
4) 野原幹司：誤嚥時の対応．言語聴覚士のための呼吸ケアとリハビリテーション，石川朗(編)，中山書店，東京，121-135, 2010.
5) Golan I, Ligumsky M, Brezis M：Percutaneous endoscopic gastrostomy in hospitalized incompetent geriatric patients：poorly informed, constrained and paradoxical decisions．Isr Med Assoc J, 9(12)：839-842, 2007.

実 践 編

よくある症状とその対応

　ここでは認知症例の摂食・嚥下リハビリテーションにおいて，しばしば遭遇する30症状とその対応をまとめた．「時間がない」，「臨床で困っている具体的な症状がある」という場合は，**実践編**を一読するとひと通りの解決方法が見つかるようになっている．症状ごとの重要ポイントはもちろんのこと，臨床経験豊富な看護師，言語聴覚士が，実際に遭遇した症例の経過をもとに，各専門職の視点からその対応方法を概説している．他職種，同職種の視点・感性を学び，職種間の連携に役立てて頂きたい．

　さらに理解が必要となった場合は，**理論編**の関連項目を示しているので，そちらも併せて読むと良い．ただし認知症の嚥下障害の症状は多岐にわたるため，具体的な方法論よりも考え方を身に付けたほうが現場で応用が利く．最終的には**理論編**全部を通してご覧いただくことをお薦めする．

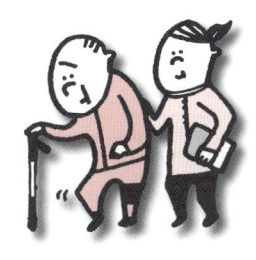

I 嚥下訓練をしてくれない

> **ココが重要**
> 認知症の症例で嚥下訓練が必要となるのは，VaDを除いてある程度進行してからですが，その段階では訓練の意義，目的，方法を理解して訓練を遂行することは困難です．そこで，発想を変えて，意思疎通できなくてもできる訓練を選んで行いましょう．
>
> 関連項目［4章Ⅱ-2，4（p64, 66），5章（p69）］

看護師のケース　○○80代女性　3年前にADと診断された症例

食塊形成機能の低下がみられ，生温い食物では咀嚼も嚥下も誘発されず，口のなかでためたまま飲み込みませんでした．

意思疎通が困難なため訓練はできませんでしたが，冷たい食べ物では嚥下反射がみられたので，入院前に毎日飲んでいたコーヒーを冷たいゼリーにして，食事の合間に口に持っていくと，食事時間を短縮することができました．摂食時間が長くなると疲労がみられたので，摂取カロリーを補うため栄養剤を提供しました．栄養剤を凍らせて提供すると，さらに摂取ペースが上がり必要栄養量を確保することができました．

この事例から，訓練をするというより，現在の機能をみて，適切な食物形態・温度を選択することや残された能力を活用することの重要性を感じました．

言語聴覚士のケース　○○60代女性（要介護度5）　VaDの症例

在宅にて胃瘻による栄養摂取にて療養していましたが，何とか少しでも口から食べられないかと家族より相談されました．

唾液の嚥下ができているので嚥下訓練を開始しようとしたところ，強く拒否されてしまい進められなかったので，まずはリラクセーションからかかわりながら本人とのラポールを取ることを心がけました．家族とともに食事を楽しむという雰囲気づくりを嚥下訓練導入のプログラムとして取り入れ，簡単な調理を一緒に行うと食事への興味がみられ始めました．そのなかで口に運ぼうとする際の口や舌の動きを誘導すると経口摂取が可能となりました．

家族と一緒に食べたいという気持ちが訓練導入に有効だったように思われます．

> **それでも困ったときは**
> 言語聴覚士が経験された症例のように，うまく気持ちをとらえられることが重要ですが，難しいことも多々あります．その場合，口腔のマッサージや頸部の可動域訓練，一部の呼吸理学療法は意思疎通できなくてもできる訓練です．もうひとつ重要なのは，嚥下リハ＝嚥下訓練ではない，ということです．訓練で機能の改善ができなくても，今ある機能を活かして嚥下を支援・介助することにより安全に食べられる，食べられるものや量が増える，というのも広い意味での嚥下リハです．認知症の症例に対しては，訓練よりも支援・介助がポイントになります．

2 指示しても咳ができない

> **ココが重要**
> 咳は誤嚥したものを気管内から排出するために非常に重要です．とくにノドがゴロゴロいっているときは咳ができると良いのですが，認知症の症例では咳の指示が通らないことが多々あります．咳が無理であれば，効果は弱いですが発声を促すのも有効です．また少し負荷がかかりますが，くしゃみをさせる，気管圧迫法で咳反射を促す，吸引をするというのもひとつの手です．
>
> 関連項目 [7章Ⅱ-3 (p111)]

看護師のケース ○○ 70代男性　多発性脳梗塞，DLBの症例（誤嚥性疑いの肺炎で入院中）

　胸郭の動きに制限があり，深呼吸のアシストをしても胸壁が固く，深呼吸はできませんでした．常に湿性嗄声で，咳を促すため「ゴホンッとしてください」と指示しても，オウム返しで「ゴホン」と力なくいうのみでした．右下肺野にラ音も聴取されましたが，咳ができなかったので排痰を促すために体位ドレナージを行いました．咳が指示できないために，唾液を誤嚥しても肺炎にならないように口腔ケアを徹底しました．
　嚥下障害の自覚が欠落していましたが食べる意欲はありましたので，肺炎の治療後から少量の経口摂取を開始し，家族にリスクを十分に説明したうえで徐々に経口摂取増量を増やしました．口腔ケア，ドレナージが効果したのか，以後1年間肺炎なく経過しています．

言語聴覚士のケース ○○ 70代女性　VaDに加えて高次脳機能障害合併ありの症例

　食事中にノドがゴロゴロいうので，咽頭から上部気管の食物残留が懸念されました．意識清明，意志の疎通もある程度可能で，知的レベルも比較的保たれていますが，咳払いを指示するも「エヘン」と言葉でいうのみでした．
　認知症や高次脳機能障害でこのような「バーバリゼーション」という症状がみられ指示に従えないことがあります．この症例は指示理解力が保たれていたので，まず胸部を徒手的に開大するように介助しながら吸気を大きくすることから誘導していき，息を吸ってから，咳払いではなく本人が実行できる「えいっ」という発声を用いて排出を促しました．

それでも困ったときは
　まずは症例の機能を引き出す努力が必要です．それでもゴロゴロが改善しない，改善してもすぐまたゴロゴロいう，といった場合があります．ゴロゴロいっていても，呼吸状態は安定している，肺炎・発熱の原因になることも無い，というときはそのまま処置をせず経過をみるというのも選択肢のひとつです．

3 呼吸が浅い，指示しても深呼吸ができない

> **ココが重要**
> 呼吸も嚥下には重要です．嚥下のタイミングを取るためにも，しっかりと咳をするためにも深く呼吸できる必要があります．しかしながら，高齢者は円背，肺結核後遺症，COPDなどのために，呼吸が浅くなっている場合があり，呼吸理学療法の適用になることがよくあります．
>
> 関連項目［4章Ⅱ-4（p66），7章Ⅱ-3（p111）］

看護師のケース　○○ 80代男性　認知症（原因不明），COPD，気管切開の症例

　少し体動すると酸素飽和度が70％台まで低下し，頻呼吸，苦痛表情をともないますが，肺理学療法と酸素療法をすると96％に戻りました．唾液誤嚥をしており，カニューレのカフ上を吸引すると，分泌物が多量に引けました．

　深呼吸を促しても指示に従えないため，両下葉に手を沿えて呼気のアシストを行い，深呼吸を促しました．胸郭が固く柔軟性が無かったのですが，アシストすることで換気量の増量を図ることができました．くり返していると，胸郭の動きが大きくなり，スピーチバルブ装着時の声量が増加しました．

言語聴覚士のケース　○○ 80代男性　ADの症例

　呼吸補助筋による呼吸の代償があり，疲労のため食事を安定して進められないという家族の訴えでした．

　肩が挙がるような呼吸のため，頭部，とくに後頸部に力が入り，体が後方に伸展していました．その結果，顎が挙がってしまうため前頸部が引き延ばされて喉頭の動きが阻害されていました．

　臥位でゆっくり腹部や胸郭に手を当てて呼吸パターンに合わせしっかりと呼気を出してから十分に吸う訓練を食事の前に少しずつ行いました．そうすることで呼吸の代償が緩和され，食事時の疲労は徐々に軽減していきました．

　この症例では指示が可能でしたが，指示が通らないときは，呼吸を促すために歌を唄う，詩を復唱するなどを導入するのもひとつの方法です．

それでも困ったときは

　認知症に対する呼吸理学療法のポイントは，言語聴覚士の症例のようにできる範囲の自発的な訓練指示を行うことです．しかしながら，看護師の症例のように深呼吸などを指示しても指示が通らない症例に対しては，呼吸と同期していなくてもいいので，他動的に胸を張らせる，シルベスター法，体幹捻転，などを行うことにより，胸郭をしなやかにして，呼吸機能を少しでも改善・維持しておくことが重要になります．

よくある症例とその対応　137

4　食事時に意識レベルが低い

> **ココが重要**
> 食事時の意識レベルは嚥下機能に大きく影響し，食事ペースの低下を招くだけでなく，誤嚥の原因にもなります．高齢者の意識レベルが低下する原因は多々ありますが，代表的なものは，サーカディアンリズムの乱れ，薬の（副）作用，認知症の進行などです．まずそれらの原因を見直し，改善できるところから改善していきましょう．原因へのアプローチが困難なときは，対症療法にはなりますが，食前に嚥下体操，アイスマッサージ，口腔ケアなどを行うことにより，覚醒を促すと思いのほか効果が出ることがあります．
>
> 関連項目［4章Ⅱ-2（p64），5章Ⅱ（p70）］

看護師のケース　○○80代女性　上下肢も全く動かないなど自発性が著しく低下したVaDの症例

　痰の貯留音や流涎はなく，体調が良いときは指示嚥下が1回はできますが，追加嚥下を促してもできませんでした．食べ物や水を口に入れても反応がなく，嚥下反射もみられず誤嚥の恐れがあるため，吸引で取り除く必要がありました．食事が目の前にあっても興味を示さず，食事の摂取が困難であったため経管栄養を行っていました．
　車椅子で移動する，音楽を聴く，家族に毎日面会に来てもらい会話する，など刺激をすることで覚醒時間が延長しました．その結果，スプーンを口の前に持っていくと認識し，食べ物を口に入れると嚥下までスムースにできるようになりました．それでもときどき食欲がなく途中から入眠するため，家族に症例の嗜好品をうかがい，嗅覚を刺激することで食欲を増進することができました．

言語聴覚士のケース　○○80代女性　VaDの症例

　食事時に開眼せず，意識レベルが低いため経口摂取が進められないとの介助者の訴えでした．
　覚醒時間を確認したところ，午後に比較的覚醒している時間帯があることがわかりました．
　意識レベルが低い朝と夕は無理な食事摂取をせず，昼食のみ経口で摂ることとしました．食事中の意識レベルの低下にはスタッフが見守り，声かけで対応しました．また，食事後の誤嚥・胃食道逆流予防にはギャッジアップを徹底しました．意識レベルが高いときは間食も摂ることが可能でした．
　症例によっては環境設定として姿勢を起こす，食事前に離床して皆と一緒に食堂で食べる，音楽を流す，など配慮すると覚醒を促せることもあります．さらに意識レベル向上のため理学療法士や看護師とともに離床時間の拡大をはかりました．

それでも困ったときは

　上記の症例のように，症例それぞれに合った環境を設定することは意識レベルアップに非常に有効です．しかし，いろいろと手を尽くしても認知症の終末期は意識レベルを上げることは非常に難しくなります．そのときは，意識レベルを無理に上げるのではなく，誤嚥や窒息に注意してできる限りの食事支援・介助をしましょう．

5 食事を認識しない

> **ココが重要**
>
> ❹と共通するところもありますが，それ以外には聴力や視力の低下のため，食事を食事と認識できていない，ということもあります．高齢者は白内障，緑内障のために視力が低下していることがあり，そうなると目の前に食事を出されても認識できないということになります．また，片麻痺の症例では半側空間無視にも注意が必要です．
> 　認知機能が障害されているときは，食事場面の雰囲気も重要です．症例によっては，静かな個室にする，声かけをする，テーブルの上を1品だけにする，テーブルクロスや食器を無地のものにする，はじめの一口を口に入れる，など情報量を少なくすると食事を認識しやすくなり，スムースに経口摂取が進むことがあります．
>
> 関連項目 [4章Ⅱ-2 (p64)，5章Ⅱ (p70)，6章Ⅳ，Ⅴ (p95, 97)]

看護師のケース　70代男性　3年前にVaDの診断を受けた症例

常に首を右側に回旋させ左側半側無視，右共同偏視を認め，聞けば「右も左も同じようにみえている，左の手足（完全に麻痺している）も動かせている」といわれました．食事を食べるように声をかけると「食べる」というものの，視認できないためか食べようとしませんでした．

食事を体より右側に置くと，スプーンで食物をすくい摂取し始めました．同じものばかりすくい，ほかの食器の物が残ってしまうため，食器を移動させて色々な物を交互に食べられるように配慮しました．食事時間以外のときには体の左側に立ち，頻回に声かけをし，左側への注意を向けるように促しました．数日後には，食事を正面に置いても認識し，食べ物をすくえるようになりました．

言語聴覚士のケース　80代女性　ADの症例

食事を認識せず手をつけようとしないという介助者の訴えでした．意識レベルの問題なのか，認知症による見当識障害なのか観察評価したところ，精神活動性の低下はあるものの意識レベルは問題なかったので，食事のときに音楽をかけて，場面転換をはかり時間として区別し，匂いを嗅いでもらったり声かけを行ったりして食事に誘導しました．

さらに，黒色の器に盛る，料理の温度に気をつけるなど，視覚，温覚から刺激を加えました．症例の手に介助者の手を添えて介助すると，症例自身が触れた料理の質感や硬さを感じることができ，その物の食に関する記憶がよみがえることにより，食事摂取の動作がスムースになりました．家族と一緒に食べる，調理の段階から一部参加してもらうなどの食べることの認識を高めるアプローチも症例によっては効果的です．

> **それでも困ったときは**
>
> まず認識しない原因を探り，その原因に対応した適切な刺激を与えることで食事の認知が上がります．残された感覚，認知機能を活かした介助法を見つけることがポイントです．

6 食べない

> **ココが重要**
>
> 食べない原因には食事が症例の嗜好に合っていないことがあります．高齢者は味覚が鈍くなり，濃い味でないと食べたがらないことがあります．それ以外にも，歯が痛い，義歯が合っていないといった歯科疾患が隠れている場合や，体調不良，間食の取りすぎ，前日の食べすぎなど，私たちでも日常的に経験するようなことが，食欲低下の原因になっていることがあります．認知症の症例ではうまく状態を訴えられませんので，1日食べないからといって焦るのではなく，体重の変動に注意して経過をみると良いでしょう．本症例は❺の原因と対処法も関係することがあるので併せて参考にしてください．
>
> 関連項目［4章Ⅱ-2（p64），5章Ⅱ（p70），6章Ⅳ，Ⅴ（p95, 97）］

看護師のケース　70代女性　FTDの症例

注意力が散漫で，座っていても頻繁に立ち上がり，机の上にある物や着ている服などを触る，つかむ，タオルを使って机を拭くなどの動作を繰り返していました．食事や食具には興味を示さず，落ち着かない様子でした．

介助でスプーンにのせた食物を口唇に触れるようにし，それを何度か繰り返すと数回に1回は開口するようになりました．情報量を最小限にするため，トレイの食事はこれから口に運ぶ1品だけにし，皿を無地のものにすると，少し食べてもらえるようになりました．集中力が続かないため，摂取量にかかわらず食事時間は1時間までとし，間食に高カロリーのゼリーを食べることで摂取不足を補いました．

言語聴覚士のケース　80代女性　ADの症例

在宅にて夫と二人で生活していたが食事を摂らなくなり，低栄養状態に陥り入院となりました．

覚醒良好で会話も可能でしたが，健忘を主とした認知症状が顕著でした．食べている最中にも「食事している」ことを忘れ，食事にほとんど手をつけないでも「終わり」といい食事が摂れない状態でした．

そこで，これまでに症例が経験してきた食事についての話題を引き出し，興味と食欲を促しながら，ゼリーなどの間食を捕食として導入しました．食べる経験を取り戻すと，次第に家族のことや，主婦としての献立，料理の苦労や思い出を回想しながら食べるようになり，経口摂取量が増えて退院となりました．

> **それでも困ったときは**
>
> 認知症の症例が食べなくなる原因はさまざまです．原因ごとの認知症の特徴をふまえたうえで，各個人の個性に合わせられると良好な介助ができます．
>
> 認知症の終末期では，自然な経過として経口摂取量が著しく低下します．そこで胃瘻を考慮するのも選択肢のひとつですが，口から食べられるだけ食べて最後を迎えるというソフトランディングを支えてあげることも認知症のケアの一面だと思います．

7 食べるペースが早い

> **ココが重要**
> いったん目の前に出した食事を下げたり，手を押さえて抑制したりするのはあまり良くありません．こちらでペースを調整したいときは，食器に全量をすべて入れるのではなく，少量ずつ提供して食べ終わるたびに少しずつ追加するのが良いでしょう．食事で使用するスプーンを小さくするという方法もありますが，1回で口に取り込む量が変わると違和感が強くなる症例もいるので注意が必要です．
>
> 関連項目 [5章Ⅱ (p70)]

看護師のケース ○○ 80代男性　ADかつ慢性硬膜下血腫術後の症例

　食事を次々にスプーンで食物を口に運び，みていないと茶碗ごと口に持っていき，一度に沢山の量を口に入れてしまいます．大量に口に入っても食べ物を送り込まず，湿性嗄声を生じることがありました．若いころの仕事が駅員であったため，休憩時間が短く，食べるときはかきこむという習慣があったとのことでした．

　誤嚥のリスクがあったため，飲み込んでから次の一口を口に運ぶように手を添えましたが，そうすると機嫌が悪くなり暴言を吐くようになりました．そこで，味の変化をつけるため一口ずつ違う皿へのスプーンの誘導を行うと，ペースもゆっくりになり，味に変化が出てきたからか捕食から嚥下までスムースになりました．

言語聴覚士のケース ○○ 80代男性（要介護度4）　症状変動が大きい認知症（レビー小体型疑い）の症例

　ペースト食を自力摂取していましたが，食べるペースが早く口腔内に食物がたまってしまい，食事後半には疲労から嚥下後のむせを認めました．本人はペースが速いという自覚がなく，「ゆっくりね」といっても無視してどんどん取り込んでしまいました．

　そこで，一回の食事量を半分にし，食事摂取の疲労を軽減させるとともに「少しだから味わって食べて」と一品ずつ味覚に注意を向けられるよう声かけしました．牛乳などストローで一気に飲んでいたものは，ヨーグルトに置き換えて摂取ペースのダウンを試みました．それら工夫の結果，むせは減り経過良好となりました．

> **それでも困ったときは**
> ペーシングの必要性もよく考えなければ，症例の機嫌を損ねたり，介助者にもストレス・労力がかかったりします．ペースが早くてもむせなければ良し，むせても窒息や誤嚥性肺炎にならなければ良しとしてフォローするのもひとつの手です．

8 食べこぼしが多い

> **ココが重要**
> 介助で食事をしている症例で多いのが，いったん口に入れたものをこぼしてしまう場合です．そのときは，食事を口腔の少し奥（舌の高まりの奥）に入れる，リクライニング位にするなどの工夫が有効です．また，「自分で食べる」ということと「食べさせてもらう」というハードルは，認知症の症例にとっては思いのほか高く，介助されると食べこぼしが増えることもあります．そういうときは，症例自身にスプーンを持たせてその手を介助すると食事の認知が上がるためか食べこぼしが減ることがあります．
>
> 関連項目［4章Ⅱ-2（p64），5章Ⅱ（p70）］

看護師のケース ○○ 70代男性　認知症をともなうパーキンソン病の症例

食事は自己摂取していましたが，1週間に1kgずつ体重が減少しているため食事状況を観察したところ，食器をみると空になっていますが，全食事量の半分はエプロンにこぼれていました．摂食動作時は安静時より振戦が軽減しますが，食べ物を箸でつかんで口に運ぶまでにエプロンへ落とすことがありました．また，口に取りこんだ後も左口角から食物がこぼれていました．

食具を箸から柄の長いスプーンに変更し，口の右奥に食物を運ぶようにすると，食べこぼしは軽減しました．さらに，肘の下に枕を置くと上肢の動作が安定し，食べこぼすことなく全量摂取ができるようになりました．

食事の摂取状況を観察に行き，自己摂取できる配慮や工夫を行うことで，自分で食べこぼすことなく必要カロリーが摂取できるまでの改善がみられました．

言語聴覚士のケース ○○ 80代男性　ADかつ左目視力障害ある症例

肺炎にて入院し状態改善したので食事再開しましたが，自力では食べこぼしが多く，介助をしても口唇閉鎖がタイミングよく得られず，食事量が安定しませんでした．理学療法士と協力して車椅子に座ってもらうようにし，テーブルの高さを調整して食事が見えやすいようにしました．さらに自分でスプーンをもってもらうことで食べ物への注意や，物性の知覚を得ることができるようにし，先行期の感覚入力を行いました．その結果，取り込みのタイミングがとりやすくなり取りこぼしが減りました．

この症例から，残存する身体能力を引き出し，可能な限り自分で摂食動作を行っていくことが認知面にもプラスに働くということを学びました．

それでも困ったときは

口に入れるまでに食べこぼしてしまうときは，作業療法士や理学療法士にアドバイスをもらって，食事をすくいやすいものにする，スプーンを工夫する，テーブルを近づける，などすると効果的です．パーキンソン症状で食べこぼしている場合には，投薬変更を考慮するのも選択肢のひとつです．

9 食べるのが遅い，食事に時間がかかる

> **ココが重要**
> ❹～❻と同様の対応が有効です．加えて，食事時間が長くかかって十分量摂取できないときは，少量でカロリーが稼げるメニューにする，間食で補うなど，1回の食事の量自体を減らすのもひとつの方法です．また，認知症の症例は食事に対する集中力が続かないことがありますので，できるかぎり食事以外の情報を遮断して，食事に集中できるような環境を作ってあげることも考慮しておくべきでしょう．
>
> 関連項目［5章Ⅱ (p70)］

看護師のケース　70代女性　低栄養のため入院した右小脳出血，VaDの症例

寝たきりでADLは全介助，会話は成立しますがすぐに忘れてしまいます．注意力が散漫になり，食事に集中することは難しく，口のなかに入れた食べ物をなかなか飲みこまず，90分かけて5割摂取が最大量でした．

比較的咽頭期は良好でしたが口腔機能が低下していたため，ペースト食にしてリクライニング位で咽頭への送り込みを助けるようにしました．液体はストローで飲めたため，液体の経腸栄養剤を提供し摂取カロリーを稼ぎました．

加えて，食事中に注意力が散漫になるので，嚥下の意識化を図るように周囲の環境から遮断するようにカーテンをしたところ，必要栄養量が毎食40分程度で摂取可能になりました．

言語聴覚士のケース　80代女性　ADの症例

介助者から，食べるのが遅くて困っているとの訴えがありました．

会話の応答が少なく，活動性が低下している印象でした．食べるのが遅い原因を明らかにするため，食事中に疲労はしていないか，ため込んではいないか，食形態はあっているかなどを確認しました．

その結果，食事の前半はいいものの，後半になると極端にペースが遅くなり，食事中の疲労が疑われました．

食事時間を短くする方法を検討し，一品ごとのカロリーを高めにする，口腔内で送り込みやすいものにする，といった工夫に加えて，食事時の姿勢，スプーンの大きさなどの環境面での整備も行いました．そうすることで，40分以内で必要栄養量を摂取できるようになりました．

> **それでも困ったときは**
> 介助者の技術や相性によって食べるペースに差が出ることもありますので，そういうときは上手な介助者の技術を全介助者が取り入れる，といった取り組みも有効です．また，理想的な食事時間は1時間以内といわれていますが，例外も多いのが現実です．重度の認知症例では，介助されながらだらだらと食べることでペースが出来上がっている場合もありますので，時間がかかることを許容することも重要です．

10 うまくスプーン，食器が持てない

> **ココが重要**
> 認知機能の障害のために，食具の持ち方を忘れている症例もいます．そういうときは言葉で指摘するのではなく，介助して持たせるといいでしょう．運動機能の低下のために上手く持てない場合には，可能であれば作業療法士にアドバイスをもらいながら，カトラリーを持ちやすい形状に変更する工夫が有効です．
>
> 関連項目 [5章Ⅱ-1 (p70)]

看護師のケース ○○ 80代女性　ADかつ左頭頂葉脳梗塞の症例

　右半身の麻痺は軽度で，右手は動作が緩慢で巧緻性の低下もみられましたが物を把持することは可能でした．食事時間にスプーンを持たせると，髪をとく動作や，すぐに机に置いてしまうなどスプーンの使い方がわからない様子でした．

　スプーンを持たせて「食物を運ぶのに使う道具である」ことを示しましたが，時間が経過しても自ら食物をすくう動作はみられなかったため，スプーンを把持している手を支えてすくう動作を介助しました．注意力がなく巧緻性の低下もあり，1口量をすくうのに時間を要しましたが，食物を口に運べたときには介助者も一緒に喜ぶようにしました．そうすることで症例にも笑顔がみられるようになり，満足感も出てきたようでした．主食をおにぎりにすると手づかみで食べることができたため，食事量を増やしていきました．

言語聴覚士のケース ○○ 80代女性　ADの症例

　スプーンがうまく持てないため対応に困っているとの介助者の訴えでした．椅子は座面が症例の体型にあっておらず，安定して座れていなかったため，上肢の動きが妨げられていました．そこで作業療法士にも介入依頼し，持ちやすいようスプーンは調整補助具を導入し，机や椅子の調整を行って安定して座れるようになることで上肢を使いやすい状態にしました．

　また，ひっかき防止のミトンによる過度の抑制により，手掌が屈曲拘縮を来たし開きにくくなっていたため，食前に手を洗うことを課題とし，また，机上でのアクティビティを導入するとさらにスムースな取り込みができるようになりました．皿の下にはすべり留めを付与したことで，食べこぼしも減少しました．

　食事が始められないときには，手添え介助で実際に一緒に動かすことで開始がスムースになりました．

> **それでも困ったときは**
> 廃用による機能低下と認知面の両方へのアプローチが必要なことがあります．看護師が経験した症例のように，パンやおにぎりなどのように，手づかみで食べられる食事を提供してあげるのも良策です．スプーンが使えずに手づかみで食べるのは症例の自尊心が傷つきますが，手づかみで食べて良いものを手づかみで食べるのは精神的にも健全です．

11 食事中，食事後に呼吸が乱れる

ココが重要
心疾患やCOPD，肺活量の低下があると，食事が身体的負荷となり呼吸が乱れることがあります．そういう病態の症例では，食事が負荷になっているということを介助者が意識し，急変時に対応できるようにしておく必要があります．

関連項目 [4章Ⅱ (p64)，5章Ⅱ-2 (p80)，7章Ⅱ-3 (p111)]

看護師のケース ○○60代女性　VaDかつCOPDの症例

　安静時から呼吸補助筋も使った呼吸をしており，動作時には息切れと酸素飽和度の低下があるため，酸素療法開始になりました．食事の摂取状況は，全粥軟菜食を食べており，食事開始時の呼吸は平静ですが15分程度経過すると呼吸促迫，湿性嗄声，酸素飽和度の低下がみられました．1時間以上かけて食事をしても最大摂取量は2割程度でした．

　疲労は呼吸や嚥下に影響するため，疲労の軽減と誤嚥予防に主眼をおきました．食事時間外に深呼吸，咳払いの練習などをしました．食事はリクライニング位で行うことで，呼吸関連筋や嚥下関連筋の疲労が軽減され，また，食事の形態を口腔・咽頭機能に適したとろみ食にしたところ酸素飽和度の低下が無くなりました．摂食動作を助けるために右肘の下にクッションを置くことで，疲労なく40～45分で全量摂取が可能になりました．

言語聴覚士のケース ○○80代男性　ADかつCOPDの症例

　食事の際，毎回途中で呼吸が乱れることに介護スタッフが気づきました．食事の状態を観察したところ，湿性嗄声などから誤嚥が疑われたため，訪問歯科にVEを依頼しました．その結果，不顕性の誤嚥が認められたため，できるだけ誤嚥量を減らすよう食事形態の再調整を行い，また強い嚥下圧が得られるよう間接訓練を導入しました．そうすることで，誤嚥量は減少しました．少量の誤嚥はありましたが発熱なく，呼吸の乱れも軽減したため，経過をみることとしました．

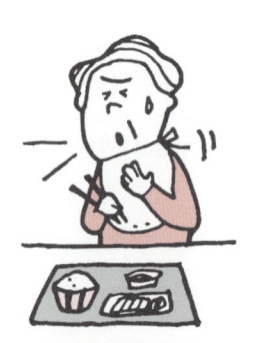

それでも困ったときは
　誤嚥してむせることにより呼吸が乱れる場合もあります．そのときは，誤嚥を防止する対応が必要です．しかし，誤嚥や呼吸の乱れが軽度であり，誤嚥が発熱や肺炎の原因になっていないのであれば，とくに対応の必要はなく，そのまま経過をみていくのもいいでしょう．「誤嚥防止のための工夫・制限」と「誤嚥による苦痛」とのバランスをみて対応するかどうか決めましょう．

12 食べ物を飲み込まない，口にためたままになる

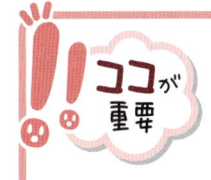

> **ココが重要**
> ADやFTDが進んだ症例でよくみられる症状です．症例により異なりますが，咀嚼を必要としない水分やゼリー，反対に咀嚼を要するものなど，さまざまな食品がため込みの対象になります．とくに口腔機能に合っていない食事（たとえば義歯が合っていないのに線維性の食品を出すなど）はため込みの原因になることがよくあります．嚥下可能なもので栄養が摂れるような食事支援に切り替えましょう．栄養からのアプローチも有効です．
>
> 関連項目［5章Ⅱ (p70), 6章Ⅴ (p97)］

看護師のケース ○○70代女性　FTDの症例

何に対しても意欲がなく，常に閉眼し発語もほとんどせず自発性がないためADLは全介助でした．
車椅子に座り，全介助でペースト食を摂っていましたが，徐々に機能が低下して口のなかに入れても全く飲み込まなくなりました．そこでリクライニング位にして，誤嚥の予防を図りながら食事介助をしました．それでも1口の嚥下まで数分を要するため，1時間で必要摂取量の半分を摂取するのがやっとでした．

少し形があるものを摂取するときは，咀嚼動作にともない嚥下が生じることがわかりました．そこで，食事をペースト食から少し咬むことが必要なソフト食へ変更しました．それでも飲み込まないときは，柔らかく唾液で溶ける煎餅などで咀嚼・嚥下を誘発しました．その結果，1時間掛からずに全量摂取できるようになりました．

言語聴覚士のケース ○○80代女性　重度ADの症例

食べ物を口にため込んだまま飲み込まないため，食事量がアップできないばかりか誤嚥が怖くて食事が進められないと施設スタッフより相談がありました．

とろみ付きのペースト食をスプーンにて介助で食べていましたが，口にため込んだまま送り込みや嚥下動作が起こりません．送り込みしやすいようにムース食に変更し，食べ物が口に入ったことがわかりやすいように舌の中央部に圧を加えるように置いたり，味がはっきりわかるように口腔に残留した食事を取り除いてから口に入れたりしました．途中で冷たいゼリーを食べてもらい，おかずとゼリーを交互に嚥下するなどの設定を行いました．

それでも食事量が進まないときにはシリンジを利用して口腔内後方へペーストを注入するなど，なるべく経口摂取継続できるように配慮しましたが，症状の進行により胃瘻との併用摂取となりました．

それでも困ったときは

送り込みがスムースにいかない場合には，リクライニング位を取るのもひとつの方法です．ただし，自食が困難になる，咽頭流入のスピードが早くなる，といったマイナス面もありますので十分考慮して行いましょう．なかには奥舌の緊張が強く，リクライニング位を取っても食事が奥に流れない症例があります．そのときは食事を口に入れてから，奥舌を押し下げて食事が咽頭に流れるように介助しますが，咽頭期に問題がある場合は危険をともなうので注意が必要です．

13 食事のとき口を開けない

> **ココが重要**
> 認知症の症例ではときどきみられる症状です．食事の時間であることをしっかりと説明して，食べ始めの声かけをしてみましょう．それでもダメなときは，少し強引にはなりますが口のなかに一口入れてあげると，そのあとスムーズに食事が進むことがあります．口のなかに食事をため込んで口を開けなくなる症例に対しては，⑫と同様の対処を試みて改善を図りましょう．
>
> 関連項目［5章Ⅱ（p70）］

看護師のケース ◦◦ 80代女性　ADかつ脳梗塞（偽性球麻痺）の症例

食事を介助で口の前まで運んでも口は閉じたままでした．

そこで，声をかけながら，肩や首の大きい筋肉をマッサージし，顔をあたためてマッサージをし，その後口腔ケアを口唇からゆっくり口のなかに向かって行うようにしました．これをくり返すことにより，徐々に口を開けるようになりました．

口のなかの食物をなかなか飲まないときには，冷たい食品で交互嚥下させると嚥下可能でした．また，次の1口をスプーンですくって見せると飲み込むこともありました．

根気も要りましたが，介助者が笑顔で接していると，次第に緊張がほぐれて口を開けてくれるようにもなりました．

言語聴覚士のケース ◦◦ 80代女性（要介護度5）　重度ADの症例

肺炎の加療のため2週間絶食でしたが，食事を再開したいとの家族の訴えでした．

開眼し視線が合うことがあるものの，ほとんどコミュニケーションは取れませんでした．少量のゼリーから開始しましたが，ほとんど開口せず，わずかに開いた口唇にスプーンを持っていくと，少しだけ吸い取るようにして摂取しましたが，それ以外は全く摂取できませんでした．スプーンを奥に入れようとすると，かえって舌の奥に力を入れて抵抗されました．

経管栄養との併用を選択し，1日1回，落ち着いて介助できる時間帯に経口摂取を行うことにしました．そのなかで好きな味の食事を軽く口唇に触れさせていると，唇がわずかに緩むのでそっと入れるようにしました．そうすることで楽しみ程度の摂取は可能となりました．

> **それでも困ったときは**
> さらに認知症が進んだ症例では，ほとんど口を開けてくれなくなることがあります．口を開けたタイミングを見計らって，食事を口腔内に入れるのも良いですが，シリンジなどを用いて口腔内に注入するのもひとつの方法です．ただ，そういう症状が出たときは終末期であることが多く，家族などに十分説明したうえで胃瘻や看取りを考えるときかもしれません．

14 食べ物を口から出す

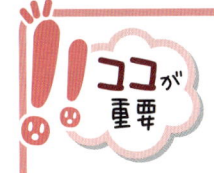

！ココが重要

送り込みが問題となって口からあふれ出てくる場合には⑫での対応を試みましょう．いったん口に入れたものを出す場合は，嗜好や口腔機能との不一致が考えられます．高齢者は味覚が低下していますので，薄味の食事は嗜好に合わず，飲み込まない，口から出す，という行動になることがあります．また，咀嚼困難なものは食塊形成が難しく嚥下しにくいため，このような行動に出ることがあります．口腔機能に合わせた食事を提供するようにしましょう．

関連項目 [5章Ⅱ (p70)]

看護師のケース　○○80代女性　慢性腎不全かつ低栄養のADの症例

寝たきりになり1年が経過し，徐々に経口摂取量が低下してきたとのことでした．

無歯顎であり食塊形成機能を考えてとろみ食が提供されていましたが，いったん捕食した後に"ペッ"と吐き出すため，必要摂取量が摂れていませんでした．

家族から情報を得て好きなデザートを食べてもらうとスムースに飲みこみました．それを交互嚥下に利用し，とろみ食摂取前と途中にデザートを摂取させると食事が促せました．家族による介助のほうが安心感もあるのか吐き出す回数が減るため，可能な範囲で家族に介助してもらいました．副食も嗜好に合わせたところ，口の外に出すことはほとんどなくなり必要なカロリーが摂取できるようになりました．

言語聴覚士のケース　○○90代女性（要介護度5）　肺炎のため入院中の重度ADの症例

絶食後，覚醒状態が比較的良好となったので食事を開始したが，「ペッと吐き出してしまう」と病棟スタッフより相談を受けました．全身に緊張が高く，とくに頭頸部は過伸展しており，何を試しても，すぐにペッと吐き出してしまいました．機能的には口腔内圧が高められること，口唇や舌の感覚が良いと捉えることができ，認知機能の障害すなわち食事が異常感覚として知覚されているのではないかと考えました．

より遠位部から緊張が和らぐようにリラクセーションやおしぼりで顔を拭くことなどから始めたところ，徐々に恐怖感や異常感覚が軽減され，数日後には経口摂取が可能となりました．

それでも困ったときは

症状は同じであっても，同じ方法で改善するとは限らないのが認知症の介助です．施設の都合などで食事内容の変更での対応が困難な場合には，「食べ物を口から出す」という行動を許容するのも，広い意味でのケアにつながります．

15 食事を残す

> **ココが重要**
>
> 認知症も重度になると，ときどき食欲が低下することがありますが，それが一過性であれば大きな問題はありません．体重の変化に注意して経過をみましょう．食欲低下が続くときはその原因を考える必要があります．ひとつは疲労であり，食事時間が長くなると後半疲労して食事を食べられなくなります．短時間で必要栄養量を確保できるようなメニューを考えて対応しましょう．薬の副作用もよく遭遇するので注意しましょう．
>
> また，施設などでは，提供している食事の量が個別対応ではないことがあるため，ある症例にとっては量が多いということがあります．食事を残しているから異常，と考えるのではなく，その症例に合った量を摂取できているか，という目を持つことが大切です．
>
> 関連項目 [5章Ⅱ (p70)，6章Ⅳ, Ⅴ (p95, 97)]

看護師のケース ○○ 70代女性　VaD，パーキンソン病，低栄養のため入院中の症例

　寝たきりでADLは全介助であり，食事への集中が難しく90分かけても5割摂取が最大量でした．食事に時間を費やすわりには達成感がないという状況でした．

　咽頭機能は比較的良かったのですが，口腔機能が低下していたためペースト食にして半分の量を配膳し，全量摂取の達成感を得られるようにしました．その分カロリーを補うために経口から飲める経腸栄養剤をストローで飲むようにしましたが，嚥下反射の惹起が遅れることがあったので，少しとろみをつけて対応しました．そうすると，経口から必要栄養量が毎食40分程度で摂取できるようになりました．

言語聴覚士のケース ○○ 70代男性　VaDの症例

　主食ばかり食べておかずにほとんど手をつけませんでした．「こっちには味噌汁，ここには小鉢がありますよ」と最初に誘導しましたが興味を示さず，試しに主食に副食を載せたら全量摂取できました．

　この症例は食事の認知が多方向におよばず，ひとつの物から視線を転換して食事動作をつなげることができないようでした．少し大きめの皿に主食と主菜を一緒に盛ったり，丼物などを利用したりして栄養のバランスを考慮することで摂取量，体重の増加につながりました．

> **それでも困ったときは**
>
> 　認知機能，嗜好を考慮して，各症例の立場に立って，今ある機能を最大限に引き出すようにケアすることがポイントです．しかし，終末期は経口摂取量が低下します．これは病的なものではなく，身体が栄養を必要としなくなったという生理的なものと考えて良いでしょう．胃瘻をする・しないを含めた終末期の対応が必要な段階です．

16 食事中にむせる

> **ココが重要**
> VaDを除き，認知症でむせ・誤嚥が問題となってくるのは重度に進行したときですが，重度認知症例では，機能改善の訓練や細かい指示を要する嚥下方法は不可能です．このような場合でも，むせの軽減に有効となるのが食事時の姿勢と食事内容の調整・工夫です．この2つの方法を駆使することである程度むせは軽減できます．ただし，重度の症例の誤嚥をゼロにすることは現実的に不可能であることは頭においておきましょう．
> 関連項目[4章Ⅱ(p64)，5章Ⅱ-2(p80)，7章Ⅱ(p106)]

看護師のケース ○○80代男性　VaD，重度構音障害，左の不全麻痺の症例

食事の形態は全粥ときざみ食でした．姿勢はベッド上座位で，自分でスプーンを使い食べていました．

食塊形成から咽頭へ送るのに時間がかかり，嚥下の前後にむせていました．口腔内を観察すると，左の舌上に食物残渣がみられました．主な要因としては舌の麻痺，頸部の筋肉の緊張などが考えられました．

このような状況から，姿勢を45°リクライニング位にすることで疲労を予防し，送り込みがスムースになり，嚥下反射のタイミングが合うようになりました．食事形態はまとまりの良いムース食に変更しました．また，食前後に呼吸理学療法，口腔ケアを行いました．これらの対応を行い，肺炎を起こさず，必要栄養量を口から摂ることができるようになりました．

言語聴覚士のケース ○○80代男性　ADの症例

肺炎後一ヵ月ほど経鼻経管栄養にて加療し，その後，経口摂取を再開したが食事中にむせがみられました．

どんなときにどんな食形態でむせたのか検討した結果，水分のとろみの粘度が緩いときに起こることがわかりました．嚥下障害がある場合，わずかな粘性の違いでむせを誘発しやすいので，食形態は適切に統一されているか，食事前のチェックを厳密に行うことにしました．

また，認知症のために判断能力が低下しており，むせても自らは食事動作をやめることなく続けて飲み込んでしまうので，症例のストレスにならない程度にペーシングを行いました．そうすることで経口摂取が可能となり，その後，発熱もみられませんでした．

それでも困ったときは

誤嚥をゼロにするのではなく，誤嚥していても発熱や肺炎の原因にならなければ許容するという考え方も重要です．もちろん，体温や痰量など体調の変化には十分注意し，異常があったときはすぐに対応できるようにしておきましょう．誤嚥が肺炎につながらないようにするためには，呼吸理学療法が有効です．これも重度認知症であっても適応できるメニューがあるので，ケアメニューに取り入れていくと良いでしょう．

17 とろみ剤，ペースト食を嫌がる

ココが重要

症例のなかには食事形態を変えたり，液体にとろみをつけたりすると，嫌がって摂取してくれなくなり，脱水や低栄養を来たすことがあります．FTDの症例では，食事拒否や暴力行為につながることもあります．そのような場合は，食事形態変更やとろみ付与の利点とのバランスを考慮し，もし利点よりも欠点が勝るようであれば無理な変更はやめましょう．そこで重要なのは，食事形態を変更しないことによる弊害，とろみを付与しないことによる弊害を症例本人，家族に十分説明したうえで行うということです．

関連項目［5章Ⅱ-2（p80），5章Ⅲ（p91），7章Ⅱ（p106）］

看護師のケース　○○70代男性　VaDの症例

左上下肢の麻痺，左空間無視，病態失認があり，ADLは全介助でした．MMSE21点で，集中力がなく，興奮気味になることもありました．ペースト食，ゼリー食，ムース食を「こんなまずい物食べられるか」と吐き出し，経口摂取は進まず，栄養ルートの胃管チューブは何度も自己抜去されていました．

リスクを説明したうえで食事を「あんをかけた極きざみ食」にしたところ，1回の食事で2，3回むせはあるものの経口摂取が可能となりました．水分では毎回激しくむせるので，とろみの付与を提案しましたが拒否がみられたため，水分は胃瘻から入れることにしました．

言語聴覚士のケース　○○70代男性　VaDの症例

比較的覚醒の高い症例でしたが，失見当識や健忘症状がありました．

水分（お茶など），本来とろみをつけて食べる習慣のない物は，とろみを付けると食品が同定できなくなり無意識に口を閉ざしてしまう傾向にありました．

とろみ剤をほかの物で代用できないかと，油脂や豆腐，ねばねばした食品で和えるなど工夫したところ，経口摂取可能となりました．ただし，お茶は摂取しなかったため，水分補給用のゼリーを用いて水分摂取を行いました．

それでも困ったときは

とろみを付与すると水分を摂取しなくなり脱水を生じてしまった場合には，とろみ付与の利点よりも欠点のほうが勝っていると考えられます．したがって，とろみを付与しないとむせの頻度が上がること，誤嚥による発熱・肺炎のリスクが上がることを十分説明したうえで，（肺炎予防の種々のアプローチを行いつつ）とろみ付与を中止するということが重要です．

18 咬まない，丸飲み

> **ココが重要**
> 咀嚼は歯だけで行っているのではなく，口唇，頬，顎，舌などの緻密な協調運動が必要となるため，重度認知症の症例では咀嚼運動が困難になることがあります．イメージとしては，小児の口腔機能の発達を逆行するように，徐々に咀嚼が困難になり，押しつぶしや送り込みメインの動きとなります．口の機能に合った食事内容を提供することが重要です．
>
> 関連項目 [5章Ⅱ-2 (p80)]

看護師のケース ○○ 80代男性　胃瘻のFTDの症例

ほとんど閉眼し，何に対しても自発性はみられませんでした．口腔の機能を観察すると舌は萎縮し，側方運動はほとんどなく，口のなかに食べ物が入ると咀嚼様運動（咬んでいるのではなく，顎が上下運動する）でリクライニングの姿勢では重力に従い咽頭に送り込まれ，丸飲み状態でした．

咀嚼動作が引き出せなかったため，安全性を考えペースト食や，やわらかゼリー食のみの提供となりました．栄養摂取量が増えなかったため，不足分は胃瘻から補いました．

言語聴覚士のケース ○○ 70代後半男性　ADの症例

丸飲みで嚥下しているため，窒息してしまうのではないかと家族から相談を受けました．

義歯の適合不全によってうまく咬めない場合もあるので，まず口腔内の状態を評価しました．本症例では歯（義歯も）が無く，咀嚼・嚥下機能に比べ食形態があっていないことがわかり，舌や歯茎でつぶせる形状へ食形態を変更しました．

VEにて，食形態変更後の食塊形成が良好であることを確認できたため，その食事形態で経過観察となりました．

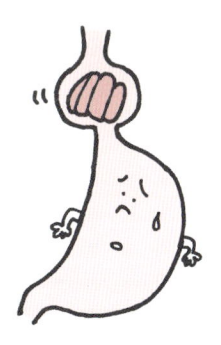

それでも困ったときは

脳卒中後の咀嚼機能低下に対しては，「するめ」などを用いた訓練も有効かもしれませんが，進行性である認知症の症例に対しては現実的ではありません．丸飲みを否定するのではなく，危険性が無ければ許容することも大切です．窒息や低栄養に注意しつつ，口腔機能の低下に合わせて，咬まなくていいもの，丸飲みできるものを提供しましょう．

19 義歯を嫌がって入れない，義歯を出してしまう

> **ココが重要**
> 義歯が合っていない，痛いなどが原因になっている場合がありますので，一度は歯科に診てもらいましょう．認知症の症例では，新たに義歯を作製して入れると使いこなせずに違和感を訴えることがありますので，できる限り旧義歯を調整して対応したほうが良いようです．どうしても新製するときは，できるかぎり旧義歯の形態を再現すると良いでしょう．
>
> 関連項目［5章Ⅱ-2（p80）］

看護師のケース ○○ 80代男性　ADの症例

　総義歯でしたが，義歯を介助で装着するとすぐに義歯を口から出して机の上に置いてしまい，再度装着しようとしても拒否されるという状態が続きました．口腔内を観察すると，一部歯肉が赤く腫脹しており義歯を入れると痛いため，義歯を装着したくないようでした．
　歯科医師により義歯の調整がなされた後は，装着を拒否することはなくなりました．そして，食事の形態がペースト食から咀嚼できる食事の形態に変更可能になりました．症例の食べる満足度は上がり，食事を楽しみにされるようになりました．

言語聴覚士のケース ○○ 80代男性　ADの症例

　肺炎で入院していた間，義歯を装着しなかったために，義歯を装着させようとしても拒否が強く不可能でした．
　まず，口腔内に痰と舌苔が付着していたので，口腔ケアを行ったところ，口腔内の感覚異常が改善し口腔内に異物（スポンジブラシなど）が入ってきた際の違和感が徐々に軽減され，義歯を短時間装着することが可能になりました．長時間装着していると痛みが出てくるようなので柔らかい義歯安定剤を使用すると，装着しての食事が可能となり，食事内容を上げることができました．

> **それでも困ったときは**
> 　歯科を受診しても原因がわからない，改善しないというときは，摂取している食品から「義歯が本当に必要かどうか」を判断しましょう．たとえばペースト食，ゼリー食を食べており，咀嚼運動がみられず，症例が義歯を嫌がるのであれば，無理に装着を指示せず外すのも良いでしょう．義歯を装着すると嚥下機能が良くなる症例もありますが，外したほうが良い症例もあります．「義歯は入れるべき」，「外すべき」と決めてかかるのではなく症例ごとの判断が重要です．

20 食後にのどがゴロゴロ鳴る

> **ココが重要**
>
> 食後の咽頭部のゴロゴロ音は咽頭収縮力の減弱などにより，咽頭や喉頭に食べ物が残留していることにより生じます．咳を指示する，発声させる，流れの良いゼリーなどを摂取するなどで改善を試みましょう．指示に従えない場合には，咽頭の吸引や気管圧迫法もひとつの手です．しかし，吸引や気管圧迫法は症例の負担にもなり，ゴロゴロいうたびに行うと疲労の原因になったり，食事が嫌になったりする可能性があります．
>
> 関連項目[7章Ⅱ(p106)]

看護師のケース ○○ 80代男性　覚醒状態が悪く，舌の動きも不良なVaDの症例

食事中も集中力を欠き，気がつくと閉眼しており，食事の終盤はのどのゴロゴロした音が聞かれ，発声が不明瞭になるのをくり返していました．

複数回嚥下を指示しましたが，認知機能の低下により実行できなかったため，①お茶ゼリーで交互嚥下を行う，②食事時間を30分以内にする，③覚醒しているときに間食を食べる，などを実施すると，食後のゴロゴロはなくなりました．どうしても覚醒状態が悪いときには吸引も併用しました．

言語聴覚士のケース ○○ 80代後半男性　中等度のAD，脳血管障害の既往もある症例

食後に喉がゴロゴロ鳴ることから，咽頭周辺に何らかの残留が疑われました．

食形態は全粥と軟菜刻みにとろみを付加したものが配膳されてましたが，とろみの粘性が嚥下機能と合っておらず，咽頭に残留している可能性がありました．咽頭のクリアランスを改善するため，咳払いや複数回嚥下を指示しましたが，認知機能低下のため遂行不可能でした．とろみの粘度を調整し，咽頭クリアランスが改善する体位をさがし，ゴロゴロ音が聞こえたときには頸部回旋を促すような介助を行ったところ，誤嚥の頻度が上がることも無くゴロ音も改善されました．

それでも困ったときは

咽頭の残留は，誤嚥の原因になりますので，可能であれば上記症例のように改善する必要があります．ただし，ゴロゴロ鳴ること自体は悪いのではありません．放っておくと誤嚥や発熱，肺炎，呼吸状態の悪化につながる「可能性がある」という状態です．したがって，放っておいてもゴロゴロいうだけで，ほかの症状につながらないのであれば，とくになにもせずに経過をみるというのもひとつの選択です．

21 窒息した

> **ココが重要**
> 嚥下障害がある認知症の高齢者では窒息のリスクが高く，常に注意をはらっておく必要があります．窒息死は突然死となることが多く，家族や介助者にとって心の準備ができていないためパニックの原因になります．口腔での処理のスピードと比べて食事を口に入れるのが相対的に早い（FTDで多くみられます），食事内容のレベルが口腔機能よりも高いといった場合にはとくに要注意です．
>
> 関連項目 [7章 I (p101)]

看護師のケース　70代男性　入院中のDLBの症例

　全介助で車椅子に座りぶどうを食べ始めたところ，患者は両手で首を押さえて苦しそうにし（チョークサイン），顔面蒼白になりました．

　緊急コールで医師へ連絡し，ハイムリッヒ法を実施しましたが呼吸状態は改善せず意識レベルが低下しました．駆けつけた医師が喉頭鏡を用いて気道を確認すると，丸飲みしたぶどうが詰まっており，ぶどうを除去するとすぐに回復しました．

　対応が迅速で急変から回復まで5分程度であったため，肺炎や低酸素脳症の所見なく，その後の経過は良好でした．

言語聴覚士のケース　70代後半男性　総義歯のVaDの症例

　自宅で寿司を食べているときに窒息し，家族が口に手を入れたり，上体を下げたりするなど懸命に排出行為を行ったところ，救急車到着前に除去することができたとのことでした．

　家族は「嚥下しやすいものを」と考えて寿司のネタを選んでいたということでしたが，詳しく聞くと，玉子焼き，まぐろなど口腔機能に適していないものも選ばれていました．妻も高齢で食形態の的確な判断は難しいと思われたので，同居している長男夫婦にも説明し協力を要請しました．

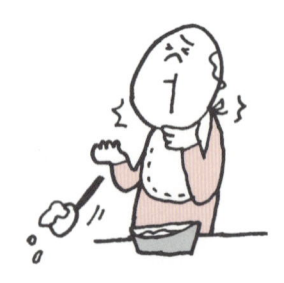

> **それでも困ったときは**
> 　固形物が完全窒息した場合には，ハイムリッヒ法や背部叩打法が有効とされています．しかし，それらの方法は，ペースト食など流動物で窒息（大量誤嚥）したときは効果がありませんので，ドレナージやスクイージング，気管圧迫法，咽頭・気管内吸引で対応しましょう．その場で救急対応をしながら，必要に応じて同時に人や救急車を呼ぶことも大切です．日々，いつ窒息が起きても対応できるように，介助者は心の準備をしておきましょう．

22 （不顕性）誤嚥をしているといわれた

> **ココが重要**
>
> 高齢の認知症症例では誤嚥の頻度は高く，誤嚥をゼロにすることはほぼ不可能です．とくにDLBでは嚥下や咳反射に重要なドーパミンが低下していることがあり，そのような場合にはさらに誤嚥の頻度は高くなると考えられます．だからといって，誤嚥している症例の経口摂取を禁止すべきか，というとそうではなく，「誤嚥していても発熱，肺炎にならなければ良い」という考えでケアができることが重要です．
>
> 関連項目［7章Ⅱ（p106）］

看護師のケース ○○100歳男性　胃瘻だが経口摂取の希望が強い施設入所のVaDの症例

覚醒状態が不良で常にのどがゴロゴロ鳴っている状態でした．

嚥下造影を行ったところ，検査中に寝てしまい嚥下反射が起こらず不顕性誤嚥がみられました．このことから，サーカディアンリズムの調整，アイスマッサージなどの間接訓練を行いました．嚥下造影の再評価では，一部不顕性誤嚥があったものの嚥下は可能であったため，肺炎のリスクを家族に十分説明したうえでリクライニング位でゼリー摂取を開始し，摂取後のドレナージを指示しました．その後，肺炎を起こすことなく順調に経過し，メインの栄養摂取は胃瘻でしたが，舌でつぶせる程度の食事が食べられるようになりました．

言語聴覚士のケース ○○70代後半男性　VaD

熱発が続いたため病院にて嚥下造影検査を行ったところ，不顕性誤嚥があると指摘され胃瘻を造設されたとのことでした．しかし，本人・家族とも誤嚥の危険性への認識が甘く，胃瘻造設後も自己判断で経口摂取し，ときどき発熱していました．

退院後，機能評価と患者教育を目的に嚥下内視鏡検査を施行し，実際に食物や液体が気管に入っていく映像を示したところ，本人と家族の認識が高まりました．それ以来，呼吸理学療法と摂取可能な食品（ゼリー，プリンなど）を指導して経過を診ていますが，発熱することなく経口摂取が継続できています．

> **それでも困ったときは**
>
> 誤嚥していても，誤嚥物の量や為害性が少なく，喀出ができれば肺炎は防止できます．また，誤嚥していることを家族や介助者が認識していることが重要です．そうすれば，発熱や肺炎を警戒しながら日々の介助ができ，発熱があったとしても早期に対応できるので重症化を防ぐことができます．高齢の認知症例にとって，誤嚥はゼロにするものではなく，ある程度付き合っていくものだという考え方に切り替えることがポイントです．

23 痩せてきた

> **ココが重要**
> 低栄養はさまざまな状態悪化を引き起こすため，必要十分な量の栄養を摂取することが重要です．しかし，認知症では病態の進行にともない痩せていく症例が多いことが知られています．その原因として経口摂取量の減少，吸収・代謝障害などが考えられますが，ある程度は避けられない体重減少があるようです．抑うつ状態やアリセプト®，ジギタリスなど薬剤の副作用でも食欲低下を生じることがあります．体重減少を防ぐため，少量で高カロリーな食事の提供や間食の利用など，できる限り多くの栄養が摂取できるように支援しましょう．
>
> 関連項目 [6章Ⅲ〜Ⅵ (p94)]

看護師のケース ◦◦ 80代女性　夫が在宅で介護していたが食べる量が減り入院となった重度ADの症例

　入院時の体重は28 kgで，脱水を認めたため点滴が施行されました．舌の可動域低下，著しい口腔乾燥を認めたため口腔ケアや顔から頸のマッサージをしたところ，脱水の改善にともない口腔内環境も改善していきました．

　在宅では普通食を食べていたとのことでしたが，機能に合わせて食事内容をゼリー食にしたところ，約700 kcal/日は摂取可能となりました．まだ摂取量が不足していると考えられたため，間食として高カロリーのプリンを提供し経過をみました．その結果，退院前の体重は33 kgになり，脱水も改善されて活動性も上がりました．

言語聴覚士のケース ◦◦ 70代女性　ADの症例

　自宅で娘に介護されていたが，痩せて筋力が低下し，起居動作も介助が必要になってきたとのことで訪問依頼がありました．

　低栄養，脱水の可能性があり，そのために臥床が多くなって廃用が進み，悪循環になっていると考えられました．認知症のためにさまざまな制限がありましたが，廃用症候群の改善のために，抗重力伸展活動の促しや心肺機能の活性化をメインにリハビリを行いました．同時に栄養補助食品を導入しましたが嗜好に合わなかったため，症例の好むおしるこやコーンスープなどで，少しでも栄養が摂取できるようにしました．一度に沢山の量が食べられなかったので頻回に間食を摂ってもらい，食べられたものの量，体重を記録するように指導したところ，少しずつですが栄養状態が改善していきました．

> **それでも困ったときは**
> 低栄養になると血液検査で総たんぱく量，アルブミンが低値を示すようになりますが，経口からたんぱく質を補っても血液中の値は増えません．高たんぱく質の食事はかえって腎機能に負担がかかることがあるので，むやみに摂取量を増やすことはやめましょう．また，終末期はどうしても経口摂取量が低下して体重減少が進行します．終末期の体重減少はそれ自体を悪とするのではなく，避けられない生理現象と考えても良いでしょう．そのうえで胃瘻の要否を検討するのが賢明です．

24 好き嫌いが多い

> **ココが重要**
> もともとの嗜好もありますが，認知症になるとそれが顕著になる場合があります．また，高齢になると味覚が低下してくるため，薄味のものは嫌いになる人もいます．全例ではないですが，とくにADやFTDで嗜好が甘味に偏ってくる傾向があります．食事の支援・介助にあたるときは，そういった特徴を知ったうえで，嗜好に合わせた食事で栄養バランスを取れるように，カロリーを稼げるように工夫する必要があります．
>
> 関連項目 [5章Ⅱ (p70)，6章Ⅲ～Ⅵ (p94)]

看護師のケース ○○ 80代女性　脳梗塞後にADを併発．食事量が減り低栄養になったため入院した症例

症例は元調理師で食べ物にはこだわりがあり，気に入らない食べ物は「まずい」といって口にしないことがあったそうですが，最近そのこだわりが顕著になったとのことでした．

機能的にはゼリー・ペースト食が適していると思われましたが，それらは全く食べませんでした．食前後に口腔ケアを行い極きざみ食を提供したところ，むせの頻度は上がりましたが肺炎を起こすことなく，経口摂取量が著しく増加しました．それでも口を開けなくなったときには，好きな食べ物を出すと口を開けるため，それを交互嚥下として利用しました．そうすることで1日の必要栄養量を口から摂ることができ，退院となりました．

言語聴覚士のケース ○○ 60代男性　FTDの症例

いつも同じものを食べてばかりでほかの物に手をつけない，という家族の訴えでした．症例はFTDのためと考えられる強いこだわりがあり，自分の好きな物以外は食べようともしませんでした．そこで，この状況を否定したり無理に説得しようとはせず，少しずつほかの食べ物を提示しながら，「ご自分でかけていいですよ」とソースを渡したり，混ぜてもらったり，香りを嗅いでもらったりすることで食事の記憶を賦活化させる試みにより，食べられる食材のバリエーションが広がりました．

数ヵ月後にはほかの食べ物へのこだわりが出現しましたが，栄養バランスが大きく崩れていなかったため，そのことを家族に説明し，経過観察としました．

それでも困ったときは

特殊な例として，FTDでは嗜好の変化が著しく，特定の食べ物に固執して食べる傾向が出ることがあります．その行動を抑制しコントロールしようとすると暴力的になることがありますので，嗜好に合わせた栄養マネジメントを行いましょう．嗜好の変化や食品への固執は，数ヵ月するとおさまってくることが多いようです．

25 原因不明の発熱がある，ときどき微熱がある

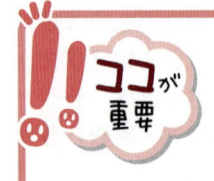

> **ココが重要**
> 高齢者はさまざまな原因で発熱することがあります．年に1，2回の発熱であれば感冒なども考えられますが，それ以上の頻度であれば誤嚥性肺炎や尿路感染，リウマチ性疾患などを疑うべきでしょう．尿検査や血液検査を受けて，尿路感染やリウマチ性疾患が否定され，食事中にむせている，痰が多いなどの症状があったときは誤嚥性肺炎をもっとも疑います．
>
> 関連項目〔7章Ⅱ（p106）〕

看護師のケース　○○80代男性　脳梗塞再発のため入院中のVaDの症例

　不穏があり暴言・暴力がみられました．点滴で鎮静する影響により覚醒状態が不良で，食事を食べていましたが痰が多く，胸部CTで軽度の肺炎を認めたため食事を中止して経管栄養となりました．
　肺炎が治癒したのち経口摂取を再開しましたが，口のなかでばらつく形態はむせやすいため，ゼリー食にしたところ，毎食むせなく全量摂取となりました．ところが3週間ぐらい経過して発熱し，炎症反応の上昇もあったため誤嚥が疑われました．しかし，胸部聴診や胸部X線は異常なく，むせや咳，痰もみられなかったので尿検査を行った結果，尿路感染だということがわかりました．そのため，食前後の口腔ケアとともに食事形態も変更せず食事を継続しましたが，尿路感染の改善とともに解熱しました．

言語聴覚士のケース　○○90代女性　頻回に発熱を認める重度ADの症例

　食事後に痰が増えるとのことで，訪問歯科に依頼して嚥下内視鏡検査をしてもらったところ，どんな食事でも不顕性の誤嚥があったことから，誤嚥による発熱が疑われました．胃瘻も考えられましたが，重度認知症，家族の希望，年齢などの総合的判断から胃瘻はせず，呼吸理学療法や口腔ケアを徹底しながら経口摂取を続けるということになりました．
　「肺炎のリスクは高い」，「発熱時は主治医に必ず連絡」ということを指示して経過をみていますが，年に3，4回は発熱するものの，入院が必要となることはなく5年が経過しています．

> **それでも困ったときは**
> 誤嚥によってときどき発熱していると診断されたときは，普段から「誤嚥している」ということを周知しておき，発熱時に早期対応がとれるようにしておくこと，発熱から肺炎へ移行しないように日ごろからケアすることが重要です．具体的には，嚥下リハ（介助），口腔ケア，呼吸理学療法，栄養管理，ワクチン接種などが，発熱を肺炎につなげないために有効です．

26 異食がある

> **ココが重要**
> 周囲からみると異食は奇妙な行動ですが，認知症の症例にとってはそれなりに理由があっての行動です．したがって異食をとがめても効果はなく，それどころかパニックの原因になることもあります．異食の対象となるようなものを周囲に置いておかないように環境設定しましょう．とくに，窒息の原因となりそうなもの，口に入れると身体に危険を及ぼすものは，症例の手の届かない，目につかないところに片づけておきましょう．
>
> 関連項目 [5章Ⅱ-1 (p70)，7章Ⅰ-3 (p103)]

看護師のケース ○○ 80代女性　誤嚥性肺炎の治療のため入院中のADの症例

　ADLは寝たきり，発語はなくコミュニケーションは不可能な状態でした．
　入院後，経口摂取は禁止し，点滴で肺炎治療をしていましたが，布団や点滴のルートを噛もうとするため，ルートをタオルで保護しました．手の届く範囲の物は何でも口にしてしまい誤飲の危険があったため，周りに物を置かないようにしました．
　肺炎が落ちついたのでソフト食の経口摂取を始めると，摂取状態は良好でむせも認めず，栄養状態も改善しました．
　経口から必要摂取量が食べられるようになり，口のなかに何でも入れて食べようとする動作はなくなりました．異食と考えられていた行動でしたが，「食べたい」という意志表示だったと考えられます．

言語聴覚士のケース ○○ 80代女性　老健入所中のADの症例

　起床直後は比較的覚醒が高くリハビリテーションにも応じます．しかし，訓練中クレヨンを口に運ぶ行為がみられたため，かかわっている職員に「異食のリスクあり」と注意喚起しました．
　あるとき，X線検査にて腸に異物があることがわかり，経過をみていたところボタンが便とともに自然排出されました．異食への対策として，手の届くところに小さな物を置かないなどの環境整備を行いました．タオルを口にくわえているときは落ち着いており異食もみられなかったことから，タオルを常に持たせておき，スタッフの見守りを欠かさないようにして環境整備を徹底し対応しました．

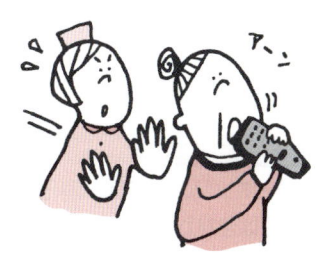

それでも困ったときは
　口に入れても害のないもので，口に入れることで症例の精神が安定するのであれば，そのような異食（実際に嚥下はしませんが）は許容することも必要です．

27 飲み込んだ食べ物，胃瘻から入れた食べ物が口に戻ってくる

> **ココが重要**
> 嚥下が障害されている症例で意外と多いのが，食べたものや胃瘻から入れたものが胃から逆流してくる胃食道逆流という症状です．逆流が食道で止まれば，胸やけなどの症状になりますが，なかには喉頭咽頭逆流といって咽頭付近まで逆流し，誤嚥や肺炎の原因になることもあります．とくに胃瘻造設されており食道を使っていない症例で頻度高くみられるといわれています．
>
> 関連項目［7章Ⅱ-2（p106），8章Ⅰ-3（p120）］

看護師のケース ●● 80代男性　寝たきり状態で常に閉眼，意思疎通は困難な重度ADの症例

これまでも誤嚥性肺炎で3回入退院を繰り返し，経口からの摂取は困難との判断から胃瘻造設となりました．

栄養剤を注入すると痰が増えて酸素飽和度が低下するため，酸素療法が必要になりました．注入後，栄養剤混じりの口臭がすることから，喉頭咽頭逆流した栄養剤を誤嚥した結果，痰が増えていることが考えられました．そこでベッドの頭側を高くして栄養剤の半固形化をしたのですが痰は減らず，誤嚥性肺炎を起こしました．

その後も経管栄養を開始するたびに発熱し，誤嚥性肺炎を繰り返しました．AD末期で誤嚥性肺炎を繰り返す症例に胃瘻を造設して栄養することの難しさを知らされました．

言語聴覚士のケース ●● 70代男性　認知症をともなうパーキンソン病の症例

食事はむせも疲労もない状態で経口摂取していましたが食後に喉頭咽頭逆流があり，それにともなう発熱が頻回にあったため，そのたびに禁食となっていました．

家族は経口摂取を強く希望され，胃瘻造設を拒否していたのでその希望を尊重し，食後と夜間の水平位の禁止を徹底させること，食事時も腹圧がかかりすぎないような姿勢となるよう細かく配慮して経口摂取を続けました．胃瘻にしても完全に逆流を無くすことは難しいと考えられたことも，胃瘻を避けた理由のひとつでした．消化管運動を改善する投薬も追加してフォローしたところ，発熱の頻度は1/3ほどに低下しました．

> **それでも困ったときは**
> パーキンソン病では，消化管運動障害にともない下部食道の動きも悪くなる場合があるので，逆流には注意が必要です．
>
> 症状の改善には，PPI（プロトポンプ阻害薬 proton pump inhibitor）や蠕動(ぜんどう)運動改善薬などの処方が有効です．ケアとしては，胃直後は腹圧が上がるようなこと（理学療法など）は避ける，食後しばらくは水平位にならない，胃瘻からの注入を半固形化する，などがあります．経口摂取が禁止されており食道の機能低下が疑われる場合は，ゼリーなどの誤嚥しにくいものを用いた嚥下訓練を行うことにより食道の機能改善を図ることも有効であると考えられています．

28 胃瘻をしているが食べたい・食べさせたい

> **ココが重要**
> QOLの低下を防ぐためにも，今の嚥下機能を保つためにも，不用意な禁食は避けられるべきです．嚥下障害が重度である場合を除いて，経口摂取を一切禁止しなければならない胃瘻症例は多くありません．嚥下機能の精査をしていなかったり，食欲が無かったりといった理由で胃瘻となっている症例では，かなりの量を経口摂取できる場合があります．少なくとも唾液を飲んでトラブルなく経過している症例は，ある程度の経口摂取が可能と判断しても良いでしょう．もちろん，経口摂取による誤嚥性肺炎などのリスクはゼロではありません．しっかりと本人や家族に説明したうえで，主治医の許可を得て経口摂取を進めるようにしましょう．
>
> 関連項目[8章Ⅰ（p118），9章（p126）]

看護師のケース　70歳代男性　進行性核上性麻痺の症例

半年前からむせるようになり，低栄養状態に陥ったため，3ヵ月前に胃瘻造設となりました．胃瘻造設後は全必要栄養量を胃瘻から入れていました．

「口から少しでも食べさせたい」という家族の訴えが強くあったため，疲れない程度の間接訓練を開始し，数日後に嚥下内視鏡を行いました．姿勢を60°リクライニング位として誤嚥の予防を図りゼリーを摂取してもらうと，誤嚥はあるものの少量であり喀出も可能であったため経口摂取を許可しました．

その結果，必要栄養量の半分を経口で摂取できるようになりました．残りの必要な栄養量は胃瘻から補うことで，数ヵ月発熱なく経口摂取が継続できました．

言語聴覚士のケース　90代後半女性（要介護度5）　重度ADの症例

在宅にて胃瘻による栄養摂取をしていましたが，しきりに「おかなすいた」と繰り返すようになり，本人の希望を叶えられないかと家族から依頼を受けました．

ときどき発熱があり，唾液の口腔内貯留および咽頭ラ音も認められたため，在宅ではなかなか次の手が出せない状況でした．そこで訪問歯科による嚥下内視鏡を依頼して検査を行ったところ，咽頭残留と極少量の誤嚥があったものの，大部分は嚥下可能であったため，看護師もしくは言語聴覚士立ち会いのもとでゼリーなどを少量ずつ摂取することとし，楽しみとしての摂食を継続しました．

> **それでも困ったときは**
> 極端な例では重度の誤嚥を呈していても，終末期で家族（と本人）の希望があった場合には，生命予後が少し悪くなる可能性を十分説明したうえで，経口摂取を進める場合があります．この終末期の経口摂取の希望を叶えられるかどうかは，家族（と本人）にとって非常に大きいことです．嚥下の状態だけをみて，危険だから禁止，誤嚥しているから禁止というのではなく，症例の生活や予後など全体を見据えた嚥下リハが求められています．

29 肺炎をくり返す

> **ココが重要**
>
> 　肺炎はできる限り予防することが重要になりますが，嚥下リハや口腔ケア，呼吸理学療法などを提供しても，それでも誤嚥性肺炎になる症例は多くいます．だからといって，誤嚥を呈している認知症の症例に対して，肺炎予防のために胃瘻・喉頭摘出術などを適用するのは現実的ではありません．
> 　誤嚥を呈している認知症の高齢者では，誤嚥性肺炎を防ぐのが第一ですが，それが難しいときは，「肺炎予備軍であること」を（本人と）家族に説明しておくことも重要です．そうすることで，今後のケアや治療方針の決定のときに，家族が冷静に参加できるようになります．
>
> 関連項目［7章Ⅱ (p106)，8章 (p118)，9章 (p126)］

看護師のケース　○○ 70代後半男性　右小脳出血の既往があり，今回は誤嚥性肺炎のため入院したVaDの症例

　入院後経管栄養を開始し，肺炎改善後は食欲がみられましたが，痰の貯留音が常にあり誤嚥が疑われました．嚥下内視鏡検査の結果，ホワイトアウトもなく咽頭収縮は不良であり，極少量の誤嚥が認められました．
　しかし，食べる意欲が強かったため，30°リクライニング位でゼリーを1日3口摂取開始したところ，2日後に熱が38℃近くまで上昇し，誤嚥性肺炎と診断され，ゼリーは中止になりました．
　経管栄養，呼吸理学療法，間接訓練を行うことにより，2週間後には栄養状態が改善し喀出も力強くなりました．そこで再度経口摂取をトライしたところ，ゼリー1つはトラブルなく摂取可能になりました．

言語聴覚士のケース　○○ 80代後半男性　認知症をともなうパーキンソン病，誤嚥性肺炎で5回目の入院となった症例

　入院前は軟食を食べていたということでした．肺炎治療中は絶食でしたが経口摂取訓練を開始し，全粥＋ミキサー食で自宅へ退院となりました．しかし2ヵ月後再び肺炎で入院になりました．右肺下葉部に肺炎像が認められ誤嚥によるものが疑われました．回復状況は前回とは違い芳しくなく，認知症の進行も認められたため終末期の対応となりました．
　家族に病態を含め嚥下機能の低下，胃瘻の可能性を説明したところ，家族は胃瘻を選択しなかったため経口摂取で経過をみることとなりました．その後も肺炎を繰り返しましたが，家族は経過をすべて受け入れてくれました．

> **それでも困ったときは**
>
> 　臨床では，誤嚥をゼロにするよりも，喀出力や栄養状態を改善するほうが，肺炎予防に有効なことがあります．
> 　臨床で最も避けるべきは，突然の誤嚥性肺炎や死です．予期せぬ悪化は家族を混乱させてしまいますが，予期していた悪化に対しては，家族は心の準備ができますし，対応もスムースになります．「治す」，「予防する」だけが医療ではなく，予後を診断して家族（本人）に説明して支援することも医療者の務めです．

30 どうしても誤嚥してしまう

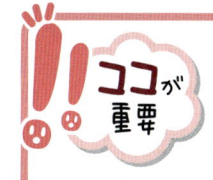

> **ココが重要**
>
> 認知症の症例では，さまざまな嚥下リハを駆使しても防げない誤嚥は多々あります．そこで，なにも打つ手が無いかといえばそうでもありません．誤嚥が誤嚥性肺炎につながらないようなケアを提供することが重要です．そのケアには，栄養状態の改善，ワクチンの接種，嚥下機能改善の薬剤の投与，呼吸理学療法，などが含まれます．また，㉙と同様，「治す」，「防ぐ」ことができない場合は，「誤嚥している」ということを説明することも広い意味のケアになるでしょう．
>
> 関連項目 [7章Ⅱ (p106)，8章 (p118)，9章 (p126)]

看護師のケース：80代男性　重度AD，陳旧性脳梗塞あり，誤嚥性肺炎のため入院した症例

　食事中に常にむせているとの情報があり嚥下内視鏡で評価したところ，咽頭収縮不良であり，どのような体位，食物でも大量に誤嚥していました．その所見から，食事は中止になり胃瘻による栄養管理になりました．

　退院前に，肺炎のリスクはあったものの食欲が強いため，少しでも満たせられるようにリクライニング位で少量のゼリーを摂取し，棒つきアメは許可し，口腔ケアを徹底しました．その後は半年に1回程度38℃前後の発熱を認めますが，入院に至ることはなく経過しています．

言語聴覚士のケース：80代男性　在宅療養中のADの症例

　肺炎を繰り返すということで胃瘻になりましたが，今後認知症の進行にともない全く食べられなくなることを憂いた家族が，今，わずかでも良いから食べさせてやりたいと希望されました．

　家族の意向を再確認し，どんなものなら誤嚥しにくいのかを嚥下内視鏡で評価した結果，とろみ付きの水分が，誤嚥はあるものの比較的良好に嚥下できていることがわかりました．

　味わうことを楽しめるよう，好みの飲物・汁物にとろみをつけ摂取することとし，肺炎防止ための口腔ケア，ドレナージを指導して経過をみたところ，発熱することなく良好に経過しました．

> **それでも困ったときは**
>
> 　誤嚥を繰り返して消耗している，誤嚥性肺炎を繰り返してしまう，といったときは胃瘻もひとつの選択になります．そこで重要なのは嚥下機能の評価を行い，その結果を説明したうえで，なぜ胃瘻が必要なのか，胃瘻の利点・欠点を十分説明して，最終的な方針は家族が決定できるようにサポートすることです．胃瘻を造設してメインの栄養摂取が胃瘻からになっても，できる限りの経口摂取は許可・支援し続けることも重要なサポートになります．

索引

日本語索引

あ行

アイスマッサージ······63, 75
アマンタジン······110
アルツハイマー型認知症······11, 28

意識障害······20
胃食道逆流······52, 113
　──の予防······108
異食への対応······79
意欲低下······23
胃瘻······118, 119, 120, 123, 124
胃瘻造設······123
咽頭期······51
咽頭喉頭逆流······52
咽頭ケア······128

栄養······93
栄養剤······99
栄養状態······94
　──の評価······95
栄養摂取方法······38
栄養摂取量······96
栄養補助食品······99
栄養療法······129
嚥下機能検査······42
嚥下機能のソフトランディング······130
嚥下機能の廃用症候群······121
嚥下機能評価······28
嚥下障害へのアプローチ······80
嚥下造影検査······53
嚥下体操······75
嚥下内視鏡検査······53
嚥下リハ······3, 4

か行

介護への抵抗······23
介助······87
　──の有無······38
介助者······34
　──のこころがけ······80
介助負担の軽減······120
咳嗽介助······114
回復期嚥下リハ······3
喀出の改善······110
仮性作業······23
カプサイシン······110
簡易懸濁法······120
観察ポイント······48
感情表現の変化······18
間食······98
関節可動域······60
間接訓練······59

既往······36
　──（窒息の）······42
　──（肺炎の）······42
　──（発熱の）······37
既往疾患······36
記憶障害······17
気管圧迫法······114
義歯······89
機能訓練······2
キュア······2
胸郭可動域訓練······66
キーパーソン······34

口での取り込み······48
口への運搬······48
クワシオコール型······94

ケア······2
経過観察······112
軽度認知障害······8, 14
頸······63
　──のROM訓練······63
　──のマッサージ······63
頸部······43
頸部前屈位······81
血液検査······96
肩甲骨の内転······68
見当識障害······17

口腔······45
口腔乾燥······45
口腔期······50
口腔ケア······128, 129
口腔内の衛生状態······45
攻撃的行動······23
咬合支持······46
交互嚥下······88
口唇······44
　──のROM訓練······61
　──のマッサージ······61
喉頭咽頭逆流の予防······108
喉頭挙上······51
声かけ······71
誤嚥······106
　──の予防······119
　──のリスク管理······106
　──物の性質改善······108
　──量の軽減······108
誤嚥時の対応法······111
誤嚥性肺炎······41, 64, 106, 116
　──のサイン······115
　──の予防······119

呼気介助	113	睡眠リズムの障害	19
呼吸	47	スクイージング	113
呼吸理学療法	64, 111, 129		
——（認知症における）	66	生活自立度	35
——のポイント	115	先行期	48
		全身状態の把握	79

❖ さ行 ❖

サブスタンスP	107	前頭側頭型認知症	13, 30
サーカディアンリズムの調整	73	せん妄	20
3大栄養素	98		
		増粘剤	40, 99
歯科治療	88	咀嚼	50
嗜好	37, 98		

❖ た行 ❖

脂質	98	体軸の捻転	67
舌	45	体重	35, 95
——のROM訓練	62	脱水の予防	120
——のマッサージ	62	多動	21
実行機能障害	18	食べ残し	97
指導内容	42		
周辺症状	16, 18	窒息	101
終末期	126	——のリスク	102
——から死へソフトランディング	129	——のリスク管理	101
——の咽頭ケア	128	窒息事故の原因食品	104
——のコミュニケーション	128	窒息時の対応法	103
——の対応	126	窒息物の確認	104
準備期	50	中核症状	16
常同性強迫性	23	聴力	37
食行動の異常	21	直接訓練	69
食行動の障害	70	治療可能な認知症	7
食事環境のセッティング	75		
食事支援	69	低栄養	94
食事摂取の時間帯	80, 97	——による弊害	94
食事摂取量	39	——の原因	94
食事時の姿勢	38		
食事時のポジショニング	81	ドレナージ	112
食事内容	39	ドーパミン	107
——の工夫	83	ドーパミンアゴニスト	30
食事に要する時間	38		

❖ な行 ❖

食事の味付け	78	認知症	2, 6
食事の匂い	78	——の疫学	8
触診	42, 44	——の高齢者数	5
褥瘡	37	——の重症度	24
食道期	52	——の種類	11
食物の認知	48	——の症状進行	31
食欲	37	——のスクリーニング	24
食塊形成	50	——のタイプ	28
——の良否	84	——の頻度	8
食塊形成機能	84	——のリスクファクター	9
食器の選択	77		
視力	37	脳血管性認知症	31
シルベスター法	66	脳卒中	3, 4
シロスタゾール	110		

❖ は行 ❖

深呼吸	66	徘徊	21
侵襲の軽減	108	ハイムリッヒ法	105
身体計測	95	ハフィング	113
身体所見採取	42	半夏厚朴湯	110
身体所見採取項目	43		
身長	35		

半側空間無視 ·· 77
判断力の障害 ·· 17
パーカッション ·· 111
パーキンソン症状 ·· 30
一口量 ·· 48, 86

服薬 ·· 90, 120
服用薬剤 ·· 36
不潔行為 ·· 22
不顕性誤嚥 ·· 41, 106, 108
プレアルブミン ·· 96

ペーシング ··· 73
ペース ··· 48

頬 ··· 44
　　──のROM訓練 ······································ 61
　　──のマッサージ ··································· 61

✦ ま行 ✦

マッサージ ··································· 60, 61, 62, 75
マラスムス型 ·· 94
慢性閉塞肺疾患 ·· 47

無関心 ·· 23

無気力 ·· 23
むせ ··· 41, 52

免疫力向上 ··· 110
メンデルソン症候群 ···································· 109

妄想 ··· 19
問診 ··· 33

✦ や行 ✦

薬剤の利用 ··· 110

要介護度 ·· 35
抑うつ ·· 22

✦ ら行 ✦

理解の障害 ··· 17
リクライニング位 ·· 81
リスク管理 ··· 101

レビー小体型認知症 ······························· 12, 30

肋骨の捻転 ··· 67

外国語索引

✦ A ✦
ACE阻害薬 ··· 110
AD (Alzheimer's disease) ··························· 11, 28

✦ B ✦
best swallow ··· 57
BMI ·· 35

✦ C ✦
COPD ·· 47
CRP (C-reactive protein) ························ 96, 116
C反応性タンパク ································· 96, 116

✦ D ✦
DLB (dementia with Lewy bodies) ·········· 12, 30

✦ F ✦
FAST (functional assessment staging) ······· 25, 35
FTD (frontotemporal dementia) ·············· 13, 30

✦ M ✦
MCI (mild cognitive impairment) ·············· 8, 14
Mendelson syndrome ·································· 109

✦ Q ✦
QOLの維持（終末期の）······························ 128

✦ R ✦
ROM (range of motion) ······························· 60
ROM訓練 ··· 61, 62, 63
RTP (rapid turnover protein) ······················· 96

✦ T ✦
thermal tactile stimulation ···························· 63
treatable dementia ··· 7

✦ V ✦
VaD (vascular dementia) ······························ 31
VE (video endoscopic evaluation of swallowing)
 ·· 53
　　──の短所 ··· 54
　　──の長所 ··· 54
　　──の目的 ··· 55
VF (videofluorography examination of swallowing)
 ·· 53

✦ W ✦
worst swallow ·· 57

MEMO

MEMO

認知症患者の摂食・嚥下リハビリテーション

2011年11月15日　1版1刷　　　　　　　©2011
2019年 8月20日　　　　12刷

編著者
　野原幹司
　（のはらかんじ）

発行者
　株式会社 南山堂　代表者 鈴木幹太
　〒113-0034　東京都文京区湯島 4-1-11
　TEL 代表 03-5689-7850　www.nanzando.com

ISBN 978-4-525-52061-8　　定価（本体 2,500 円 + 税）

|JCOPY|〈出版者著作権管理機構 委託出版物〉

複製を行う場合はそのつど事前に(一社)出版者著作権管理機構(電話03-5244-5088，FAX 03-5244-5089, e-mail: info@jcopy.or.jp)の許諾を得るようお願いいたします．

本書の内容を無断で複製することは，著作権法上での例外を除き禁じられています．また，代行業者等の第三者に依頼してスキャニング，デジタルデータ化を行うことは認められておりません．